Thieme

Taschenatlas Notfallmedizin

Hans Anton Adams
Andreas Flemming
Lars Friedrich
Heiner Ruschulte

87 Bildtafeln von Ralf Hoppe

2., überarbeitete Auflage

Georg Thieme Verlag
Stuttgart · New York

Bibliografische Information der Deutschen Nationalbibliothek

Die Deutsche Nationalbibliothek verzeichnet diese Publikation in der Deutschen Nationalbibliografie; detaillierte bibliografische Daten sind im Internet über http://dnb.d-nb.de abrufbar.

1. Auflage 2007
1. französische Auflage 2007
1. spanische Auflage 2008
1. russische Auflage 2009

Wichtiger Hinweis: Wie jede Wissenschaft ist die Medizin ständigen Entwicklungen unterworfen. Forschung und klinische Erfahrung erweitern unsere Erkenntnisse, insbesondere was Behandlung und medikamentöse Therapie anbelangt. Soweit in diesem Werk eine Dosierung oder eine Applikation erwähnt wird, darf der Leser zwar darauf vertrauen, dass Autoren, Herausgeber und Verlag große Sorgfalt darauf verwandt haben, dass diese Angabe **dem Wissensstand bei Fertigstellung des Werkes** entspricht.
Für Angaben über Dosierungsanweisungen und Applikationsformen kann vom Verlag jedoch keine Gewähr übernommen werden. **Jeder Benutzer ist angehalten**, durch sorgfältige Prüfung der Beipackzettel der verwendeten Präparate und gegebenenfalls nach Konsultation eines Spezialisten festzustellen, ob die dort gegebene Empfehlung für Dosierungen oder die Beachtung von Kontraindikationen gegenüber der Angabe in diesem Buch abweicht. Eine solche Prüfung ist besonders wichtig bei selten verwendeten Präparaten oder solchen, die neu auf den Markt gebracht worden sind. **Jede Dosierung oder Applikation erfolgt auf eigene Gefahr des Benutzers.** Autoren und Verlag appellieren an jeden Benutzer, ihm etwa auffallende Ungenauigkeiten dem Verlag mitzuteilen.

Rüdigerstraße 14
70469 Stuttgart
Deutschland
Telefon: +49/(0)711/8931-0
Unsere Homepage: www.thieme.de
Printed in Germany
Zeichnungen: Ralf Hoppe, Hannover
Umschlaggestaltung: Thieme Verlagsgruppe
Satz: primustype Hurler, Notzingen
gesetzt in UltraXML
Druck: Offizin Andersen Nexö GmbH, Leipzig
ISBN 978-3-13-131152-8 1 2 3 4 5 6

Vorwort

Dieses Taschenbuch handelt von der Notfallmedizin – einem Fach, das durch Interdisziplinarität und Dringlichkeit gekennzeichnet ist. Ein interdisziplinäres Fach – als Disziplin zwischen den Disziplinen – erscheint zunächst als Widerspruch in sich. Diese Diskrepanz löst sich bei näherer Betrachtung jedoch schnell auf.

Ziel der Notfallmedizin ist die Behandlung von Notfällen im engeren Sinne, also von plötzlichen Ereignissen jeglicher Art, die zu einer unmittelbaren Gefährdung von Leben oder Gesundheit des Patienten führen und sofortiges zielgerichtetes Eingreifen erfordern. Dieses breite Spektrum lässt die Notfallmedizin durchaus als Fach zwischen den Fächern erkennen.

In der Notfallmedizin ist der Generalist mit speziellen Fähigkeiten gefordert, der die notwendige Übersicht über die Notfälle aller Fachgebiete ebenso besitzt wie die Fähigkeit, die Vitalfunktionen unter den jeweiligen Umständen zu sichern.

Notfallmedizin ist Teamarbeit – daher wendet sich das Buch nicht nur an jeden Arzt und hier besonders an den präklinisch tätigen Notarzt, sondern darüber hinaus an das nichtärztliche Rettungsfachpersonal und die Pflegekräfte, die unverzichtbare Partner in der Notfallbehandlung sind.

Notfallmedizin und Katastrophenmedizin sind – präklinisch wie klinisch – eng miteinander verbunden. Die präklinische Notfallmedizin (oder Rettungsmedizin) ist gegenüber der klinischen Notfallmedizin durch spezielle einsatztaktische und persönliche Anforderungen gekennzeichnet, die sich im Bereich der Katastrophenmedizin erhöhen und durch spezifische logistische Aspekte verschärft werden.

Ein mancherorts gefordertes Fachgebiet „Notfallmedizin" hätte zwar durchaus einige positive Aspekte, aber auch deutliche Nachteile. So sehr der Notfallpatient professioneller Hilfe bedarf, so sehr steht der „Nur-Notarzt" in der Gefahr, den Kontakt zu den Mutterfächern und deren fachlichem Fortschritt zu verlieren. Der unmittelbar ziel- und kurzfristig orientierte therapeutische Ansatz führt darüber hinaus nur zu leicht zur Verengung des Gesichtsfelds und zur Verrohung – der durch Einbettung in andere patientennahe Tätigkeiten entgegengewirkt wird. Unzweifelhaft ist die Notfallmedizin aber mehr als eine approbationsgebundene Tätigkeit. Sie ist eine ärztliche Aufgabe im vollen Wortsinne, die zu hoher beruflicher Zufriedenheit führen kann und Respekt verdient. „Sei, was du bist" – dies gilt auch hier.

Notfallmedizin als interdisziplinäres Fach – eine Herausforderung, die das volle Engagement aller Beteiligten fordert. Dazu zählen die Notärzte und das nichtärztliche Rettungsfachpersonal, die niedergelassenen Ärzte und die Kliniker, die Pflegekräfte an der Schnittstelle Notfallaufnahme und in der stationären Versorgung – und darüber hinaus die universitäre Lehre und Forschung sowie die Rettungsschulen. Ihnen allen soll dieses Buch eine Hilfe im Alltag sein – und Freude machen.

Für die Autoren:

H. A. Adams, Hannover

Anschriften

Prof. Dr. med. habil. Hans Anton Adams
Stabsstelle für Interdisziplinäre Notfall- und Katastrophenmedizin
Medizinische Hochschule Hannover
Carl-Neuberg-Straße 1
30625 Hannover

Dr. med. Andreas Flemming
Stabsstelle für Interdisziplinäre Notfall- und Katastrophenmedizin
Medizinische Hochschule Hannover
Carl-Neuberg-Straße 1
30625 Hannover

Dr. med. Lars Friedrich
Klinik für Anästhesiologie und Intensivmedizin
Medizinische Hochschule Hannover
Carl-Neuberg-Straße 1
30625 Hannover

Dr. med. Heiner Ruschulte
Klinik für Anästhesiologie und Intensivmedizin
Medizinische Hochschule Hannover
Carl-Neuberg-Straße 1
30625 Hannover

Anmerkungen

- Zur besseren Darstellung und Lesbarkeit wurde auf geschlechtsneutrale Benennungen (z.B. Patientinnen und Patienten) verzichtet und die männliche Geschlechtsform gewählt.
- Für die Arzneimittel werden grundsätzlich die Wirkstoffe mit ihrem Freinamen angegeben, ggf. ergänzt durch die beispielhafte Angabe eines typischen Präparates.
- Die Abkürzung RDE gibt die Richtdosis für einen Erwachsenen von etwa 75 kg Körpergewicht an, die – wie alle Dosierungsangaben – in jedem Einzelfall kritisch zu prüfen ist.

Inhaltsverzeichnis

2 Spezielle Notfallmedizin

3 Rettungsdienst

4 Anhang

1 Allgemeine Notfallmedizin

1.1 Einführung und ethische Aspekte

Einführung

Notfälle – im engeren Sinne des Wortes – sind plötzliche Ereignisse jeglicher Art, die zu einer akuten Gefährdung von Leben oder Gesundheit des Patienten führen und sofortiges, zielgerichtetes Eingreifen erfordern.

Wesentliche Merkmale der Notfallmedizin sind Dringlichkeit und Interdisziplinarität. Notfallmedizin ist dringliche Medizin, weil ihr Gegenstand die Erhaltung bzw. Wiederherstellung der Vitalfunktionen des Patienten und dessen Schutz vor gravierenden Folgeschäden ist. Notfallmedizin ist interdisziplinäre Medizin, weil ihr Spektrum die vital bedrohlichen Störungen aller Fachgebiete umfasst und die Behandlung dieser Störungen nicht durch Spezialisten eines eigenen Faches, sondern grundsätzlich durch alle geeigneten Ärzte erfolgt.

Notfallmedizin ist der Teil der Akutmedizin, der von dazu ausgebildeten Ärzten aller Fachdisziplinen – vornehmlich den Notärzten – querschnittlich zu bewältigen ist; ihre Grenze liegt dort, wo darüber hinausgehende Maßnahmen nur von Spezialisten eines Fachgebiets zu erbringen sind.

So gehört die systemische Lysetherapie des Myokardinfarkts zum Tätigkeitsprofil des Notarztes, während die PCI einen Kardiologen erfordert. Ebenso muss jeder Notarzt in der Lage sein, eine Thoraxdrainage einzubringen, während die Thorakotomie dem Chirurgen vorbehalten ist.

In der Notfallmedizin ist nicht der Spezialist, sondern der Generalist mit speziellen Fähigkeiten gefordert, der die vital bedrohlichen Notfälle aller Altersgruppen in ihrer Gesamtheit überblickt und über spezielle Fähigkeiten in der Sicherung und Wiederherstellung der Vitalfunktionen – vor allem von Atmung und Kreislauf – verfügt.

Bei der Versorgung von Notfallpatienten – nicht von allgemein akut Erkrankten – geht es weder um „scoop and run“ noch um „stay and play“. Ziel ist der transportfähige Patient, der nicht in allen Fällen – etwa bei einer präklinisch nicht stillbaren Blutung – transportstabil sein kann.

Stets ist das Notwendige zu tun, um die „Not zu wenden“, was mit „work and go“ zu charakterisieren ist – verlorene Zeit kann nicht ersetzt werden.

Während innerklinische Notfallmaßnahmen unter Zeitdruck, aber meist in einem überschaubaren und geschützten Rahmen erfolgen, werden im Rettungsdienst zusätzliche Anforderungen gestellt. Neben bedeutsamen organisatorischen Aspekten zählen dazu die Unvorhersehbarkeit und Einmaligkeit des Ereignisses sowie das Handeln in einer immer neuen Situation.

Notfallmedizin ist Individualmedizin – jedoch nur bis zu dem Punkt, wo bei einer Vielzahl Betroffener durch die Behandlung des Einzelnen die Prognose anderer Patienten unverhältnismäßig verschlechtert würde. Dann ist die Grenze zur Katastrophenmedizin erreicht, die unter dem Druck unzureichender Ressourcen nicht mehr die bestmögliche Versorgung des Einzelnen, sondern aller Betroffenen anstreben muss. Notfallmedizin und Katastrophenmedizin sind daher – präklinisch ebenso wie klinisch – eng miteinander verbunden.

Ethische Aspekte

Der Notarzt

Der Notarzt hat die Aufgabe, den Notfallpatienten mit erhaltenen Vitalfunktionen und geschützt vor Folgeschäden in eine geeignete medizinische Einrichtung zu bringen.

Der meist junge Notarzt wird mit einer zwar definierten, aber begrenzten Ausbildung und Erfahrung eingesetzt. Im Gegensatz zur innerklinischen Position trifft er weittragende ärztliche Entscheidungen meist allein und eigenverantwortlich. Pflichtbewusstes Handeln bedeutet, sich dieser Herausforderung zu stellen und sie als Chance – nicht als Belastung – zu begreifen. Hybris und Leichtfertigkeit sind ebenso zu vermeiden wie Resignation und Zynismus. Gefragt sind gediegene Leistung und Bescheidenheit und nicht überbetonte Forschheit – hier ist besonders auf die Sprache zu achten, Jargon zu vermeiden und sich der Vorbildfunktion bewusst zu sein.

Reanimation und andere lebensrettende Maßnahmen

Ziel der Reanimation ist das selbstbewusste und möglichst auch selbstbestimmte Leben des Patienten.

Der Notarzt wird gerufen – damit darf und muss er davon ausgehen, dass Hilfe im Sinne des Überlebens erwartet wird.

Die Option für das Leben ist das ethische Leitprinzip der Notfallmedizin. Daraus folgt die Pflicht zum unverzüglichen Behandlungsbeginn, um diese Option zu erhalten.

Daran ist auch in aussichtslos scheinenden Fällen mit minimaler Überlebenschance festzuhalten, solange andere Patienten mit besserer Prognose nicht vernachlässigt werden.

Eine Wertung der Lebensumstände steht dem Arzt nicht zu.

Der Begriff „lebenswert" impliziert die Bezeichnung „lebensunwert" und ist fehl am Platz. Die Lebensqualität kann nur vom Betroffenen selbst in der präsenten Situation – damit weder im Vorhinein noch von anderen – beurteilt werden. Eine starre Altersgrenze als alleiniges Kriterium der Reanimation ist abzulehnen; es kommt stets auf die Gesamtbewertung der Lebensumstände an. Eine Patientenverfügung ist kritisch zu würdigen. Es kann sein, dass der Patient die in besseren Tagen erfolgte Festlegung nachträglich verwirft – unterlassene ärztliche Hilfe beraubt ihn dieser Möglichkeit und ist nur vertretbar, wenn Patient und Angehörige am Ende eines Klärungsprozesses angekommen sind und dem Arzt ihren Entschluss rechtzeitig zur Kenntnis bringen.

Im Zweifel sind die Option für das Leben zu erhalten und unter laufender Behandlung Informationen zu gewinnen, um bei präfinalen und unheilbar Kranken wohlüberlegt und im Konsens aller Beteiligten auf die Weiterbehandlung zu verzichten.

Ausnahmesituationen

Nach einem Suizidversuch bewusstlos gewordene Patienten sind zu behandeln.

Es darf darauf vertraut werden, dass zumindest der Anrufer Hilfe erwartet – die Option für das Leben hat Vorrang, und die Gewissensentscheidung der Helfer zählt. Bei einem unmittelbar bevorstehenden ernsthaften Suizidversuch muss mit vollem persönlichem Einsatz und ohne Ansehen der Person versucht werden, den Tod des Patienten zu verhindern. Ähnliche Anforderungen werden beim Umgang mit psychiatrischen Patienten sowie Patienten unter Alkohol- oder sonstigem Drogeneinfluss gestellt, die nicht zur rationalen Beurteilung der Lage fähig sind.

Es ist alles zu versuchen, die im Sinne des Lebens notwendigen Maßnahmen pragmatisch und einfühlsam umzusetzen.

Auch bei noch so angespannter und unerträglich scheinender Situation ist es sittliche Pflicht des Arztes, nicht nur dem Opfer, sondern auch dem verletzten Täter menschlich gegenüberzutreten und die Mitarbeiter in diesem Sinn zu führen und anzuleiten.

Sichtung

Im Großschadens- und Katastrophenfall ist die Sichtung eine zwingende ärztliche Aufgabe, die aus dem üblichen Rahmen fällt und daher teilweise beargwöhnt wird.

Ethisches Prinzip und Ziel der Sichtung ist es, unter eingeschränkten Versorgungsbedingungen die momentan verfügbaren Kräfte so zu nutzen, dass allen Betroffenen *ohne Ansehen der Person* möglichst gleichmäßig geholfen und das Überleben einer möglichst hohen Zahl von Patienten gesichert wird.

Betreuung der Helfer – Psychosoziale Unterstützung

Eine Betreuung der Helfer ist nicht nur nach besonders belastenden Einsätzen erforderlich, sondern ebenso, wenn Mitarbeiter unter der Last der Routine erlahmen oder zu zerbrechen drohen. Zunehmende Isolation, depressive oder zynische Grundstimmung, vermehrter Alkoholkonsum usw. sind Anzeichen einer chronischen Überforderung. Schon bei Erahnung erster Anzeichen soll ein vertrauensvolles Gespräch gesucht werden.

Besonders *belastende Einsätze* erfordern eine Nachbereitung. Auch andeutungsweise Fragen und Hilfeersuchen sind wachsam auf- und anzunehmen. Nach einem belastenden Einsatz ist es wichtig, die Gruppe unmittelbar nach Einsatzende noch einige Zeit in ruhiger Atmosphäre zusammenzuhalten und das Geschehene zu besprechen. Es bietet sich weiter an, das Thema mit zeitlichem Abstand nochmals gezielt zu erörtern. Ggf. ist professionelle Hilfe durch einen Notfallseelsorger oder ein psychologisch geschultes Mitglied des Kriseninterventionsteams usw. erforderlich.

1.2 Untersuchung und Überwachung

Vorbemerkung

> Neben der Sicherheit des Patienten ist die Eigensicherung des Rettungsteams unerlässlich. Daher soll die Einsatzmeldung schon bei der Anfahrt ruhig überdacht werden, um sich auf typische Anforderungen einstellen zu können.

Vor Beginn der Versorgung (Tab. 1.2.1) hilft ein Rundumblick zur Erfassung der Gesamtlage. Das ersteintreffende Rettungsmittel gibt der RLS ggf. eine kurze Rückmeldung zur Lage, damit weitere Hilfe organisiert werden kann. Befragung, Untersuchung und Behandlung des Patienten sollen grundsätzlich ohne Gefährdung stattfinden können – ggf. muss eine verkehrstechnische Absicherung oder eine Rettung aus dem Gefahrenbereich erfolgen.

> *Allgemeines Ziel* der notfallmedizinischen Versorgung ist die Erkennung und unverzügliche Behandlung von lebensbedrohlichen Zuständen, Erkrankungen und Verletzungen sowie die Herstellung der Transportfähigkeit zur qualifizierten stationären Behandlung.

Aus *Anamnese* und *Befund* formt sich die *Arbeitsdiagnose.*

Je nach lokaler Organisation und Verfügbarkeit trifft oft ein RTW als erstes Rettungsmittel ein. Die RTW-Besatzung gewinnt erste Informationen zu Art und Ausprägung der Symptome, kontrolliert Bewusstsein, Atmung und Kreislauf und ergreift erste Maßnahmen. Der Notarzt erhält bei Eintreffen eine kurze Übergabe und übernimmt damit die medizinische Leitung.

> Bei vitaler Bedrohung, insbesondere bei einem Polytrauma (s. u.), werden neben der orientierenden Bewertung des Bewusstseins zunächst nur Atmung und Kreislauf überprüft und entsprechende Störungen – auch ohne Kenntnis der Anamnese oder weiterer Befunde – unverzüglich behandelt. Dies gilt grundsätzlich für alle lebensbedrohlichen Situationen.

Anamnese

> Die Befragung des Patienten erfordert sowohl Zuwendung und Einfühlungsvermögen als auch Wachsamkeit für das aktuelle medizinische Problem (Abb. 1.2.1).

Sind mehrere Angehörige zugegen, werden alle bis auf eine(n), ggf. auch alle, vor die Tür gebeten. Das Gespräch erfolgt – wenn eben möglich – auf Augenhöhe; ein Kind kann auf dem Schoß der Angehörigen gehalten werden.

Ist der Patient auskunftsfähig, werden Fragen zu den aktuellen Beschwerden gestellt:

- Wie sind Ihre Beschwerden? – oder: Weswegen haben Sie uns gerufen?
- Wie lange haben Sie die Beschwerden? (Anfang, freies Intervall, Zunahme usw.)
- Hatten Sie so etwas schon einmal?
- Was haben Sie bisher unternommen?

Um eine präzisere Notfalldiagnose zu stellen, sind allgemeine Informationen erforderlich. Die allgemeinen Fragen betreffen:

- internistische Vorerkrankungen bzw. Kinderkrankheiten,
- chirurgische Vorerkrankungen,
- aktuell eingenommene Medikamente,
- Allergien und Unverträglichkeiten,
- Impfungen (besonders bei Kindern),
- Fernreisen,
- Hausarzt und vorhergegangene Klinikaufenthalte.

Bei Unfällen kann es zu emotionalen Überreaktionen mit weiterer Gefährdung kommen. Ungeachtet etwaiger Schuldfragen sind speziell zu erfragen:

- Unfallhergang (mehrere Versionen möglich),

Tab. 1.2.1 Vorbemerkungen

	**Sicherheit** für den Patienten – **Schutz** der eigenen Unversehrtheit. Einsatzmeldung auf Anfahrt überdenken – Erstellung eines „inneren" Plans. Vor Versorgung – Rundumblick, Gesamtlage erfassen
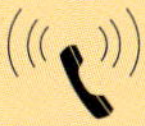	Ersteintreffendes Rettungsmittel gibt RLS kurze **Rückmeldung zur Lage – weitere Hilfe** organisieren
	**Befragung, Untersuchung und Behandlung des Patienten ohne Gefährdung!** Sichere Verkehrslage herstellen, Rettung
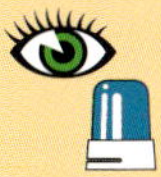	Ziel der notfallmedizinischen Versorgung ist die Erkennung und unverzügliche Behandlung lebensbedrohlicher Zustände, Erkrankungen und Verletzungen, ferner die Stabilisierung des Patienten und sicherer Transport in qualifizierte stationäre Behandlung
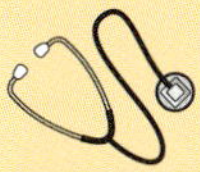	**Anamnese** und körperliche **Untersuchung** – Bewusstsein, Atmung, Kreislauf. **Arbeitsdiagnose – erste Maßnahmen.** Bei vitaler Bedrohung muss die Befragung des Patienten bzw. Dritter nach der Behandlung stattfinden
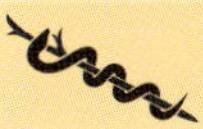	Der **Notarzt** erhält bei Eintreffen eine kurze Übergabe und **übernimmt die medizinische Leitung** des Einsatzes

Abb. 1.2.1 Anamnese

Die Befragung des Patienten erfordert einerseits Einfühlungsvermögen und andererseits Wachsamkeit für das medizinische Problem

„Beschreiben Sie Ihre Beschwerden." oder:
„Weswegen haben Sie uns gerufen?"
„Wie ist der zeitliche Verlauf der Beschwerden?"
(Anfang, freies Intervall, Zunahme)
„Hatten Sie so etwas schon einmal?"
„Was haben Sie bisher dagegen unternommen?"

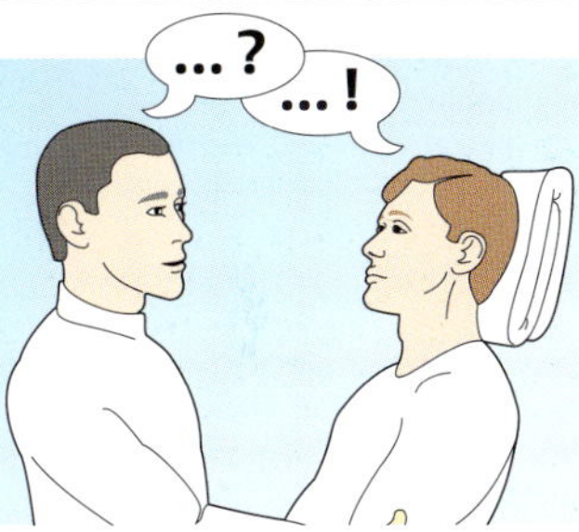

Abb. 1.2.2 Erste Anordnungen nach Anamneseerhebung

Medizinische Tätigkeiten: Venösen Zugang vorbereiten bzw. legen; EKG anlegen; Medikamente auswählen	Erste Informationen für Patient und Angehörige (Vorsicht mit Verdachtsdiagnosen)	Einsatztaktische Überlegungen: Transport organisieren (Tuch, Trage etc.); Klinikbett über RLS erfragen lassen
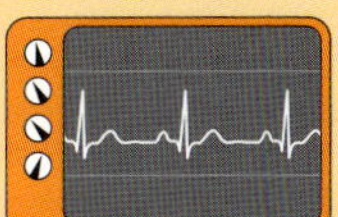		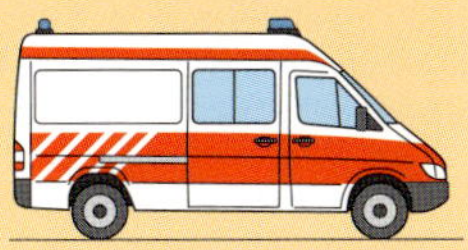

- beteiligte Personen und Fahrzeuge (Position und Deformation geben Anhalt auf denkbare Verletzungsmuster),
- Zahl der Beteiligten (ggf. muss der Schadensort großflächig abgesucht werden).

> Meist sind schon nach Erhebung der Anamnese erste Entscheidungen zu treffen. Dazu zählen die Anlage von venösem Zugang, EKG und Pulsoxymetrie, erste Informationen von Patient und Angehörigen sowie einsatztaktische Überlegungen zur Auswahl der Zielklinik (Abb. 1.2.2).

Befund

Allgemeine klinische Untersuchung

Grundlagen

Bei der klinischen Untersuchung werden den subjektiv geäußerten Symptomen und bereits erkennbaren Krankheitszeichen objektive Befunde zugeordnet. Oft muss ein Kompromiss zwischen dem Schamgefühl des Patienten und den medizinischen Erfordernissen gefunden werden. Jeder Untersuchungsschritt ist dem Patienten zuvor anzukündigen.

> Zur körperlichen Untersuchung gehören:
> - Inspektion (Besichtigen),
> - Auskultation (Abhorchen),
> - Palpation (Abtasten),
> - ggf. Perkussion (Abklopfen).

Schon bei der Anamneseerhebung wird der Patient beobachtet. Die Haut wird hinsichtlich Farbe, Turgor und Schweiß bewertet, weiter wird die Sklerenfärbung beurteilt. Ggf. fallen eine besondere Atmung (wie Rasselgeräusche oder Giemen) oder ein charakteristischer Geruch (Foetor alcoholicus usw.) auf.

> Die Basisuntersuchung umfasst die Beurteilung von Bewusstsein, Atmung und Kreislauf.

Die Basisuntersuchung ist unerlässlich, damit begleitende, aber umgehend behandlungsbedürftige Symptome – wie ein Schock – nicht übersehen oder verkannt werden.

Sowohl im Verlauf als auch – spätestens – am Ende der Untersuchung werden Anordnungen für das weitere Vorgehen getroffen.

Bewusstsein

> Der Patient wird zunächst laut angesprochen und dabei ggf. an einer Schulter geschüttelt.

Bei adäquater verbaler Antwort ist die Bewusstseinslage zunächst als „orientiert" zu bewerten, bei inadäquater Reaktion als „getrübt" bzw. – bei fehlender Reaktion auch auf Schmerzreiz – als „bewusstlos".

Die weitere Bewertung der Bewusstseinslage erfolgt mit der Glasgow Coma Scale (GCS) anhand der Parameter „Augenöffnen", „beste verbale Antwort" und „Bewegung der Extremitäten" (Tab. 1.2.2).

> Bei einem GCS-Wert anhaltend < 9 ist grundsätzlich die Indikation zur Intubation gegeben.

Zusätzlich ist der *Pupillenbefund* zu erheben. Jede Pupille wird auf Form und Größe (Anisokorie), direkte und indirekte Lichtreaktion sowie ggf. Konvergenzreaktion (Engerwerden bei Naheinstellung) untersucht.

Bei fehlendem Verdacht auf eine spezielle neurologische Störung ist diese orientierende neurologische Untersuchung zunächst ausreichend. Neurologische Befunde sind jedoch im weiteren Verlauf grundsätzlich engmaschig zu überprüfen.

Atmung

> Bei bewusstlosen Personen wird die Atmung durch *Sehen, Hören und Fühlen* überprüft (Abb. 1.2.3).

Der Kopf des Patienten wird an Stirn und Kinn gefasst und leicht überstreckt. Mit Blick auf den Thorax und dem eigenen Ohr über dem Mund des Patienten werden nun Atemgeräusche und Thoraxbewegungen geprüft; ggf. ist sofort mit Masken- oder Mund-zu-Mund-Beatmung zu beginnen. Es ist auf seitengleiche Thoraxbewegungen zu achten – besonders nach Anpralltrauma oder Sturz weist die verzögerte oder verminderte Bewegung einer Thoraxseite auf einen Hämato- oder Pneumothorax hin.

Zur *Auskultation* ist eine leise Umgebung nötig. Es ist insbesondere auf Seitengleichheit des Atemgeräuschs sowie Neben- und Rasselgeräusche zu achten. Neben dem (physiologischen) vesikulären Atemgeräusch werden feuchte Rasselgeräusche (bei Infekt, Stauung, Lungen-

Tab. 1.2.2 Beurteilung der Komatiefe und des neurologischen Defizits nach der Glasgow Coma Scale (GCS). Ermittelt wird die jeweils beste Reaktion jeder Kategorie

Verhalten	**Antwort**	Score
Augen öffnen	spontan	4
	auf Anruf	3
	auf Schmerzreiz	2
	fehlend	1
beste motorische Antwort	gezielt nach Aufforderung	6
	gezielt auf Schmerzreiz	5
	ungezielt auf Schmerzreiz	4
	Beugemechanismen	3
	Streckmechanismen	2
	keine Bewegung	1
verbale Antwort	orientiert	5
	verwirrt	4
	inadäquat	3
	unverständlich	2
	keine	1
Maximale Punktesumme		**15**

Abb. 1.2.3 Atmung

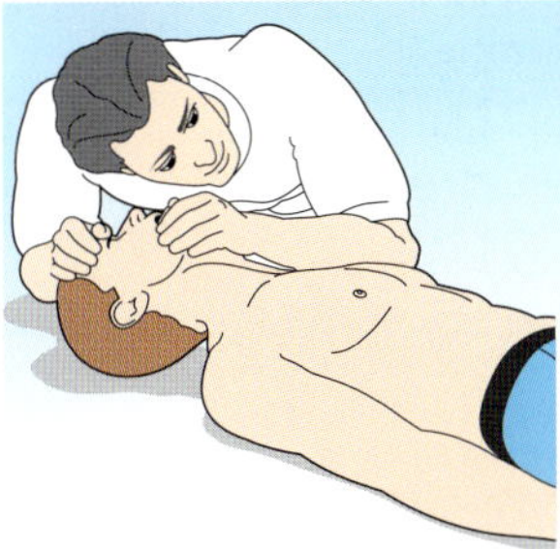

Sinnesqualität	**Art der Überwachung**	**Erfasste Funktion**
„Sehen“	Inspektion	Thoraxbewegungen, Haut, Schleimhaut, Akren, Venenfüllung, Pupillen
„Hören“	Perkussion Auskultation	Herzaktion Atmung
„Fühlen“	Palpation	Puls, Temperatur, Atmung

Abb. 1.2.4 Kreislauf. Nach der Kontrolle des Bewusstseins und der Atmung wird das Kreislaufsystem untersucht

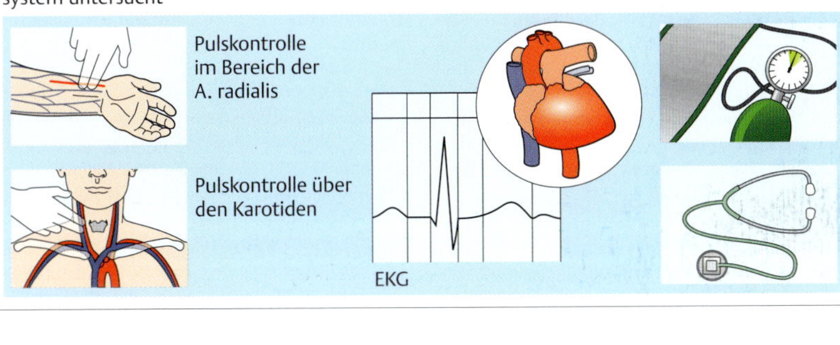

ödem), Giemen und Brummen (bei Asthma bronchiale) sowie abgeschwächtes Atemgeräusch bis hin zum fehlenden Atemgeräusch beim Status asthmaticus („silent chest") unterschieden. Auch beim Pneumothorax ist kein oder ein stark abgeschwächtes Atemgeräusch zu hören.

Kreislauf

> Nach der Kontrolle von Bewusstsein und Atmung wird das Kreislaufsystem untersucht (Abb. 1.2.4).

Hierzu gehören die Pulskontrolle, die Auskultation des Herzens und die Blutdruckmessung:

- Bei erhaltenem Bewusstsein wird der Puls zunächst peripher im Bereich der A. radialis palpiert und Frequenz, Rhythmik und Füllung erfasst.
- Ist der Patient bewusstlos oder kein peripherer Puls tastbar, wird der Puls – ggf. alternierend – über den Karotiden geprüft. Zum Aufsuchen wird der Hals auf Höhe des Kehlkopfes mit zwei Fingern von medial nach lateral abgetastet.
- Bei fehlendem Karotispuls ist von einem Kreislaufstillstand auszugehen und mit der CPR zu beginnen.
- Bei tastbarem Puls wird das Herz auskultiert. Es wird in Zusammenschau mit Puls (und möglichst EKG) auf ein evtl. Pulsdefizit geachtet, ferner auf Herzgeräusche, wobei diese unter präklinischen Bedingungen weder gut zu untersuchen noch zu behandeln sind.

Spezielle Untersuchung

Polytrauma

Oft sind jüngere Patienten bei Arbeits- oder Verkehrsunfällen betroffen. Es ist dringend auf Eigen- und Fremdsicherung zu achten. Die Versorgung nach den Kriterien des „Advanced Trauma Life Support" (ATLS) bzw. der präklinischen Variante „Prehospital Trauma Life Support" folgt einem ABCDE-Schema („treat first, what kills first") mit:

- A = Airway and Cervical Spine Control – Atemwegsproblem?
- B = Breathing and Ventilation – Ventilationsproblem?
- C = Circulation and Hemorrhage Control – Kreislaufproblem?
- D = Disability and Neurological Status – SHT?
- E = Exposure and Environment – allgemeine Begleitverletzungen?

Der Algorithmus stellt die Atemwegssicherung (A), die Optimierung des pulmonalen Gasaustauschs (B) und die Kreislaufstabilisierung durch Verminderung des Blutverlustes (C) in den Vordergrund. Neurologische Einschränkungen (D) – meist infolge SHT – und die Evaluation weiterer Verletzungen durch komplettes Entkleiden unter Vermeidung einer zusätzlichen Hypothermie (E) treten zunächst in den Hintergrund. Bei Patienten mit SHT (D) wird der – noch nicht gesetzte und noch beeinflussbare – sekundäre Hirnschaden durch Optimierung von Oxygenierung und Perfusion (ABC) minimiert.

> Die initiale Analyse der Vitalfunktionen soll innerhalb kürzester Zeit erfolgen.

Therapeutisch kommen zu diesem Zeitpunkt nur folgende akut lebensrettende Maßnahmen in Betracht:

- Freimachen der Atemwege,
- endotracheale Intubation, ggf. alternative Atemwegssicherung,
- Nadeldekompression bei Spannungspneumothorax (fehlendes Atemgeräusch, Dyspnoe, gestaute Halsvenen, Hypotonie, hoher Beatmungsdruck), ggf. durch Thoraxdrainage zu erweitern,
- Blutstillung durch manuelle Kompression oder Druckverband.

Erstes Ziel ist die Abwendung der Lebensbedrohung – auch ohne definitive Kenntnis von Diagnose und Anamnese des Patienten. Erst *nach* Abwendung der Vitalgefährdung wird der Traumamechanismus evaluiert und die vollständige körperliche Basisuntersuchung durchgeführt.

> Die Basisuntersuchung ist auch bei anscheinend eindeutiger Situation unverzichtbar. Es besteht die Gefahr, sich von einer spektakulären Verletzung einnehmen zu lassen und wesentliche Begleitumstände zu übersehen. Daher ist in jedem Fall eine gewissenhafte körperliche Untersuchung erforderlich (Abb. 1.2.5). Dazu muss der Patient präklinisch nicht vollständig entkleidet werden; meist genügt das Aufschneiden der Kleidung.

Abb. 1.2.5 Polytrauma
Abwendung der unmittelbaren Lebensbedrohung und Basisuntersuchung

Alle Mitglieder des Rettungsteams müssen auf ihre Sicherheit achten und dürfen keine weiteren Gefahren verursachen. Es ist nötigenfalls die Sicherung einer Unfallstelle oder die Rettung eines Verletzten abzuwarten

Abwendung der unmittelbaren Lebensbedrohung
„treat first what kills first"
A = Airway and Cervical Spine Control
B = Breathing and Ventilation
C = Circulation and Hemorrhage Control
D = Disability and Neurogical Status (SHT)
E = Exposure and Environment (Unterkühlung)

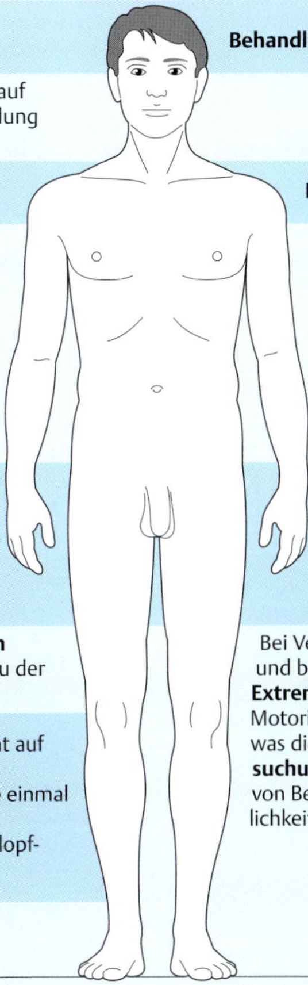

Untersuchung	**Behandlung**
Kalotte und **Gesichtsschädel** auf offene Wunden und Stufenbildung untersuchen	
Die **Mundhöhle** inspizieren	**Mundhöhle** reinigen
Die Untersuchung der **HWS-Beweglichkeit** muss nach der radiologischen Kontrolle im Krankenhaus erfolgen. **Schultergürtel** und **Arme** inspizieren und alle **Gelenke**, sofern nicht offensichtlich verletzt, einmal bewegen	Die **HWS** so früh wie möglich immobilisieren
Brustkorb und **Becken** werden durch Tasten bzw. Kompression auf Stabilität untersucht; ferner wird das **Abdomen** abgetastet	Aus dem **Verletzungs-muster** ist der **Blutverlust** abzuschätzen
Die Untersuchung der **unteren Extremitäten** erfolgt analog zu der der Arme	Bei Verdacht auf **Läsion der HWS** und bei **Verletzung einer Extremität** werden Durchblutung, Motorik und Sensibilität erfasst, was die (wiederholte) **Untersuchung peripherer Pulse** sowie von Beweglichkeit und Empfindlichkeit bedeutet
Der Patient wird achsengerecht auf die Seite gedreht, der **Rücken** inspiziert und die **Wirbelsäule** einmal abgetastet. Die **Nierenlager** werden auf Klopfschmerz geprüft	

- Beurteilung des AZ (Bewusstsein, Hautkolorit, Atmung, Atemmuster, Puls), Inspektion der Konjunktiven (petechiale Blutungen bei thorakalem Kompressionstrauma) sowie ggf. die Prüfung der Kapillarfüllungszeit.
- Bei gestörtem Bewusstsein orientierende neurologische Untersuchung mit Beurteilung der Bewusstseinslage nach der GCS, der extremitätengetrennten motorischen Reaktion sowie des Pupillenbefundes.
- Inspektion von Kopf bis Fuß – einschließlich Rückenpartie – zur Erfassung relevanter Verletzungen und Prellmarken, insbesondere an Thorax und Abdomen.
- Palpation von Kopf, Hals, Thorax und Abdomen zum Ausschluss eines Weichteilemphysems und sonstiger Veränderungen.
- Prüfung des Thorax auf Stabilität sowie seitenvergleichende Auskultation und ggf. Perkussion zur Erfassung eines Pneumo- oder Hämatothorax.
- Palpation des Abdomens zum Nachweis einer – seltenen – initialen Abwehrspannung.
- Orientierende Prüfung der Stabilität des Beckenringes durch sagittalen und lateralen Druck auf die Darmbeinkämme sowie Prüfung der WS und der Nierenlager auf Klopfschmerzhaftigkeit.
- Patienten mit erhaltenem Bewusstsein sind aufzufordern, die Extremitäten zu bewegen; ansonsten werden die Extremitäten palpierend untersucht und ggf. passiv durchbewegt.
- Schmerzen in der rechten Schulterregion ohne adäquaten lokalen Befund sprechen für eine Leberverletzung, während eine Projektion in die linke Schulter für eine Milzverletzung spricht (Kehrsches Zeichen).

Die körperliche Untersuchung soll so früh wie möglich erfolgen; ggf. schließt sich eine erneute Untersuchung im Rettungsmittel an, das ggf. zur Vermeidung einer Auskühlung aufzuheizen ist.

Gastrointestinaler Notfall

> Starke abdominale Schmerzen, oft begleitet von Übelkeit und Erbrechen, sind führende Symptome des gastrointestinalen Notfalls (früher Akutes Abdomen).

Grundsätzlich sind die Inspektion, die vorsichtige Palpation sowie die Auskultation erforderlich. Besonders die extraabdominellen Differenzialdiagnosen sind zu beachten.

Neurologische Untersuchung

Die Pathogenese (Intoxikation, Blutung, Ischämie, Tumor, Entzündung, metabolische Störung) einer neurologischen Erkrankung ist präklinisch häufig nicht zu erfassen. Gleichwohl gibt die neurologische Untersuchung – zusammen mit Anamnese und klinischem Befund – wegweisende Informationen:

- Bei Verdacht auf eine *meningeale Reizung* (SAB, Meningitis) ist die Kopfbeugung schmerzhaft eingeschränkt (Abb. 1.2.6). Ein lumbaler Reizzustand (etwa bei Bandscheibenvorfall) wird mit dem Lasègue-Zeichen geprüft: Das passive Anheben des gestreckten Beins wird schmerzbedingt blockiert.
- Bei einem Insult kann die orientierende seitengetrennte Beurteilung ausgewählter *Hirnnerven* die Diagnose erhärten: Mit der Pupillenuntersuchung werden der N. oculomotorius, N. trochlearis und N. abducens untersucht. Störungen der mimischen Muskulatur weisen auf eine Schädigung des N. facialis hin. Eine Seitenabweichung beim Herausstrecken der Zunge weist auf eine Schädigung des N. hypoglossus hin.
- Bei Patienten, die einen *Krampfanfall* erlitten haben, ist auf typische Begleiterscheinungen wie Zungenbiss, Einnässen oder sturzbedingte Verletzungen zu achten.

> Vermeintliche psychiatrische Symptome können auf einer neurologischen Störung beruhen, und eine intrakranielle Blutung muss nicht zwingend die Ursache, sondern kann auch die Folge eines neurologischen Defizits (mit Sturz) sein.

Abb. 1.2.6 Meningismus und Lasègue-Zeichen

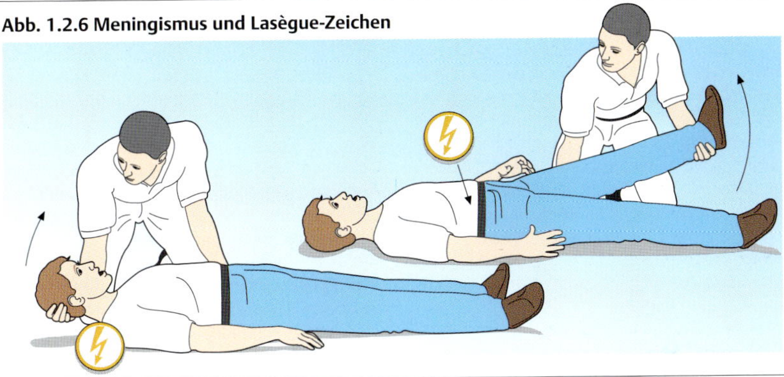

Abb. 1.2.7 Normales EKG

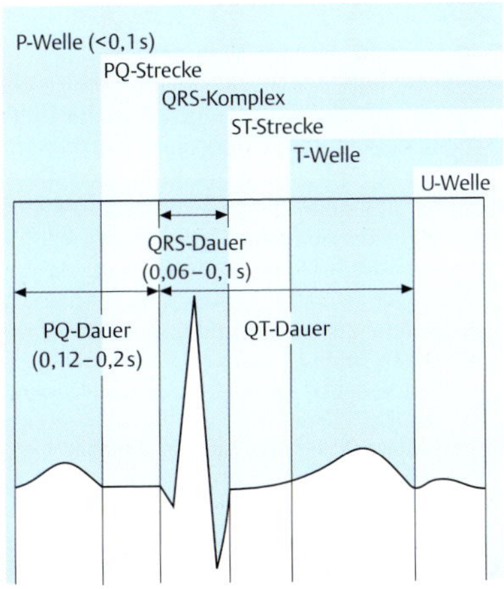

Abb. 1.2.8 Einthoven-Ableitungen und Brustwandableitungen nach Wilson (V_1–V_6)

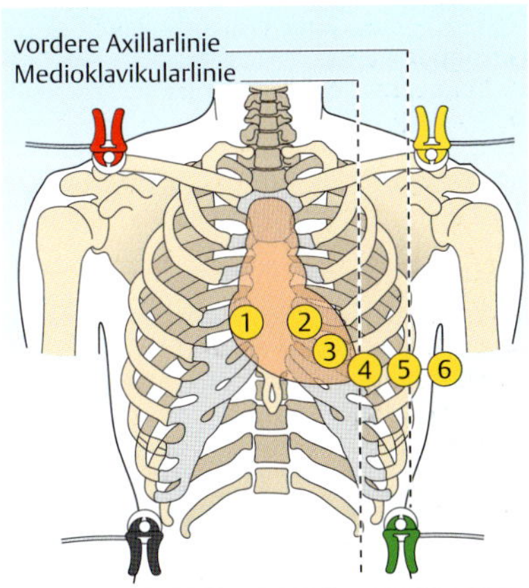

Abb. 1.2.9 Bestimmung des Lagetyps im Cabrera-Kreis

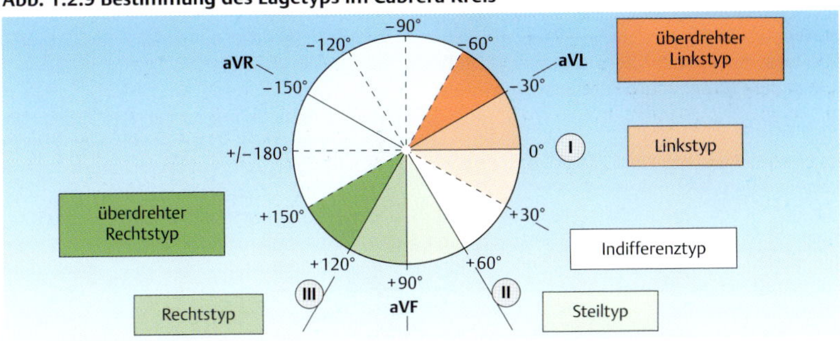

Überwachung

Grundlagen

Die fortlaufende Überwachung des Notfallpatienten ist unerlässlich, weil sich der Zustand akut verschlechtern kann. Neben der aufmerksamen klinischen Beobachtung sind die apparativen Möglichkeiten zu nutzen, die trotz gelegentlicher Störanfälligkeit die Patientensicherheit erhöhen. Die persönliche Plausibilitätsprüfung der gemessenen Werte bleibt unverzichtbar.

EKG

Mit dem EKG (Abb. 1.2.7 und 1.2.8) wird durch mindestens dreipolige Ableitung die Herzstromkurve in den Ableitungen Einthoven I–III erfasst. Über die damit mögliche Rhythmusdiagnostik hinaus ermöglichen die zusätzlichen Brustwandableitungen nach Wilson (V_1-V_6) die Erfassung von Myokardischämien im 12-Kanal-EKG.

Grundsätzlich erhält jeder Notfallpatient eine orientierende EKG-Überwachung über mindestens drei thorakale Elektroden.

Für die Beurteilung eines 12-Kanal-EKG ist ein systematisches Vorgehen hilfreich:

- Schreibgeschwindigkeit und Kalibrationszacke,
- Frequenz,
- Rhythmus,
- Amplituden und Lagetyp (Abb. 1.2.9),
- Niedervoltage bzw. Hypertrophie,
- Ischämiezeichen.

Störungen können durch das Gerät (Kabelbruch), den Bediener (falsche Elektrodenposition, loses Kabel) oder den Patienten (Zittern oder andere Bewegungen) verursacht werden.

Blutdruck

Die Blutdruckmessung erfolgt mit einer *eng angelegten* Manschette, deren Breite dem etwa dem 1,3-fachen Durchmesser der Extremität entsprechen soll. Eine zu breite Manschette ergibt falsch niedrige, eine zu schmale Manschette falsch hohe Werte.

Der Blutdruck wird oszillometrisch oder auskultatorisch und nur ersatzweise palpatorisch bestimmt.

Bei der auskultatorischen Blutdruckmessung wird die Manschette über den vermuteten systolischen Wert aufgeblasen und der Druck danach langsam abgelassen. Mit einem in der Ellenbeuge über der A. brachialis aufgesetzten Stethoskop werden das erste pulssynchrone Geräusch (systolischer Druck) und das Leiserwerden der Geräusche (diastolischer Druck) erfasst. Bei der oszillometrischen Methode werden entsprechende Schwingungsphänomene apparativ erfasst. Bei zweifelhaftem Ergebnis ist der Blutdruck auch kontralateral zu messen.

Pulsoxymetrie

Das Licht bestimmter Wellenlängen wird von oxygeniertem und desoxygeniertem Hämoglobin (Hb) unterschiedlich absorbiert. Zur Unterscheidung von der Hintergrundabsorption des durchstrahlten Gewebes ist zusätzlich die Erfassung des Pulses erforderlich (Pulsoxymetrie). Der gemessene Wert ist die $psaO_2$, die partielle arterielle Sauerstoffsättigung. Sie beschreibt den Anteil des oxygenierten Hb am vorhandenen Gesamt-Hb und wird in Prozent angegeben (Abb. 1.2.10).

Bei unbekannter Hb-Konzentration sagt die $psaO_2$ nichts über das Sauerstoffangebot aus. Darüber hinaus werden die Dyshämoglobine COHb und MetHb von den verbreiteten Geräten mit Zwei-Wellenlängen-Absorptionstechnik als „oxygeniert" bewertet, sodass die Messergebnisse dieser Geräte bei Intoxikationen mit CO- und Met-Hb-Bildnern wertlos sind. Geräte mit Acht-Wellenlängen-Technik messen COHb und MetHb dagegen getrennt und kontinuierlich.

Die Sensoren können an Fingern, Zehen, Ohrläppchen oder der Nase angebracht werden. Das zusätzlich dargestellte Plethysmogramm erlaubt eine orientierende hämodynamische Überwachung mit Abschätzung von Blutdruck und Volumenstatus. Weitere Entwicklungen sind die Berechnung der Hb-Konzentration und damit des Sauerstoffgehalts sowie die rechnerische Bewertung des Volumenstatus.

Abb. 1.2.10 Messprinzip der Pulsoxymetrie

pA: pulsatile Absorption durch das arterielle Blut während der Systole

npA: nichtpulsatile Absorption des arteriellen Blutes während der Diastole

V: Absorption durch venöses Blut

T : Absorption durch das Gewebe (Knochen, Fett, Muskel, Knorpel etc.)

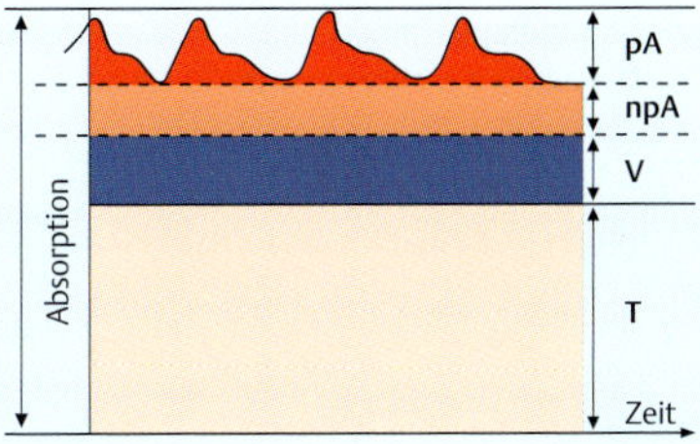

Die Differenz zwischen dem Spitzenwert der pulsatilen arteriellen Absorption (pA+npA+V+T) und der Hintergrundabsorption (npA+V+T) ergibt die arterielle Pulsation, woraus die arterielle Sauerstoffsättigung ermittelt wird

Abb. 1.2.11 Sauerstoffbindungskurve

Ab $psaO_2 < 90\%$ zwingend intervenieren

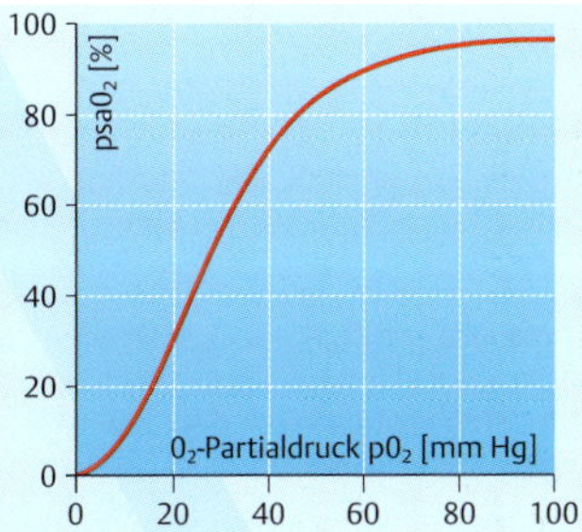

Abb. 1.2.12 Normales Kapnogramm

A–B (Phase I): Beginn der Exspiration, tracheales Totraumgas

B–C (Phase II): Frühe Exspirationsphase, schnelle CO_2-Anreicherung durch Einstrom von Alveolarluft mit steilem Anstieg der Kurve

C–D (Phase III): Exspirationsende, exspiratorisches Plateau durch homogenes Alveolargas

D: Endtidaler CO_2-Wert (Spitzenwert)

D–E (Phase IV): Inspirationsphase

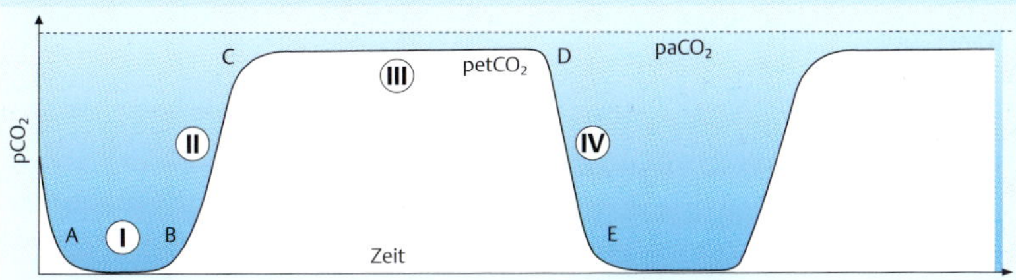

1 Allgemeine Notfallmedizin

Der Normalwert der $psaO_2$ ist 96–98 %. Wegen des S-förmigen Verlaufs der Sauerstoffbindungskurve ist bei einer $psaO_2 < 90$ % (entsprechend einem paO_2 von etwa 60 mmHg) unverzüglich Sauerstoff zuzuführen (Abb. 1.2.11).

Ein Sauerstoffmangel wird von der Pulsoxymetrie wesentlich früher als durch eine Änderung der Hautfarbe (Zyanose) erfasst. Weiter ist damit eine kontinuierliche Überwachung der mechanischen Herzaktionen möglich, die grundsätzlich gegenüber der EKG-Auszählung zu bevorzugen ist (Detektion einer pulslosen elektrischen Aktivität). Es gibt allerdings viele Störquellen wie Verrutschen, Bewegungsartefakte, minderperfundierte Extremitäten, Arrhythmien und Nagellack.

Blutzucker

Die BZ-Messung ist bei allen Patienten mit Bewusstseinsstörung oder Diabetes mellitus obligat, während sie bei bewusstseinsklaren Patienten entfallen kann.

Die Bestimmung erfolgt mit Teststreifen aus einem Bluttropfen. Hypoglykämien werden unverzüglich, Hyperglykämien dagegen erst in der Klinik kausal behandelt.

Kapnografie

Mit der Kapnografie wird der endtidale CO_2-Partialdruck ($petCO_2$) sowie der Verlauf des CO_2-Partialdrucks im Atemgas bestimmt (Abb. 1.2.12). Bei intaktem Lungenparenchym sowie ungestörter Ventilation und Perfusion entspricht der $petO_2$ dem $pACO_2$ und dieser annähernd dem $paCO_2$.

Die Kapnografie ist bei jeder kontrollierten Beatmung indiziert. Zur Normoventilation wird ein $petCO_2$ von 35–40 mmHg angestrebt.

Mit der Kapnografie werden zusätzlich erfasst:

- Tubuslage und -dichtigkeit,
- technische Probleme wie Rückatmung,
- gestörte Ventilation und CO_2-Elimination, z. B. bei COPD,
- einsetzende Spontanatmung,
- dynamische Kreislaufveränderungen wie Lungenarterienembolie und andere drastische Veränderungen des HZV (Abnahme des $petCO_2$ bei Abfall und Zunahme bei Anstieg des HZV).

Basisversorgung

Unter diesem Begriff werden folgende, bei jedem Notfallpatienten indizierte Maßnahmen zusammengefasst:

- Anamnese,
- körperliche Untersuchung,
- EKG-Ableitung,
- Blutdruckmessung,
- Pulsoxymetrie,
- Sauerstoffzufuhr,
- venöser Zugang,
- Kapnografie (bei Beatmung),
- BZ-Bestimmung (bei Bewusstseinsstörung und Patienten mit Diabetes mellitus).

Literatur

Adams HA, Baumann G, Cascorbi I et al. Zur Diagnostik und Therapie der Schockformen. Empfehlungen der Interdisziplinären Arbeitsgruppe Schock der DIVI – Teil I: Vorbemerkung. Möglichkeiten und Grenzen des diagnostischen Instrumentariums. Anästhesiol Intensivmed 2005; 46: 63–69

Trappe HJ. Monitoring: Grundlagen. In: Leuwer M, Marx G, Trappe HJ, Zuzan O, Hrsg. Checkliste Intensivmedizin. Stuttgart: Thieme; 2010

Abb. 1.3.1 Hochlagern

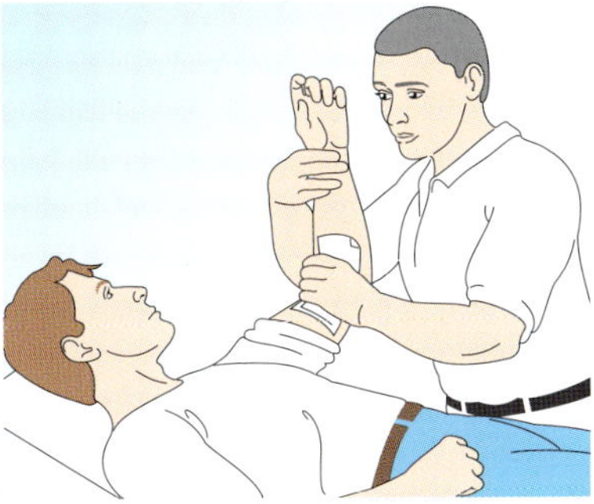

Abb. 1.3.2 Arterien und Abdrückpunkte

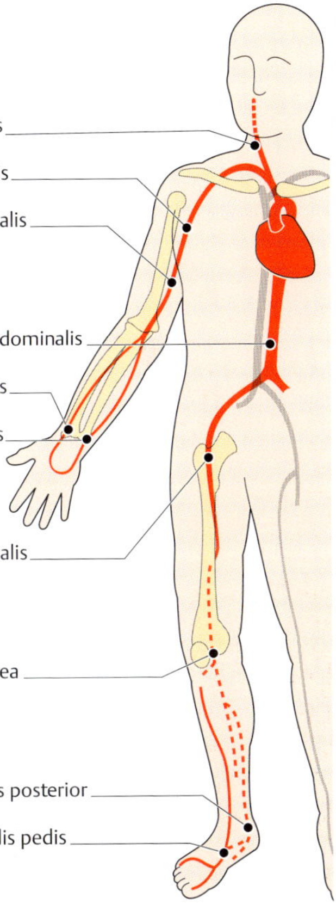

Abb. 1.3.3 Druckverband

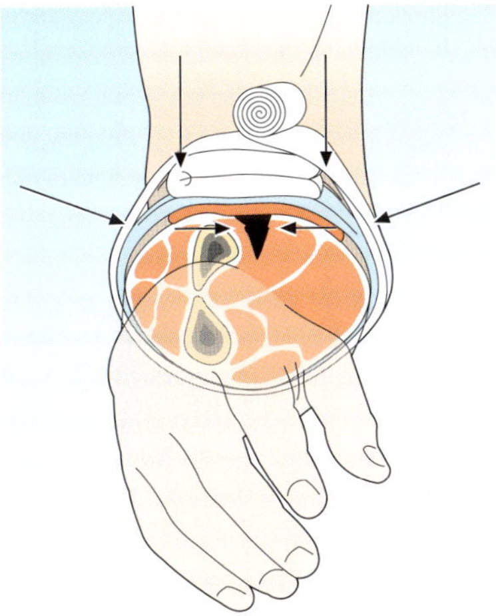

Abb. 1.3.4 Amputataufbewahrung

Amputat in Mullbinde im Innenbeutel, Trockeneis und Wasser im Außenbeutel. Temperatur etwa 4 °C

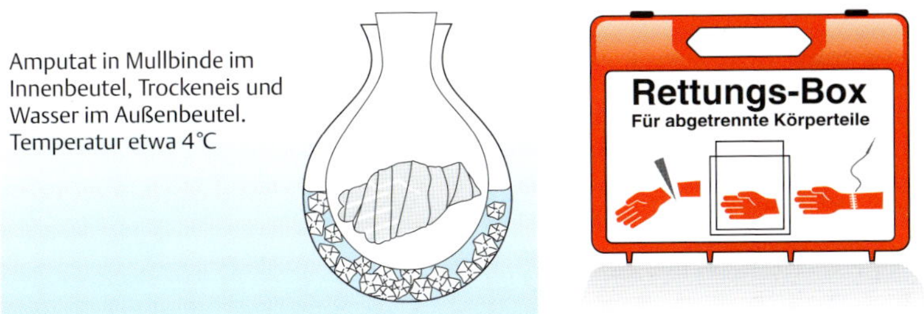

1.3 Allgemeine Techniken

Blutstillung und Verbände

Definition

Unabhängig von Verletzungsmechanismus und Art der Wunde lassen sich offene – mit Durchtrennung der Haut einhergehende (Vulnus) – und geschlossene Verletzungen (Laesio) abgrenzen. Kommt es zusätzlich zur Eröffnung einer Körperhöhle, handelt es sich um eine penetrierende Verletzung.

Grundlagen

Jede Wunde birgt potenziell vier Gefahren für den Patienten: starke Blutung, Verletzung wichtiger Gewebestrukturen, starke Schmerzen und Eintrittspforte für Krankheitserreger. Ziel der notfallmedizinischen Wundbehandlung ist die Reduzierung bzw. Ausschaltung der genannten Gefahren und die Auswahl einer geeigneten Zielklinik.

Bei starker Blutung ist eine Blutstillung erforderlich.

- Durch Hochlagern wird die Blutung reduziert (Abb. 1.3.1).
- Die Wunde wird komprimiert und das zuführende Gefäß ggf. abgedrückt (Abb. 1.3.2).
- Danach wird ein *Druckverband* angelegt (Abb. 1.3.3). Bei unzureichender Wirkung ist ein zusätzliches Druckpolster zu verwenden. Eine Stauung ist zu vermeiden.

Eine *Abbindung* ist die Ultima Ratio. Zur Vermeidung von Gefäß- und Nervenschäden muss die Materialbreite mindestens 5 cm betragen. Es kann eine Blutdruckmanschette oberhalb der Blutung (nicht über Gelenken) angelegt und bis zum Sistieren der Blutung (max. 300 mmHg) aufgepumpt werden. Der Zeitpunkt der Anlage ist zu dokumentieren. Das Setzen einer Gefäßklemme ist nur bei sonst nicht stillbarer, vital bedrohlicher Blutung indiziert.

Eine Wundreinigung inkl. Fremdkörperentfernung ist – außer bei Verätzung – *nicht indiziert.*

- Zum Schutz vor weiterer Kontamination ist die Wunde keimfrei abzudecken. Dazu ist meist eine sterile Kompresse ausreichend; zeitaufwendige Verbände sind zu unterlassen.
- Durch Ruhigstellung der betroffenen Körperpartie wird eine Schmerzlinderung erzielt.

Pfählungsverletzung

Eingedrungene Gegenstände werden abgepolstert und fixiert; dabei sind Manipulationen zu vermeiden. Die Gegenstände werden nicht entfernt, da sie die Wunde tamponieren und die Blutung reduzieren; darüber hinaus besteht die Gefahr zusätzlicher Verletzungen.

Amputationsverletzung

Das Amputat ist zu *asservieren.* Lagerung und Transport erfolgen in einem doppelwandigen Replantatbeutel bei trockener Kälte von etwa 4 °C (Abb. 1.3.4). Das Amputat wird unbehandelt in steriles Verbandmaterial eingepackt. Zur Vermeidung einer Erfrierung darf es nicht in direkten Kontakt zur Kältequelle geraten.

Verletzung der A. carotis

Wegen der kontralateralen Verbindung über den Circulus arteriosus Willisii ist stets mit einer Blutung aus dem proximalem und distalen Wundanteil zu rechnen. Die Blutung ist daher großflächig abzudrücken.

Hohe Beinamputation

Bei Versagen oder Unmöglichkeit der direkten Wundkompression ist als Ultima Ratio die Kompression der Aorta abdominalis gegen die Wirbelsäule auf Nabelhöhe indiziert.

Abb. 1.3.5 Rautek-Griff

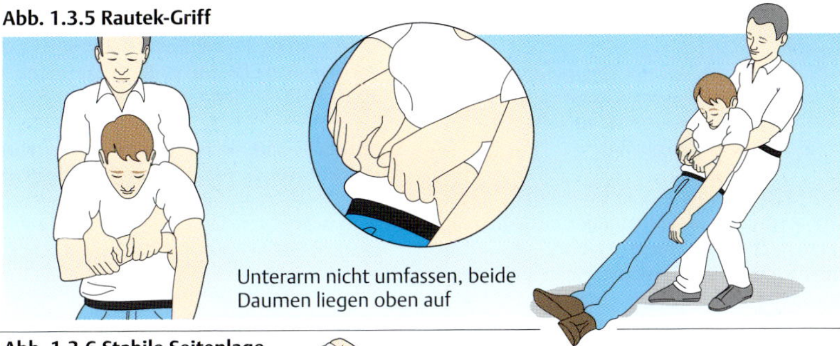

Abb. 1.3.6 Stabile Seitenlage

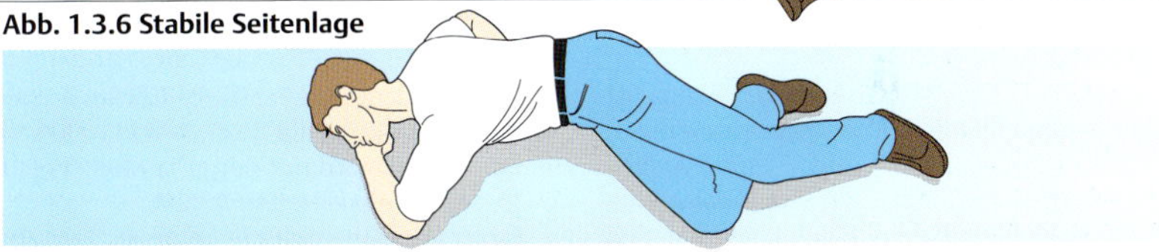

Abb. 1.3.7 Oberkörperhochlagerung (30°)

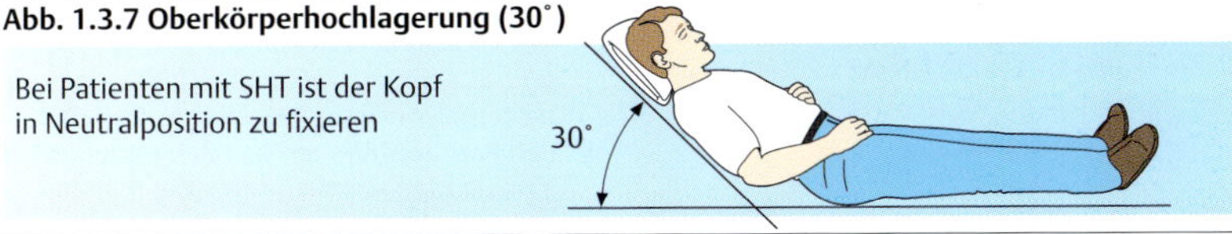

Abb. 1.3.8 Oberkörpertieflagerung

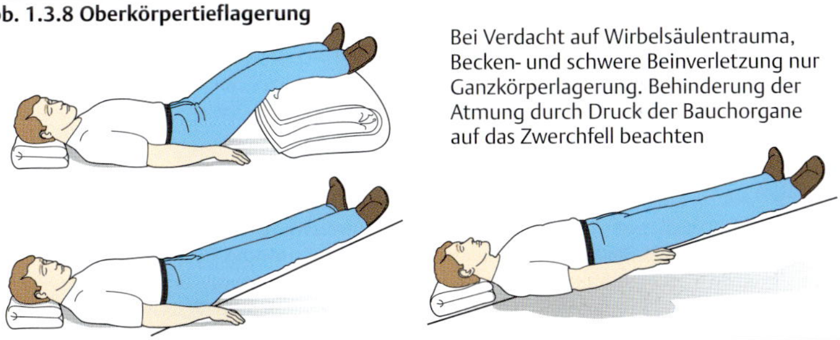

Abb. 1.3.9 Oberkörperhochlagerung

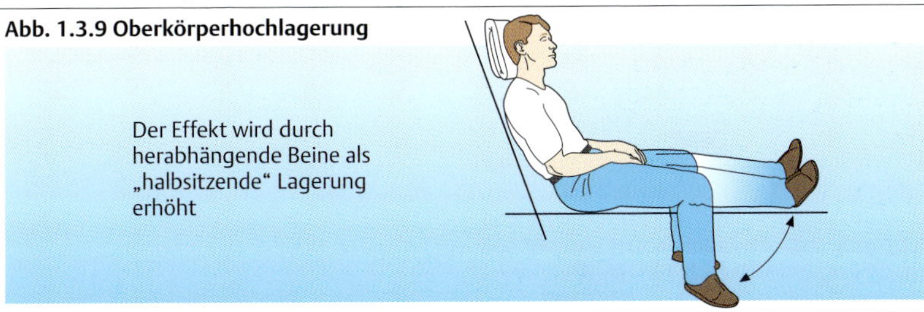

Lagerung

Grundlagen

Besteht keine zwingende medizinische Indikation für eine bestimmte Lagerung, so ist die dem Patienten angenehmste zu wählen und zu unterstützen (Schonhaltung).

- Für Platz und Sicherheit sorgen und den Patienten nicht im Stehen oder instabilen Sitzen, z.B. auf einem Hocker, behandeln (Sturzgefahr bei Bewusstseinsverschlechterung).
- Zur unmittelbaren Rettung aus dem Gefahrenbereich ist der *Rautek-Griff* geeignet (Abb. 1.3.5).
- Bei Verdacht auf Wirbelsäulenbeteiligung ist für umgehende Immobilisation zu sorgen.
- Lagerungstechniken sind grundsätzlich kombinierbar (z.B. HWS-Immobilisation und Schocklage).

Während des Transports sind grundsätzlich die vorhandenen Rückhaltesysteme zu nutzen. Dies gilt gleichermaßen für den Patienten und die betreuenden Personen.

Lagerung in vorgefundener Position

Eine initiale Lagerung in vorgefundener Position ist insbesondere bei Verdacht auf Wirbelsäulenverletzung indiziert und dient der Vermeidung von Sekundärschäden.

- Der Patient wird zunächst auf einer Schaufeltrage oder einem Wirbelsäulenbrett (Spineboard) fixiert.
- Danach ist bei Verwendung einer Schaufeltrage grundsätzlich eine Immobilisation auf einer Vakuummatratze erforderlich.

Stabile Seitenlage

Die stabile Seitenlage (Abb. 1.3.6) ist die Erstmaßnahme zum Schutz bewusstseinsgetrübter und bewusstloser Patienten vor Aspiration.

Bei erhaltener Spontanatmung bleiben die Atemwege frei, da der Mundraum den tiefsten Punkt des Körpers bildet und Erbrochenes und Blut passiv abfließen können. Der eintreffende Notarzt hat unverzüglich für die Atemwegssicherung zu sorgen.

30°-Oberkörperhochlagerung

Diese Lagerung ist nur bei SHT-Patienten mit ausreichendem CPP (SAP > 120 mmHg) indiziert (Abb. 1.3.7).

Sie dient der Optimierung des venösen zerebralen Rückflusses und damit der Senkung des ICP.

- Der Oberkörper wird in 30°-Hochlagerung verbracht.
- Der Kopf ist in Neutralposition zu fixieren.

Oberkörpertieflagerung

Die Oberkörpertieflagerung (Abb. 1.3.8) ist bei Patienten mit Volumenmangel indiziert.

Durch Steigerung des venösen Rückflusses (Autotransfusion) wird die kardiale Vorlast erhöht.

- Der Patient wird mit der gesamten Trage in 15°-Kopftiefposition verbracht.
- Ersatzweise werden die Beine 45° angehoben und ggf. unterstützt.
- Bei schweren Verletzungen von WS, Becken und Beinen ist die Ganzkörperlagerung erforderlich, wobei die Atmung durch Druck der Bauchorgane auf das Zwerchfell behindert werden kann.

Oberkörperhochlagerung

Die Oberkörperhochlagerung (Abb. 1.3.9) ist bei Thoraxtrauma, kardiogenem Schock, Lungenödem, Asthma bronchiale sowie hypertensiver Krise indiziert.

Beim Thoraxtrauma kann der Gasaustausch durch Lagerung auf die verletzte Seite verbessert werden. Bei kardiogenem Schock, hypertensiver Krise und Lungenödem sinkt die kardiale Vorlast durch verminderten venösen Rückstrom. Der Effekt wird durch herabhängende Beine (halb sitzende Lagerung) erhöht. Bei Asthma bronchiale ist ein verbesserter Einsatz der Atemhilfsmuskulatur möglich.

Abb. 1.3.10 Extremitätenlagerung

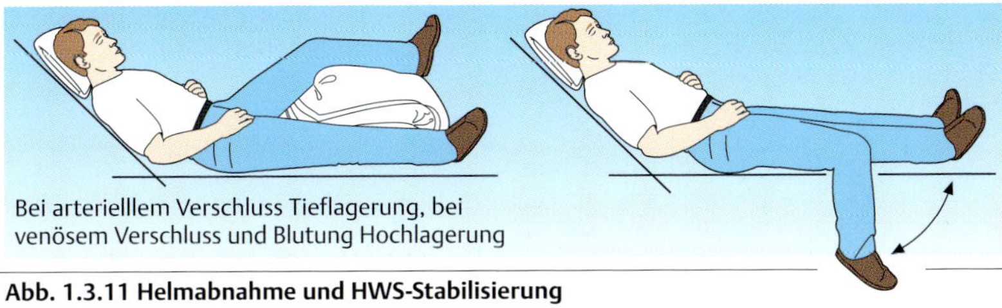

Bei arterielllem Verschluss Tieflagerung, bei venösem Verschluss und Blutung Hochlagerung

Abb. 1.3.11 Helmabnahme und HWS-Stabilisierung

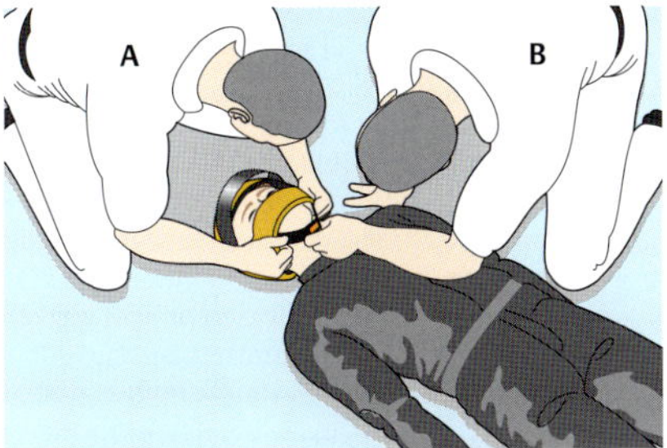

1. **Helfer A** immobilisiert den Kopf durch leichten, achsengerechten Zug an Helm und Unterkiefer

2. **Helfer B** öffnet das Visier, entfernt ggf. die Brille, öffnet den Kinnriemen und übernimmt die Immobilisation durch Umfassen des Halses im Hinterkopf-/Nackenbereich

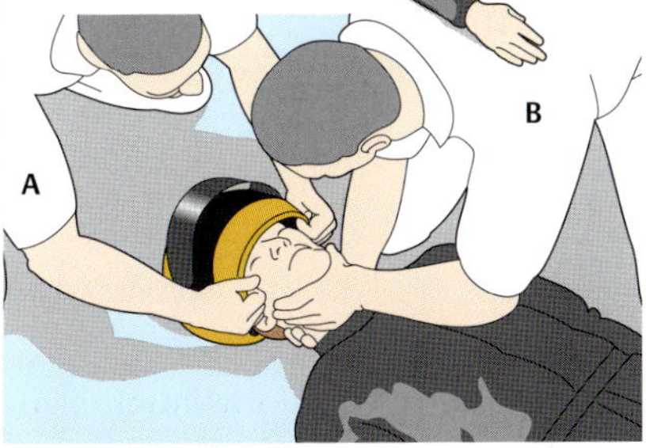

3. **Helfer A** zieht jetzt den Helm vorsichtig ab und übernimmt anschließend wieder die Immobilisation

4. **Helfer B** legt danach den Stützverband an

Abb. 1.3.12 Anlage eines HWS-Stützverbandes

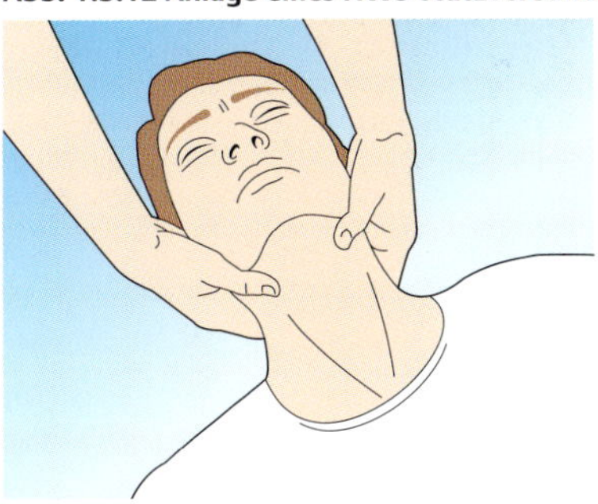

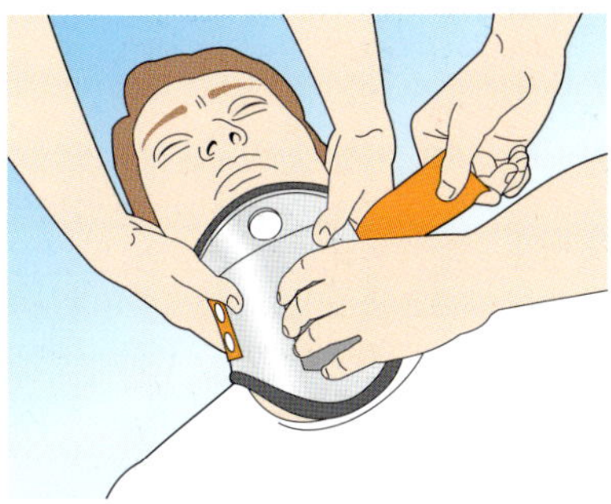

Extremitätenlagerung

Bei arteriellem Verschluss ist eine Tieflagerung, bei venösem Verschluss sowie Blutung eine Hochlagerung der betroffenen Extremität indiziert (Abb. 1.3.10).

Die Tieflagerung steigert die Durchblutung von Kollateralgefäßen. Die Hochlagerung vermindert die arterielle Durchblutung und erhöht den venösen Rückstrom. Die Extremität ist gegen Druckschäden zu sichern.

Lagerung mit Knierolle

Patienten mit Gastrointestinalem Notfall („akutem Abdomen") und Abdominaltrauma erhalten eine Knierolle.

Durch Entspannung der Bauchdecken wird die peritoneale Reizung vermindert.

Linke Halbseitenlage

Schwangere im letzten Trimenon werden grundsätzlich mit lumbalem Kissen o. Ä. in die linke Halbseitenlage gebracht.

Damit wird eine Kompression der V. cava abdominalis durch den Uterus verhindert und der venöse Rückstrom zum Herzen erleichtert.

Ruhigstellung

Grundlagen

Jedes verletzte Körperteil soll ruhiggestellt werden.

Ziel ist die Vermeidung weiterer Schäden und eine Schmerzlinderung:

- Prinzipiell erfolgt die Wundversorgung vor der Immobilisation.
- Schmuck (vor allem Ringe) sind zu entfernen.
- Durchblutung, Motorik und Sensibilität (DMS) sind vor und nach der Immobilisation zu prüfen.
- Bei einer Fraktur sind sowohl das proximale als auch das distale Gelenk mit zu fixieren.
- Eine adäquate Analgesie ist unverzichtbar, dies insbesondere bei einer Reposition.

Ruhigstellung von Verletzungen ist Teamarbeit. Die Fahrzeugbesatzung kennt sich meist mit dem vorhandenen Material gut aus und ist in der Handhabung geschult. Aufgabe des Notarztes ist es daher nicht, jede Ruhigstellung persönlich durchzuführen, sondern vielmehr die Teamanleitung und Überwachung.

HWS-Verletzung

Bei jedem Verdacht auf HWS-Verletzung ist die Anlage eines HWS-Stützverbandes (z. B. Stifneck) erforderlich.

Die Anlage – besonders in Kombination mit der Abnahme eines Motorradhelms (Abb. 1.3.11) – soll regelmäßig geübt werden, sodass sie in weniger als 60 s durchgeführt werden kann (Abb. 1.3.12):

- Für die korrekte Anlage sind zwei Helfer erforderlich.
- Helfer A immobilisiert den Kopf durch allenfalls leichten, achsengerechten Zug an Helm und Unterkiefer.
- Helfer B öffnet das Visier, entfernt ggf. die Brille, öffnet den Kinnriemen und übernimmt die Immobilisation durch Umfassen im Hinterkopf-Nacken-Bereich unter Beibehaltung des allenfalls leichten, achsengerechten Zuges.
- Helfer A zieht den Helm vorsichtig ab und übernimmt anschließend wieder die Immobilisation.
- Helfer B legt den Stützverband an.

Übrige Wirbelsäulenverletzungen

Verletzungen der BWS sind wegen der stabilisierenden Wirkung des Thorax selten. LWS-Verletzungen – als Folge eines direkten Anpralltraumas – finden sich häufig am thorakolumbalen Übergang.

Unabhängig von der vermuteten Frakturhöhe werden Patienten mit Verdacht auf WS-Verletzung mit Schaufeltrage auf eine Vakuummatratze umgelagert und transportiert (Abb. 1.3.13 und 1.3.14) oder auf einem Wirbelsäulenbrett (Spineboard) gelagert und transportiert. Präklinische Repositionsversuche der WS sind nicht indiziert.

Abb. 1.3.13 Lagerung in vorgefundener Position (Schaufeltrage)

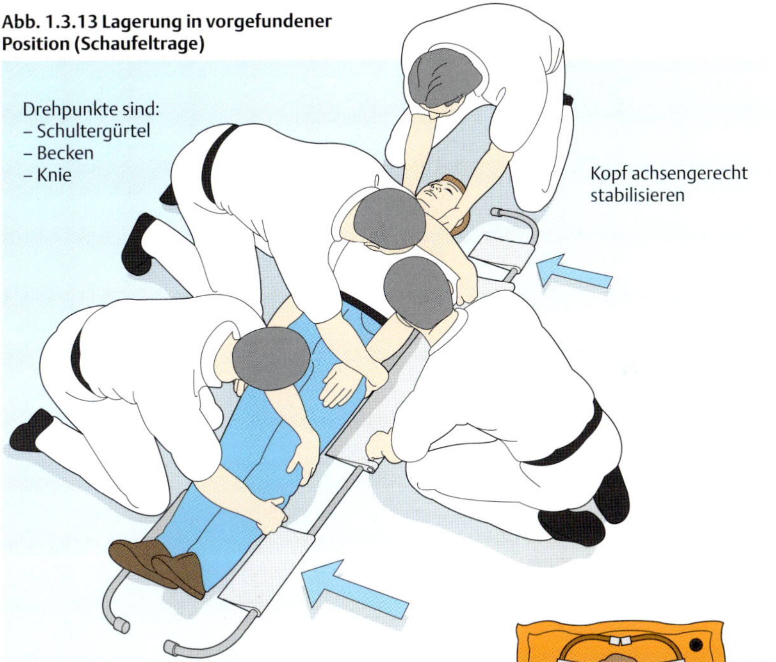

Abb. 1.3.14 Fixierung des Patienten und Umlagerung auf Vakuummatratze

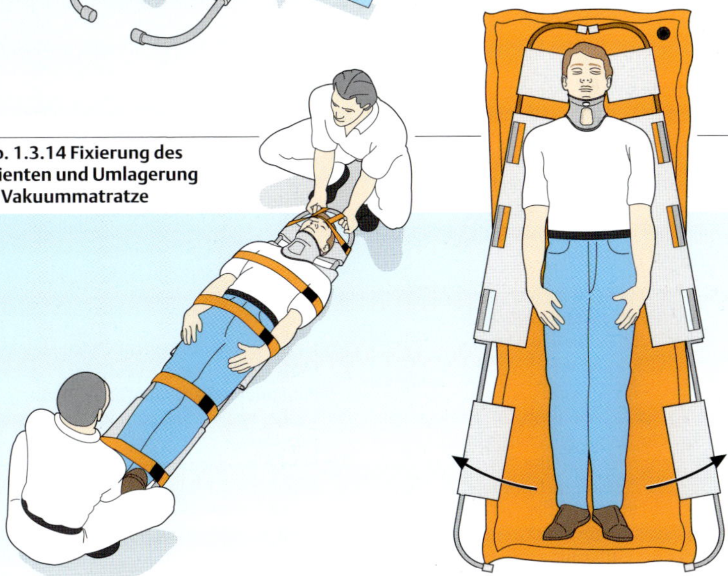

Extremitätenverletzungen

> Frakturen mit deutlicher Fehlstellung sowie im Seitenvergleich gestörter Durchblutung, Motorik oder Sensibilität (DMS) sind bereits präklinisch unter adäquater Analgesie zu reponieren.

- Die Reposition erfolgt durch Zug in der Längsachse.
- Im Anschluss an die Reposition ist das Ergebnis durch Fixierung zu sichern. Hierzu eignen sich Luftkammer- und Vakuumschienen, schaumstoffbeschichtete Aluminiumschienen (Sam-Splint) sowie ggf. eine Vakuummatratze.
- Wichtigstes Zeichen der erfolgreichen Reposition ist die suffiziente Durchblutung.

Medikamentenapplikation und Gefäßzugänge

Grundlagen

In der notfallmedizinischen Versorgung ist zur Applikation von Medikamenten neben der venösen auch die intraossäre, inhalative, rektale und nasale Gabe möglich. Die orale Gabe von Medikamenten ist wegen verzögerter bzw. unmöglicher Aufnahme meist ungeeignet; Ausnahme ist die Zufuhr von Aktivkohle bei oralen Intoxikationen.

Der *periphervenöse Zugang* (Abb. 1.3.15) ist der häufigste und sicherste Applikationsweg; er ermöglicht die kalkulierte Gabe von Flüssigkeit und Medikamenten bei Patienten, die ihre Medikation nicht einnehmen *können* (Bewusstlosigkeit, Erbrechen), *sollen* (unklare abdominelle Erkrankung oder Verletzung) oder *wollen* (Erregungszustände).

> Im Rettungsdienst ist der periphervenöse Zugang auch ohne akuten medikamentösen Behandlungsbedarf indiziert, um bei Bedarf unverzüglich handeln zu können.

Die Anlage unter ungünstigen Bedingungen (Blut, Abwehr usw.) erfordert Übung, zumal sich die peripheren Gefäße bei Hypovolämie oder Hypothermie oft nicht problemlos punktieren lassen. Umso wichtiger ist die gute Fixierung der Zugänge, um ein akzidentelles Verrutschen oder die Entfernung zu vermeiden.

Bei Säuglingen und Kleinkindern ist die Gefäßpunktion mitunter unmöglich, sodass alternative Applikationsformen sicher beherrscht werden müssen – dies sind die intraossäre Zufuhr sowie die Zufuhr über eine Umbilikalvene.

Aus *hygienischen Gründen* ist der Gebrauch von Handschuhen und durchstichsicheren Abwurfgefäßen – auch für Sicherheitskanülen – obligat und die Einstichstelle steril abzudecken.

Zentralvenöse oder arterielle Katheteranlagen sind kaum je indiziert. Risiken der arteriellen oder zentralvenösen Punktion (Zeitverlust, Fehlpunktion, Infektionsgefahr) und vermeintliche Vorteile müssen sorgfältig abgewogen werden.

> Das Ziel ist, den Notfallpatienten mit den für den Transport *notwendigen* Zugängen und Medikamenten zu versorgen.

Periphervenöser Zugang

> Der periphervenöse Zugang ist das in nahezu allen Notfallsituationen unerlässliche Hilfsmittel zur Applikation von Medikamenten und Infusionen.

Verweilkanülen bestehen aus Kunststoff und sind in verschiedenen Durchmessern mit entsprechenden Flussraten erhältlich (Abb. 1.3.16). Sie werden über eine scharfe innenliegende Kanüle eingebracht, die nach der Punktion entfernt wird.

> Es soll der *größtmögliche, noch sicher zu platzierende Zugang* gewählt werden. Im Zweifelsfall ist eine kleinere, aber sicher zu platzierende Kanüle einer weitlumigen, unsicheren vorzuziehen. Bei Patienten im Schock werden grundsätzlich zwei bis drei weitlumige Zugänge angelegt – ein notwendiger Transport darf dadurch aber nicht unzulässig verzögert werden.

- Handrücken, Unterarm oder Ellenbeuge (Abb. 1.3.17) sind besonders geeignete Punktionsstellen; alternativ können auch Venen am Fußrücken oder Knöchel aufgesucht werden.
- Es soll möglichst distal punktiert werden, damit nach Fehlpunktion erneut proximal punktiert werden kann. Punktionen im Bereich von Verletzungen oder einem Gefäßshunt sollen grundsätzlich unterbleiben.
- Nach venöser Stauung wird das Gefäß entweder direkt punktiert oder die Kanüle –

Abb. 1.3.15 Punktionszubehör

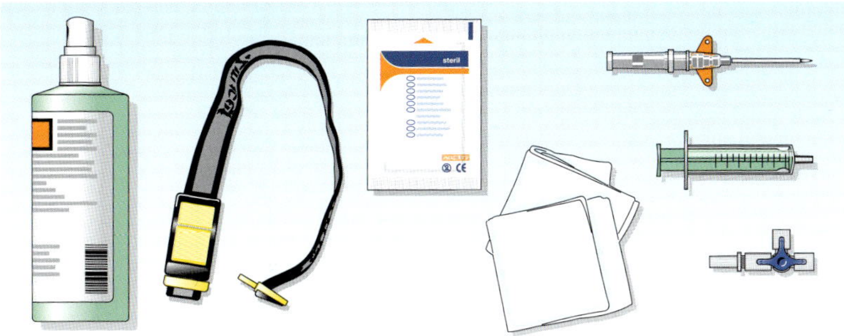

Abb. 1.3.16 Flussrate und Farbcode

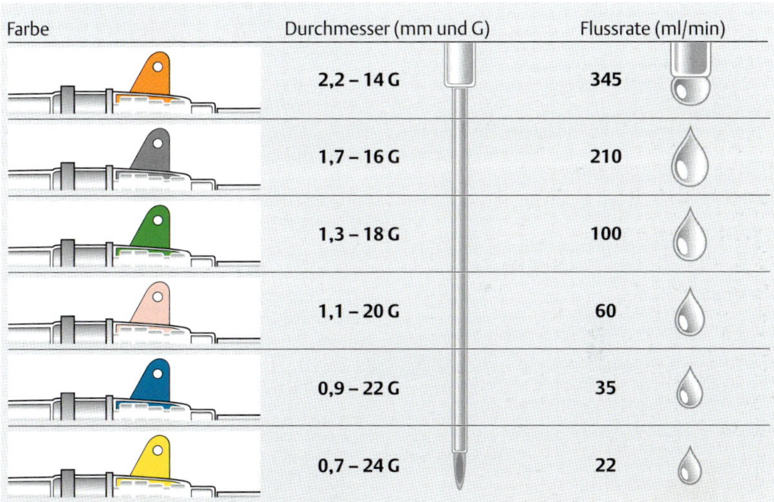

Abb. 1.3.17 Punktionsorte peripherer Venen

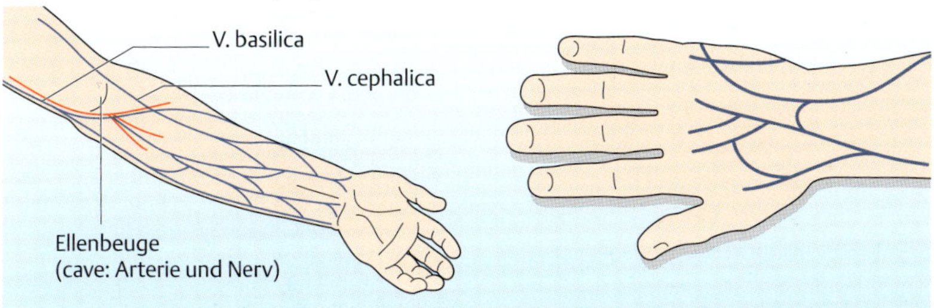

besonders bei schwierigen Punktionsverhältnissen mit derber Haut usw. – zunächst neben dem Gefäß eingebracht und danach intravasal platziert (Abb. 1.3.18).

- Nach Rückfluss von Blut wird die Kunststoffkanüle weitere 1–2 mm vorgebracht und danach unter simultanem Zurückziehen der Stahlkanüle möglichst bis zum Konus in das Gefäß eingeführt.
- Nach Öffnen der Stauung werden zur Kontrolle der intravasalen Kanülenlage etwa 10 ml VEL o. Ä. mit geringem Stempeldruck appliziert. Alternativ kann eine Infusion unter Herzniveau gesenkt und das Zurückfließen von Blut beobachtet werden.
- Bei paravasaler Lage bildet sich ein Flüssigkeitskissen an der Einstichstelle. Bei arterieller Punktion kommt pulsierendes Blut aus der Kanüle, die Infusion läuft schlecht oder gar nicht, und mitunter gibt der Patient Schmerzen distal der Punktionsstelle an.
- Sofern die Kanüle nicht über ein Zuspritzventil verfügt, wird mindestens ein Dreiwegehahn angebaut und eine langsam laufende VEL zum Offenhalten des Zugangs und Einschwemmen von Medikamenten angeschlossen.
- Aus einem Bluttropfen im Konus der Stahlkanüle kann die BZ-Konzentration bestimmt werden.

> In bedrohlicher Situation (CPR, Schock) ist die V. jugularis externa zu bevorzugen, da sie herznah liegt und hohe Flussraten erlaubt.

- Die Punktion erfolgt in Rücken- oder moderater Kopftieflage mit zur Gegenseite gedrehtem Patientenkopf.
- Bei sehr niedrigem CVP besteht die Gefahr einer Luftembolie.
- Darüber hinaus sind unbemerkte Dislokationen der Kanüle – etwa bei einer Kopfdrehung – mit nachfolgender paravasaler Infusion häufig.
- Über weite Kanülen (13 G oder 14 G) kann ggf. ein ZVK eingebracht werden.

Intraossärer Zugang

Der intraossäre Zugang ist im Kindesalter schon länger etabliert und findet auch bei Erwachsenen mit erschwerter Venenpunktion zunehmend Verwendung. Im höheren Alter kann der verstärkte Knochenmarkumbau die Resorption verzögern.

Endotracheale Zufuhr

Die endotracheale Applikation von Notfallmedikamenten im Rahmen der CPR wird für Erwachsene nicht mehr – für Kinder nur im Ausnahmefall – empfohlen.

Zentralvenöser Zugang

> Die Anlage eines ZVK (Abb. 1.3.19) ist präklinisch nur bei Fehlen sonstiger Zufuhrwege zu erwägen und dem Geübten vorbehalten.

Wegen des erhöhten zeitlichen und technischen Aufwands wie auch der ungünstigen Punktionsbedingungen ist der Nutzen in der präklinischen Medizin insgesamt fragwürdig.

Mehrlumige Katheter werden über einen Seldinger-Draht vorgebracht, was präklinisch hygienisch bedenklich ist. *Einlumige Katheter* werden ebenfalls über einen Draht oder – hygienisch vorteilhaft – aus einer sterilen Unterverpackung durch eine weitlumige Punktionskanüle eingeführt (Abb. 1.3.20). Ihr Nutzen ist jedoch durch die geringe Flussrate begrenzt. Geeignete Punktionsstellen sind V. basilica, V. cephalica oder V. jugularis externa:

- Beim wachen Patienten wird vor Punktion eine Infiltrationsanästhesie gesetzt.
- Nach Punktion der Vene wird der mit einem flexiblen Mandrin versehene, steril umhüllte Katheter vorsichtig unter Beobachtung des EKG und des Patienten vorgeschoben, bis die obere Hohlvene schätzungsweise erreicht ist. Bei Auftreten von Extrasystolen wird der ZVK etwas zurückgezogen.
- Danach werden die sterile Hülle und der innen liegende Mandrin entfernt.
- Die intravasale Lage wird durch mühelose Aspiration von Blut sowie Rückfluss in eine abgesenkte Infusion gesichert.
- Der Katheter wird mit Pflaster sicher fixiert und die Einstichstelle steril versorgt.

Abb. 1.3.18 Periphere Venenpunktion

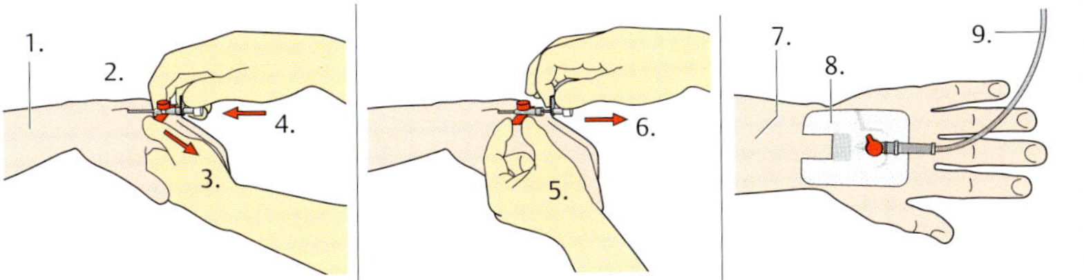

1. Stauen
2. Desinfizieren
3. Haut straffziehen
4. Punktieren
5. Vorschieben der Kunststoffkanüle
6. Entfernen des Mandrins
7. Stauung lösen
8. Wundverband und Fixation
9. Infusion

Abb. 1.3.19 Punktionsorte zentraler Venen

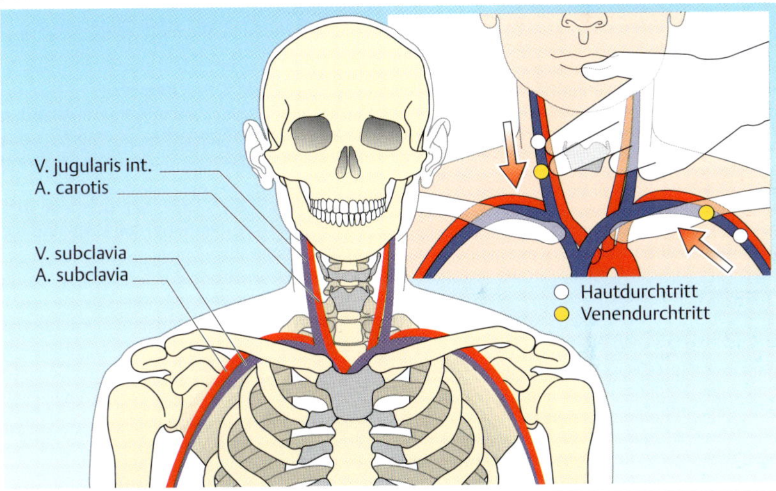

Abb. 1.3.20 ZVK-Set

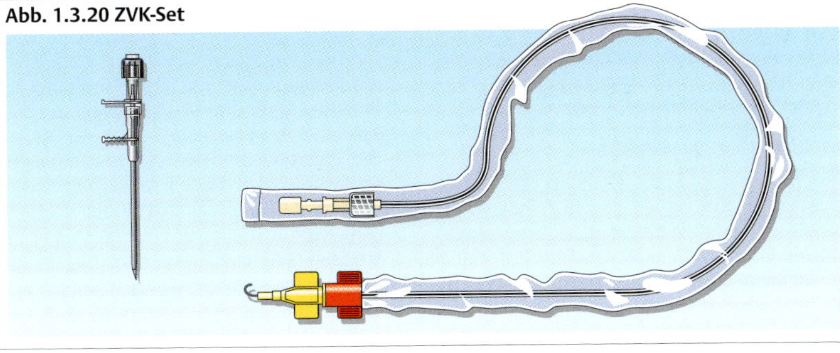

- Der ZVK wird mit einem Dreiwegehahn bestückt und eine langsam tropfende VEL o. Ä. angeschlossen.

> Ultima Ratio ist die Punktion der *V. subclavia*, deren Lumen auch bei Volumenmangel offen ist.

Typische Risiken sind der Pneumo- und Hämatothorax sowie die Luftembolie. Daran ist insbesondere zu denken, wenn es nach initialer Besserung zu einer deutlichen hämodynamischen oder respiratorischen Verschlechterung kommt.

- Bei Thoraxtrauma ist regelmäßig die verletzte (!) Seite zu punktieren.
- Zur Punktion wird der Patient möglichst in Schocklage gebracht.
- Die Haut wird am Übergang vom medialen zum lateralen Drittel der Klavikula – etwa 2–3 cm kaudal der Klavikula – durchstochen.
- Danach wird die Nadel unter dauernder Aspiration behutsam im flachen Winkel in Richtung Jugulum vorgeschoben.
- Bei Punktion der V. subclavia kann mühelos nichtpulsierendes Blut aspiriert werden.
- Nach Vorbringen des ZVK wird dieser sicher versorgt (s. o.).
- Die Punktion der Gegenseite nach Fehlpunktion ist kontraindiziert.

Die *V. femoralis* – medial der A. femoralis – kann auch unter laufender CPR punktiert werden.

Arterieller Zugang

Eine arterielle Kanülierung ist bei der präklinischen Versorgung nicht indiziert. Kommt es zur akzidentellen Fehlpunktion einer Arterie, soll die Kunststoffkanüle zum späteren Gebrauch im Krankenhaus in situ verbleiben. Dieser Zugang muss unmissverständlich als arteriell – und damit für Injektionen ungeeignet – gekennzeichnet und übergeben werden.

Besonderheiten bei Kindern

Allgemeines

Auch bei Säuglingen, Klein- und Schulkindern ist der periphere Venenzugang zu bevorzugen. Aufgrund der physiologischen Fettpolster und der oft schnell einsetzenden Zentralisation ist die Punktion gerade für Ungeübte erschwert oder unmöglich. Ein waches Kind wehrt einen Punktionsversuch ab – die Bemühungen, einen Zugang zu erzwingen, sind daher oft zeit- und nervenraubender als der zügige Transport ins Krankenhaus.

Rektale Applikation

Trotz verzögerter Resorption ist dieser Applikationsweg für Kinder mit erhaltenen Schutzreflexen sowie stabiler Kreislaufsituation und Atmung geeignet. Die Gabe eines Zäpfchens ist den meisten Kindern bekannt und kann auch durch ein Elternteil erfolgen. Die Wirklatenz von rektal gegebenem Diazepam oder Prednison beträgt allerdings 10–30 min.

Periphervenöser Zugang

> Meist können Venen an der Palmarseite des Handgelenks sowie im Knöchel- (Abb. 1.3.21), Fußrücken- und Kopfbereich punktiert werden.

- Die Punktion erfolgt nach den gleichen Regeln wie beim Erwachsenen.
- Um ein Ausweichen der Vene zu verhindern, muss die Haut über der Punktionsstelle straff gespannt werden.
- Die Fixierung des Zugangs erfolgt besonders gründlich (Abb. 1.3.22); ggf. durch zusätzliche Sicherung mit einer Mullbinde und kleinen Schiene.
- Beim bewusstlosen Kind bietet sich häufig die Punktion der V. jugularis externa an.
- Ultima Ratio ist die (einseitige) Punktion einer V. subclavia.

Intraossärer Zugang

> Gelingt die periphervenöse Punktion nach etwa drei Versuchen nicht, ist die Anlage einer intraossären Kanüle indiziert, deren Leistungsvermögen dem venösen Zugang gleichkommt (Abb. 1.3.23).

- Das Bein wird im Kniegelenk unterpolstert; zur Punktion fasst die freie Hand unter die Punktionsstelle, um ein Widerlager zu schaffen.
- Die Punktion mit einer Spezialkanüle (ersatzweise einer starken Metallkanüle) erfolgt an der Innenseite der Tibia am Übergang vom ersten zum zweiten Drittel mit Stichrichtung nach distal (cave Wachstumsfuge); alternativ oberhalb des Innenknöchels mit Stichrichtung nach proximal.
- Trokar und Kanüle werden unter Drehbewegungen in den Markraum vorgebracht. Bei

Abb. 1.3.21 Punktion beim Kind

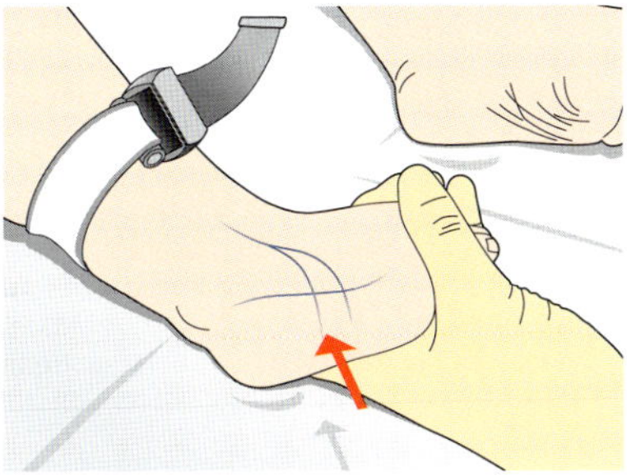

Abb. 1.3.22 Fixierung des Zugangs beim Kind

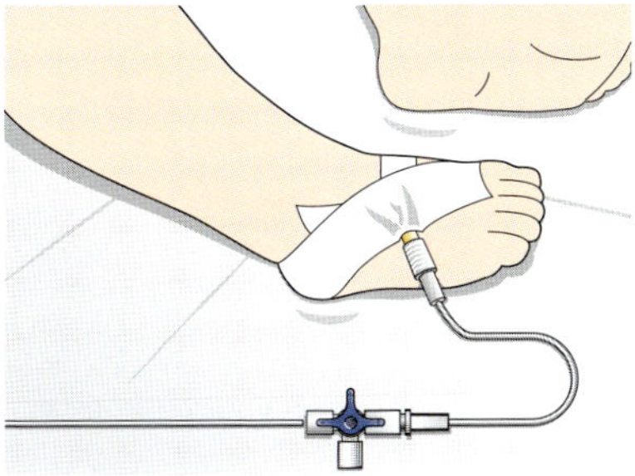

Abb. 1.3.23 Intraossärer Zugang

Punktionsorte
- Medialseite der Tibia im oberen Drittel
- Oberhalb des Innenknöchels
- Im Bereich des Humeruskopfs

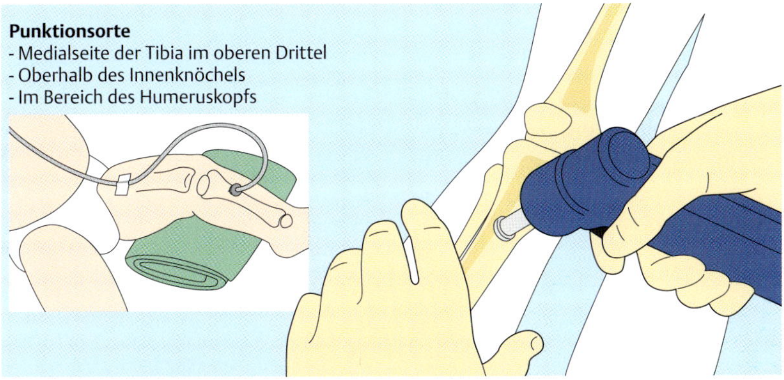

Abb. 1.3.24 Nabelvenen-Zugang

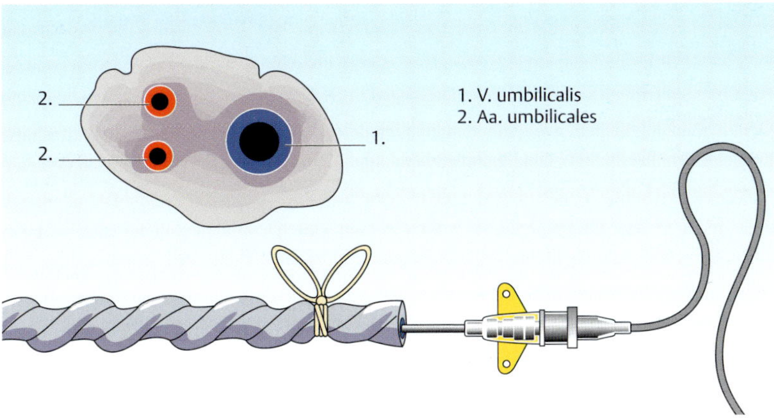

korrekter Lage kann blutiges Material aspiriert werden.
- Medikamente werden in der gleichen Dosierung wie i.v. gegeben. Bei Infusionen ist ggf. eine Druckmanschette usw. zu benutzen.

Zufuhr über die Nabelvene

In den ersten drei Lebenstagen können Medikamente und Volumen auch über die *Nabelvene* gegeben werden (Abb. 1.3.24). Hierzu wird eine 18 G- oder 20 G-Venenverweilkanüle in der Nabelvene platziert. Es muss sich mühelos Blut aspirieren lassen; zu weites Vorbringen der Kanüle kann zur lebernahen Injektion führen und ist zu vermeiden.

Atemwegssicherung und Beatmung

Leitsymptome und Ursachen einer Atemstörung

Eine Unterbrechung der zerebralen Sauerstoffzufuhr führt innerhalb weniger Minuten zu Bewusstlosigkeit, dauerhaftem neurologischem Defizit und Tod.

> Ziel aller Maßnahmen ist es, eine Hypoxie zu vermeiden – die Atemwegssicherung hat höchste Priorität.

Unabhängig von der Pathogenese gibt es *einheitliche Leitsymptome*, die ohne Hilfsmittel sofort zu erkennen sind:
- Zyanose (kann bei Anämie fehlen),
- Dyspnoe,
- eingeschränkte Atembewegung,
- eingeschränkter Atemluftstrom.

Das Gehirn reagiert auf Sauerstoffmangel mit Bewusstlosigkeit und folgendem Atemstillstand; später sind weite, lichtstarre Pupillen erkennbar. Gleichzeitig wird eine sympathoadrenerge Stressreaktion mit Hypertonie und Tachykardie ausgelöst. Bei fortbestehender Hypoxie kommt es – meist über eine Bradykardie – zum Kreislaufstillstand. In dieser Phase ist die Atemstörung als ursächlicher Auslöser nicht mehr erkennbar.

So einheitlich die Leitsymptome einer Atemstörung sind, so vielfältig sind ihre *Ursachen*:
- Störung der zentralen Atemsteuerung (z.B. SHT, Infektion, Vergiftung),
- Verlegung der Atemwege (z.B. Bolusaspiration, Schwellung, Tumor),
- Behinderung der Atemmechanik (z.B. Verletzung, Fibrose),
- Behinderung des Gasaustauschs (z.B. Lungenödem, Lungenarterienembolie),
- Störung des Sauerstofftransports (z.B. Gifte, Anämie),
- Lähmung der Atemmuskulatur (z.B. Gifte).

> Atemstörungen werden grundsätzlich durch Freimachen und Freihalten der Atemwege sowie Zufuhr von Sauerstoff und ggf. Beatmung behandelt.

Sauerstoffapplikation

> Die Zufuhr von Sauerstoff ist bei allen Notfallpatienten grundsätzlich – auch ohne manifesten Abfall der $psaO_2$ (sog. Sättigung) – indiziert.

Mobile Systeme zur Sauerstoffapplikation bestehen aus Druckflasche mit Manometer, Druckminderer und Flowmeter. Der Vorrat errechnet sich aus dem Produkt von Druck und Volumen. Bei einer 2-l-Flasche mit 200 bar Füllung stehen damit 400 l O_2 zur Verfügung – bei einem maximalen Flow von 15 l/min reicht dies für ca. 25 min.

Je nach Applikator und eingestelltem Flow ist eine FiO_2 bis 1,0 erreichbar (Tab. 1.3.1). Für hohe inspiratorische Sauerstoffkonzentrationen ist eine Gesichtsmaske mit Reservoir und Nicht-Rückatem-Ventil erforderlich. Nasensonden erlauben eine maximale FiO_2 von 0,4.

Freimachen der Atemwege

Bei bewusstlosen, auf dem Rücken liegenden Patienten kommt es durch den fehlenden Tonus der Zungengrundmuskulatur mit Zurückfallen der Zunge in den Oropharynx regelmäßig zu einer mechanischen Verlegung der oberen Atemwege. Frustrane Inspirationen führen dann durch „Ansaugen" der Zunge zu einem fest sitzenden Verschluss.

Eine mechanische Verlegung der oberen Atemwege wird häufig bereits durch den sog. *Esmarch-Handgriff* beseitigt (Abb. 1.3.25):
- Dazu wird der Kopf überstreckt, das Kinn angehoben und der Unterkiefer nach vorn geschoben.
- Gleichzeitig wird die Mundhöhle inspiziert.

Tab. 1.3.1 Applikation von Sauerstoff

Applikation	Flow (l/min)	FiO_2
Nasensonde	3–6	0,3–0,4
Einfache Maske	5–8	0,4–0,5
Maske mit Reservoir	6–10	0,5–0,8
Maske mit Reservoir und Nicht-Rückatem-Ventil	14	0,9–1,0
Demand-Ventil	nur tatsächlicher Verbrauch	0,9–1,0

Abb. 1.3.25 Esmarch-Handgriff

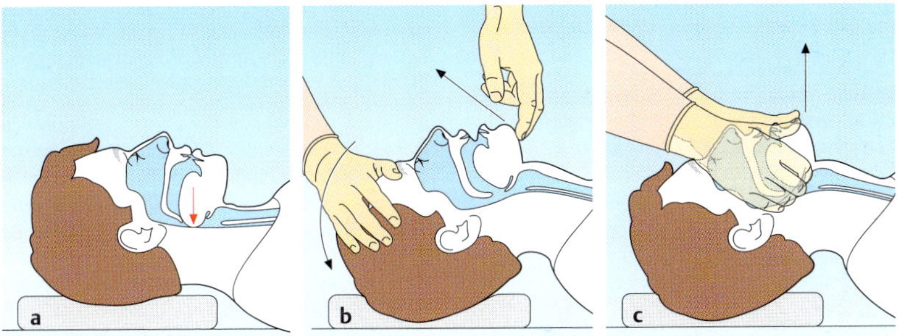

Verlegung der oberen Atemwege durch Zurückfallen des Zungengrundes (**a**). Freimachen durch den Esmarch-Handgriff: Überstrecken des Kopfes (**b**) und Anheben des Unterkiefers (**c**); gleichzeitig wird der Mund geöffnet und inspiziert

Abb. 1.3.26 C-Griff mit Beatmungsmaske

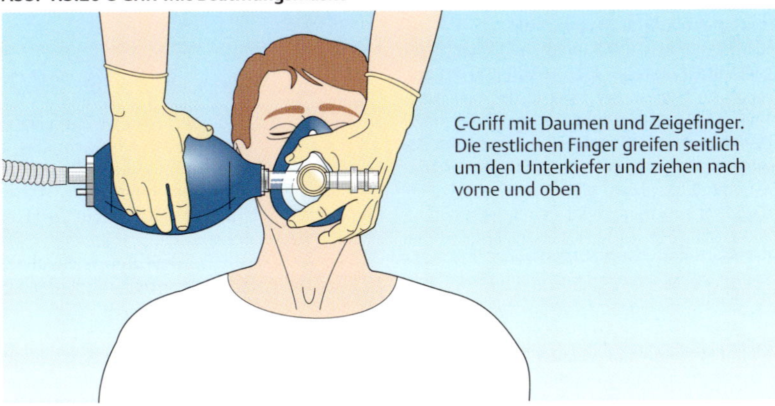

C-Griff mit Daumen und Zeigefinger. Die restlichen Finger greifen seitlich um den Unterkiefer und ziehen nach vorne und oben

- Bei intaktem Atemantrieb und freiem Atemweg setzt die Spontanatmung wieder ein.
- Zeigen sich bei der Inspektion Fremdkörper, Speisereste, Erbrochenes, Blut oder Schleim, wird der Kopf zur Seite gewendet, die Mundöffnung mit dem *Kreuzgriff* erweitert und die Mundhöhle mit einem großlumigen Katheter abgesaugt oder mit einer Kompresse ausgewischt.
- Tief bzw. fest sitzendes Material lässt sich mit einer Magill-Zange – ggf. unter Zuhilfenahme des Laryngoskops – entfernen.

Maskenbeatmung

Beatmungsbeutel und Maske ermöglichen schon vor der Sicherung des Atemwegs eine effektive kontrollierte oder assistierte Beatmung des Patienten. Die erfolgreiche Durchführung erfordert Übung.

Darüber hinaus werden *Beatmungsbeutel* auch zur kontrollierten Beatmung bei gesichertem Atemweg benutzt. Sie verfügen über ein genormtes Ansatzstück für Maske oder Endotrachealtubus, einen Sauerstoffanschluss und ein Nicht-Rückatem-Ventil. Häufig sind auch ein PEEP-Ventil, Sauerstoffreservoir oder ein Sauerstoff-Demand-Ventil vorhanden. Bei Benutzung eines Reservoirs oder Demand-Ventils lässt sich die FiO_2 bis auf 1,0 steigern.

Die *Masken* unterscheiden sich hauptsächlich in der Wulstkonstruktion. Standardmaske für Erwachsene ist die Größe 3. Für Säuglinge und Kleinkinder stehen spezielle Silikonmasken zur Verfügung, die sich bei richtig gewählter Größe dem Gesicht vollständig anpassen.

- Die Maske wird mit Daumen und Zeigefinger am Ansatz umfasst (sog. C-Griff) und mit den anderen Fingern der Unterkiefer nach vorn und oben gezogen (Abb. 1.3.26).
- Ein Wendl- oder Guedel-Tubus kann die Beatmung erleichtern (Abb. 1.3.27 und 1.3.28).
- Mit der freien Hand wird beatmet – bei suffizienter Beatmung hebt sich der Thorax.

Hohe Hubvolumina sind zu vermeiden. Mit dem Volumen steigt auch der Beatmungsdruck; der Ösophagusverschlussdruck wird überschritten, der Magen insuffliert und Regurgitation und Aspiration begünstigt.

Freihalten und Sicherung der Atemwege

Indikation

Stark bewusstseinsgetrübte und bewusstlose Patienten (GCS anhaltend < 9) sind wegen unzureichender Schutzreflexe aspirationsgefährdet und benötigen eine Sicherung des Atemwegs.

Die verschiedenen Verfahren unterscheiden sich in der Komplexität der Anwendung und im Aspirationsschutz.

Einfache Verfahren zum Freihalten der Atemwege

Diese Hilfsmittel dienen dazu, bei bewusstseinsgestörten Patienten mit noch ausreichender Spontanatmung die Atemwege offenzuhalten; darüber hinaus erleichtern sie die Maskenbeatmung. Eine Sicherung der Atemwege erfolgt nicht, und eine Aspiration wird nicht verhindert.

Besonders verbreitet sind der nasopharyngeal einzubringende flexible *Wendl-Tubus* sowie der oropharyngeal zu platzierende starre *Guedel-Tubus* (Abb. 1.3.27 und 1.3.28). Beide Tuben heben den Zungengrund von der Pharynxwand ab und ermöglichen – auch ohne überstreckten Kopf – die freie Luftpassage durch das Tubuslumen. Der Guedel-Tubus bietet zusätzlich einen Beißschutz. Oropharyngealtuben können Würgereflexe und Erbrechen auslösen. Nasopharyngealtuben werden besser toleriert und sind im Zweifel vorzuziehen.

Endotracheale Intubation

Grundlagen

Die endotracheale Intubation ist der „Goldstandard" der Atemwegssicherung.

Magenüberblähung und Aspiration werden verhindert; darüber hinaus kann eine tracheobronchiale Absaugung durchgeführt und ein PEEP angewendet werden.

Vor jeder Form der Atemwegssicherung sind die *Intubationsbedingungen* durch Inspektion von Hals, Mundhöhle und Rachen abzuschätzen – dies schützt vor bösen Überraschungen.

Abb. 1.3.27 Wendl-Tubus

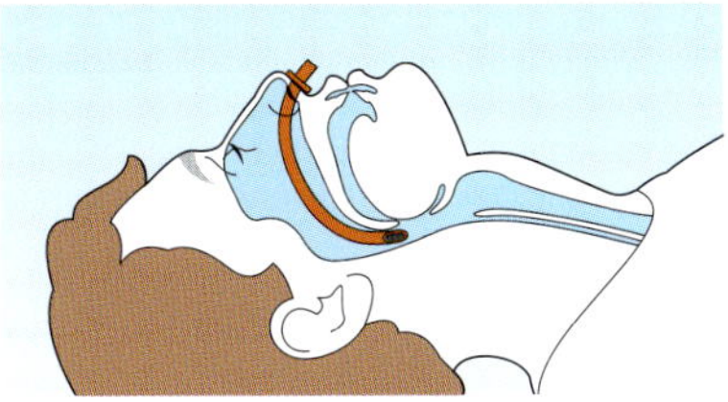

Wendl-Tubus in korrekter Lage im Oropharynx

Abb. 1.3.28 Guedel-Tubus

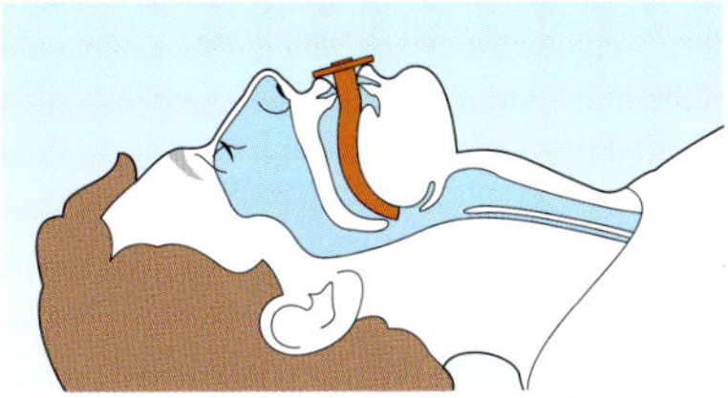

Guedel-Tubus in korrekter Lage zwischen Zungenbasis und Hypopharynx

Abb. 1.3.29 Intubationszubehör

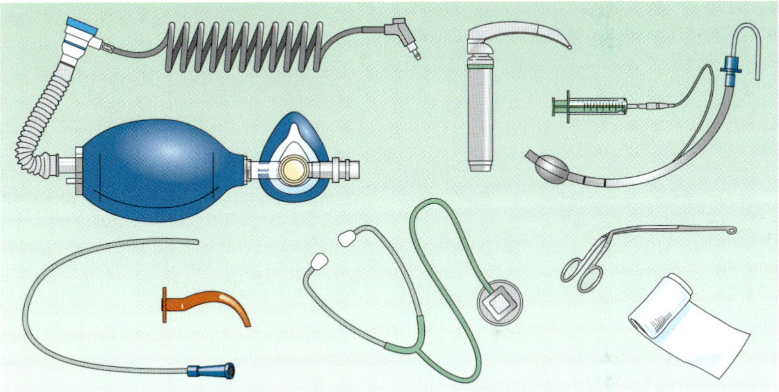

Abb. 1.3.30 Lagerung zur Intubation

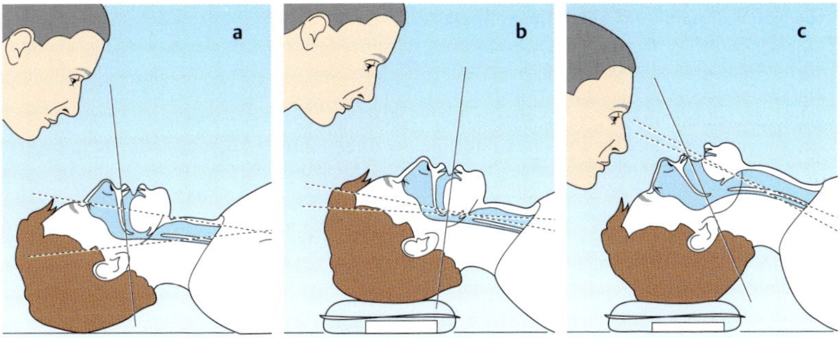

a–c Orale, pharyngeale und tracheale Achsen bei der Intubation **a**) Verhältnis der Achsen bei Lagerung ohne Kopferhöhung **b)** Teilweise Annäherung der Achsen bei Lagerung mit erhöhtem Kopf (Infusionsbeutel/Kissen) **c)** Weitere Annäherung durch Überstrecken des Kopfes in verbesserter Jackson-Position

Eine *schwierige Intubation* ist insbesondere zu erwarten bei:

- kurzem dickem Hals,
- Überbiss und fliehendem Kinn,
- eingeschränkter Mundöffnung (< 3 cm),
- Mittelgesichtsverletzungen,
- HWS-Verletzung mit Immobilisation,
- Tumoren in Mundhöhle und Pharynx.

> Bei diesen Patienten ist von starren Schemata abzuweichen – Ziel aller Bemühungen ist die ausreichende Oxygenierung.

Zwar soll jeder Notarzt im Umgang mit schwierigen Intubationssituationen geübt sein – im Zweifel aber gilt: Besser einen zwar aspirationsgefährdeten, noch ausreichend oxygenierten Patienten mit ungesichertem Atemweg transportieren, als einen Patienten nach Einleitung einer Narkose nicht beatmen zu können.

Praktisches Vorgehen

> Auch in bedrohlicher Situation ist Hektik zu vermeiden und für optimale Bedingungen (z. B. Verbringen des Patienten ins Fahrzeug) zu sorgen.

Für die endotracheale Intubation sind präklinisch grundsätzlich zwei Situationen zu unterscheiden:

- Bei tief bewusstlosen Patienten (GCS = 3) erfolgt eine sog. Notfallintubation ohne Medikamente.
- Bei Patienten mit GCS > 3 ist die Blitzeinleitung mit Gabe eines Induktionshypnotikums und ggf. eines Muskelrelaxans erforderlich, was grundsätzlich einen sicheren venösen Zugang voraussetzt. Synonyma für den Begriff „Blitzeinleitung" sind RSI (Rapid Sequence Induction), Ileus- und Crush-Einleitung (siehe vorderer Innendeckel).

> Während die Notfallintubation ohne weitere Vorbereitungen erfolgt, ist bei der Blitzeinleitung noch spontan atmender, nicht tief bewusstloser Patienten jede Gelegenheit zur *Präoxygenierung* – z. B. über eine Gesichtsmaske mit hohem Flow für mehrere Minuten – zu nutzen.

Eine Assistenzperson ist insbesondere für die Überprüfung und das Anreichen des Materials erforderlich. Grundsätzlich sind bereitzuhalten (Abb. 1.3.29):

- Beatmungsbeutel mit Maske und Sauerstoffversorgung,
- Absaugpumpe mit großlumigen Kathetern,
- Laryngoskop mit gebogenen Macintosh-Spateln Größe 3 und 4,
- Endotrachealtubus nach Magill, ID 7,5 mm, mit Führungsstab (ID 6,5 und 8,5 mm in Reserve),
- Magill-Zange,
- 10 ml-Spritze zur Cuff-Blockade,
- Guedel-Tubus als Beißschutz,
- Material zur Tubusfixierung,
- Stethoskop zur Lagekontrolle.

> Der Patient ist grundsätzlich mit *Pulsoxymetrie und EKG* zu überwachen.

- Der Patient wird in Rückenlage und der Kopf durch Lagerung auf einer 5–10 cm hohen Unterlage und Überstreckung in die verbesserte Jackson-Position gebracht (Abb. 1.3.30).
- Der Mund wird mit *Kreuzgriff* der rechten Hand geöffnet und der Laryngoskopspatel mit der linken Hand vom rechten Mundwinkel aus eingeführt (Abb. 1.3.31). Dabei wird die Zunge – dem Spatelprofil entsprechend – nach links verdrängt. Der Spatel wird bis in die Umschlagfalte zwischen Epiglottis und Zungengrund eingeführt.
- Durch Zug in Richtung der Längsachse des Griffes wird die Epiglottis angehoben und der Blick auf die Stimmritze frei.
- Zur Vermeidung von Zahnschäden ist jedes Hebeln zu unterlassen.

Häufigster Fehler ist das zu tiefe Einführen des Spatels mit Aufladen der Epiglottis, womit der Blick auf die Stimmritze erschwert bis unmöglich wird. Ein anderer häufiger Fehler ist das zu geringe Einführen des Spatels. Dann liegt die Spatelspitze nicht in der Umschlagfalte zwischen Epiglottis und Zungengrund; die Epiglottis hebt sich beim Zug am Laryngoskop nicht an und die Stimmritze wird nicht dargestellt.

> Bei schlecht einstellbarer Stimmbandebene gelingt es häufig, die Sicht durch Verschieben des Kehlkopfs nach dorsal, kranial und rechts (BURP-Manöver; „backward upward right position") zu verbessern.

- Der Tubus wird *unter Sicht* mit der rechten Hand durch die Stimmritze vorgeschoben.

Abb. 1.3.31 Intubationssequenz

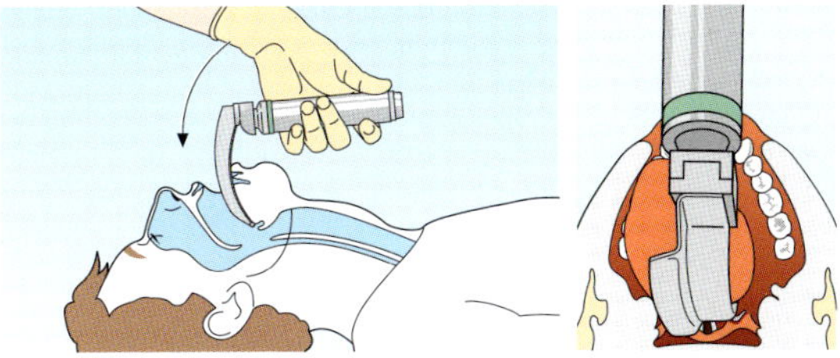

a) Einführen des Laryngoskopspatels mit der linken Hand vom rechten Mundwinkel aus entlang des Zungengrundes. Die Zunge wird dabei nach links verdrängt

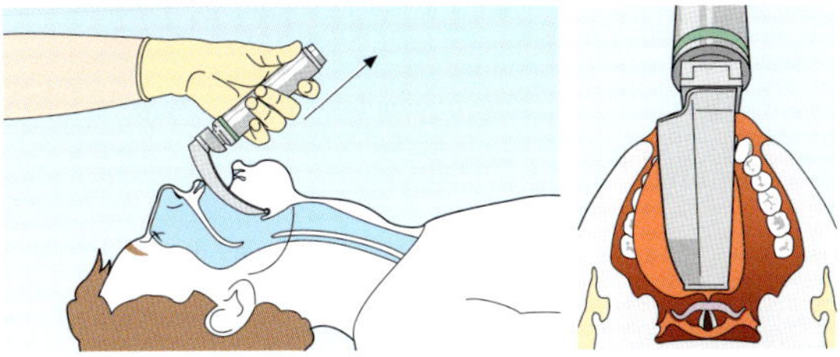

b) Bei Erreichen des Umschlagwinkels zwischen Epiglottis und Zungengrund wird vorsichtig ein gerader Zug in Richtung des Griffes ausgeübt

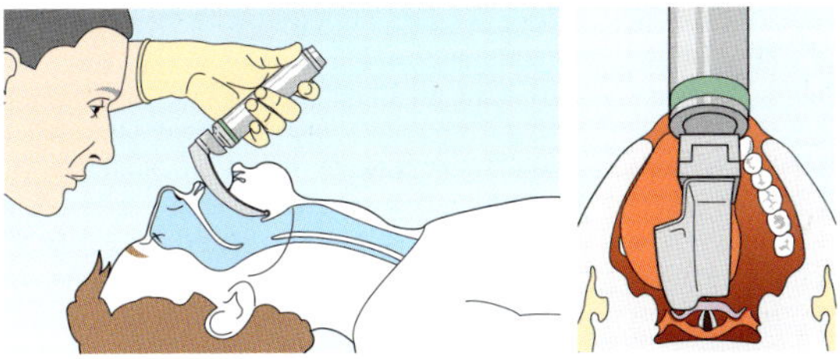

c) Sollte kein freier Blick auf die Stimmbandebene möglich sein, kann durch vorsichtiges Verschieben des Kehlkopfes nach dorsal, kranial und rechts (BURP) versucht werden, die Sicht zu verbessern

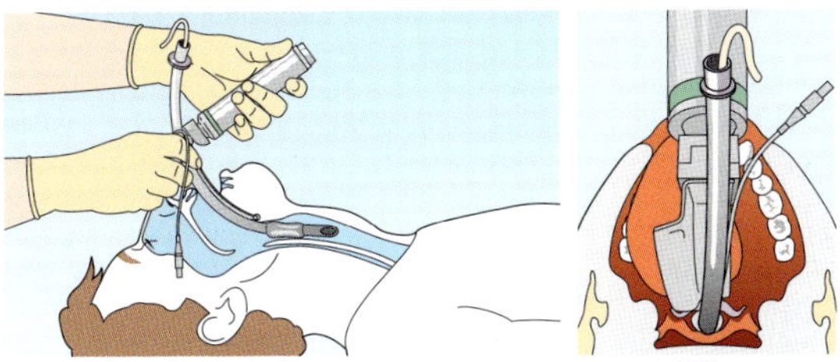

d) Einführen des Tubus unter Sicht, bis der Cuff die Stimmbandebene passiert hat

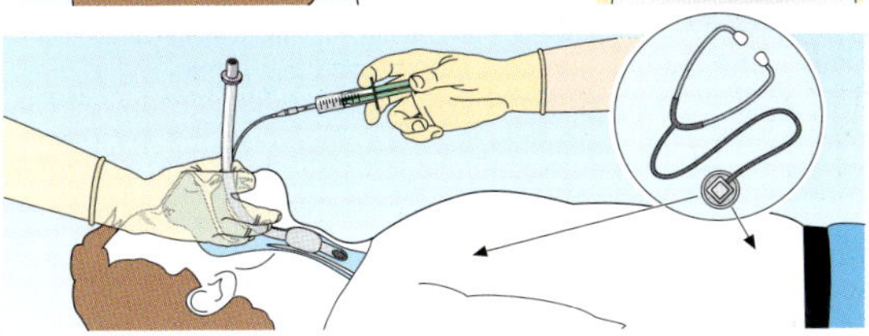

e) Blockung des Tubus und Auskultation (Epigastrium und Thoraxflanken beidseits)

Bei Erwachsenen ist die Stimmritze der engste Punkt; ist sie ohne Kraftaufwendung nicht passierbar, ist ein kleinerer Tubus zu wählen.

- Der Tubus wird vorgeschoben, bis der Cuff gerade hinter den Stimmbändern verschwindet.
- Anschließend wird der Cuff mit 8–10 ml Luft geblockt und die korrekte Lage sofort durch Beatmung und Auskultation über Epigastrium und Thoraxflanken geprüft.

Häufigster Fehler nach erfolgreicher Intubation ist das zu tiefe Vorschieben bis in den rechten Hauptbronchus (fehlendes oder leiseres Atemgeräusch links). Dann sind die vorsichtige Lagekorrektur mit entblocktem Tubus – ggf. unter Sicht – sowie die erneute Blockung und Auskultation notwendig.

> Die sicherste Methode zum Ausschluss der ösophagealen Fehlintubation ist die Kapnografie.

Nach Verifizierung der korrekten Tubuslage wird ein Guedel-Tubus als Beißschutz eingeführt und der Tubus *sicher fixiert*. Häufigste Komplikation bei liegendem Tubus ist die akzidentelle Extubation, gefolgt vom Abknicken des Tubus, der Verlegung des Lumens durch Sekret und einer Fehlfunktion des Beatmungsgeräts. Neben der technischen Überwachung sind daher die wachen Sinne aller Beteiligten erforderlich.

Intubationshilfe Airtraq

Die Intubationshilfe Airtraq ist ein anatomisch geformtes Einmal-Laryngoskop, das über eine geschützte Kaltlichtoptik mit Okular und Antibeschlagsystem sowie einen Führungskanal für den Endotrachealtubus verfügt (Abb. 1.3.32). Das System erlaubt die direkte und vergrößerte Sicht auf die Stimmbandebene ohne Reklination des Kopfes sowie die Verwendung beliebiger Tuben. Das Gerät ist in verschiedenen Größen verfügbar und auch für Säuglinge und Kinder einsetzbar.

Alternative Atemwegssicherung

Allgemeines

Die Intubation soll innerhalb von 30–45 s abgeschlossen sein.

> Gelingt dies nicht oder liegt eine Fehlintubation vor, soll der Patient vor einem neuen Intubationsversuch mindestens 2 min durch Maskenbeatmung oxygeniert werden.

Ist keine suffiziente Maskenbeatmung möglich und auch ein erneuter Intubationsversuch erfolglos, ist unverzüglich eine alternative Methode der Atemwegssicherung anzuwenden. Letztlich bilden diese eine – übungsbedürftige – Alternative zur Koniotomie.

Larynxtubus

Der Larynxtubus (LT) ist in verschiedenen Varianten und für alle Altersklassen erhältlich. Der distal verschlossene einlumige Tubus ist mit seitlichen Öffnungen versehen, die nach Füllung von zwei großlumigen Niederdruck-Cuffs mit Bildung einer Kammer eine supraglottische Beatmung erlauben. Dabei dient der proximale Cuff der Positionierung, Fixierung und Abdichtung des Oropharynx, während der distale Cuff den Ösophagus verschließt und die Belüftung des Magens verhindert. Beide Cuffs werden über eine gemeinsame Leitung geblockt. Die LTS-II-Variante (S für Suction) verfügt über einen Drainagekanal zum Entweichen oder Absaugen von Mageninhalt (Abb. 1.3.33).

- Der Tubus wird wie ein Bleistift mit Daumen und Zeigefinger gefasst und entlang des harten Gaumens blind eingeführt, bis die Markierung auf Höhe der Schneidezähne liegt.
- Danach werden beide Cuffs über die gemeinsame Zuleitung mit einem Druck von etwa 60 cm H_2O geblockt (Druckmessung empfohlen).
- Beim Blocken wird der Tubus nicht festgehalten, damit er sich der Kontur des Oropharynx anpassen und positionieren kann.
- Nach (auskultatorischer) Lagekontrolle wird ein Beißschutz eingesetzt und der Tubus sicher fixiert.

Abb. 1.3.32 Intubationshilfe Airtraq

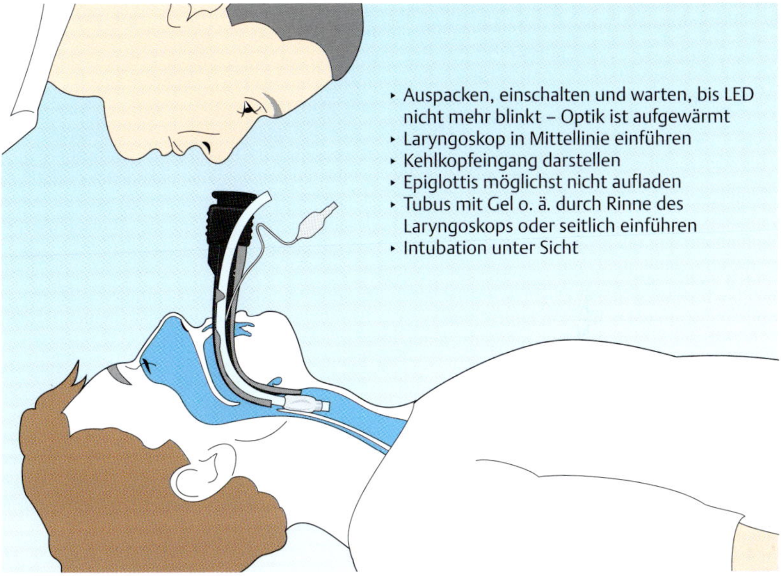

Abb. 1.3.33 Larynxtubus

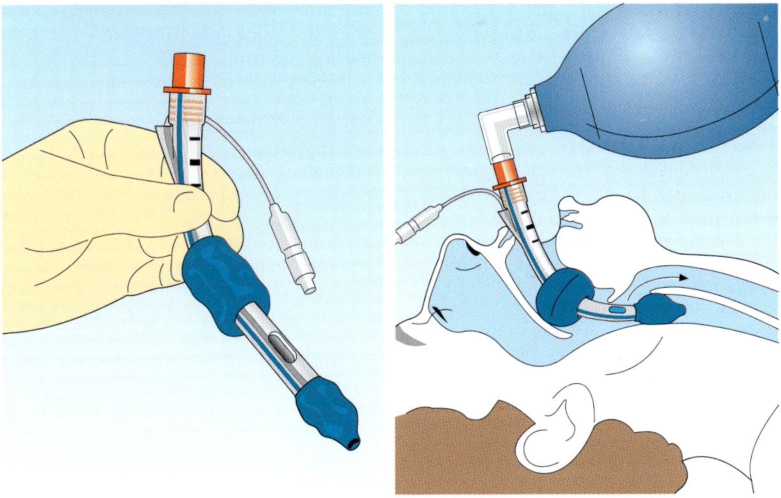

Der Tubus wird wie ein Bleistift mit Daumen und Zeigefinger gefasst und entlang des harten Gaumens blind eingeführt, bis die Markierung auf Höhe der Schneidezähne liegt

> Der Larynxtubus wird in der Notfallmedizin zunehmend zur primären Atemwegssicherung verwendet, weil er vom weniger Geübten relativ problemlos und mit hoher Erfolgschance anzuwenden ist. Dem steht der – im Vergleich zur endotrachealen Intubation – geringere Aspirationsschutz gegenüber. Die Folgen einer Aspiration werden jedoch häufig überschätzt, während die Folgen einer verlängerten Hypoxie vielfach unterschätzt werden.

Larynxmaske

Bei der Larynxmaske handelt es sich um einen Tubus mit großem maskenförmigem Cuff, der nach Luftinsufflation den Hypopharynx gegen den Larynxeingang abdichtet.

- Die Larynxmaske wird wie ein Bleistift mit Zeigefinger und Daumen gefasst und entlang des harten Gaumens blind eingeführt, bis ein federnder Widerstand spürbar wird (Abb. 1.3.34).
- Anschließend wird der Cuff behutsam geblockt.
- Die Larynxmaske wird beim Blocken nicht festgehalten. Dies ermöglicht die Anpassung an die Pharynxkontur und ist an einem Hochrutschen um ca. 1–2 cm zu erkennen.
- Die Fixierung erfolgt mit einer Mullbinde.

Larynxmasken sind von verschiedenen Anbietern in verschiedenen Varianten verfügbar. Für den präklinischen Einsatz zur alternativen Atemwegssicherung sind Varianten mit einem zusätzlichen Drainagekanal zur Magensekretausleitung und Absaugung vorteilhaft. Larynxmasken sind in den Größen 1–5 vom Neugeborenen bis zum Erwachsenen verfügbar. Standardgröße für einen Erwachsenen ist die Größe 4 (70–90 kg KG).

Koniotomie

> Wenn mit den bisher vorgestellten Methoden keine ausreichende Oxygenierung des Patienten zu erreichen ist, muss als Ultima Ratio eine Koniotomie erfolgen.

- Als Instrumentarium sind ein Skalpell, ein Nasenspekulum bzw. eine Kocher-Klemme, ein dünner Endotrachealtubus (z. B. 5 mm ID) sowie einige Kompressen erforderlich (Abb. 1.3.35).
- Der Kopf wird überstreckt gelagert und die Haut unterhalb des Schildknorpels (parallel zum Gefäßverlauf) nach Desinfektion längs durchtrennt (Abb. 1.3.36).
- Die Inzision wird quer gespreizt und das darunter liegende Lig. cricothyroideum (Lig. conicum) ca. 1 cm quer durchtrennt.
- Der Zugang zur Trachea wird vorsichtig mit dem nach distal gerichteten Spekulum bzw. der Klemme gespreizt, der Tubus eingeführt und geblockt.

Es sind verschiedenste kommerzielle Sets erhältlich, wobei der Anwender jedoch mit dem konkret vorhandenen Set vertraut sein muss.

Maschinelle Beatmung

Anwendung von PEEP

Die PEEP-Beatmung ist durch Aufrechterhaltung eines Überdrucks während der gesamten Exspiration gekennzeichnet. Damit werden atelektatische Lungenbezirke geöffnet und für den Gasaustausch verfügbar gemacht.

PEEP-Ventile lassen sich meist stufenlos von 0–10 mmHg regulieren. Hohe PEEP-Werte vermindern den venösen Rückstrom zum Herzen, was insbesondere bei Patienten im Schock sowie mit intrakranieller Druckerhöhung zu vermeiden ist. Grundsätzlich kann ein PEEP von 5 mmHg jedoch als sicher gelten.

Notfallbeatmungsgeräte

Notfallbeatmungsgeräte sind zur besseren mobilen Anwendbarkeit meist zusammen mit einem Sauerstoffzylinder und einer Absaugvorrichtung auf einer Trageplatte montiert. Einfache Geräte werden durch Gasdruck gesteuert, kommen ohne elektronische Bauteile aus und ermöglichen eine intermittierende positive Druckbeatmung (IPPV; Intermittent Positive Pressure Ventilation). Wesentlicher Nachteil sind die fehlenden Alarmfunktionen z. B. bei Diskonnektion, abgeknicktem Tubus oder erschöpftem Gasvorrat. Neuere Geräte bieten neben Überwachungsalarmen sowie assistierten und druckkontrollierten Beatmungsmustern auch eine freie Wählbarkeit der Sauerstoffkonzentration und der Atemzeitverhältnisse. Wegen der elektronischen Bauteile wird die netzunabhängige Betriebsdauer vom Ladezustand des Akkus begrenzt.

Abb. 1.3.34 Anlage der Larynxmaske

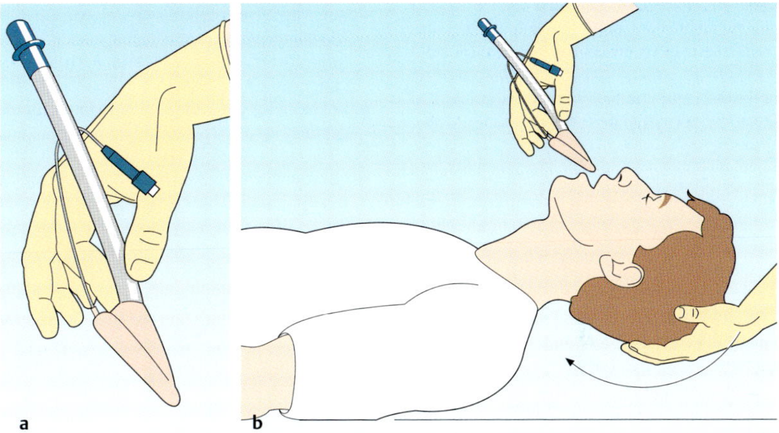

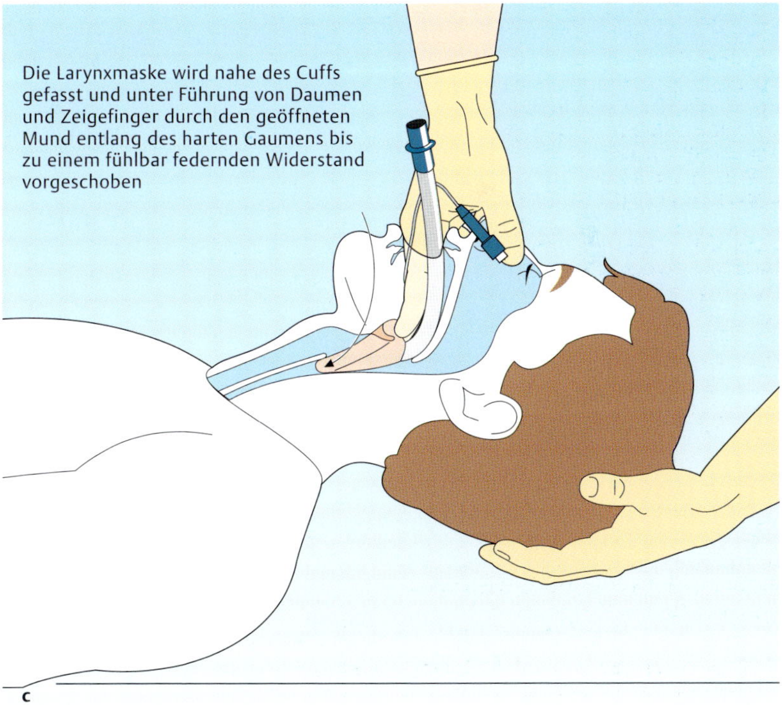

Notfallpatienten sind initial grundsätzlich mit einer FiO_2 von 1,0 zu beatmen. Eine Erhöhung der FiO_2 von 0,21 auf 1,0 – mit Anstieg des physikalisch gelösten O_2 von 0,3 auf 2,3 ml/dl – entspricht einem Anstieg der Hb-Konzentration um 1,5 g/dl, was beim normalgewichtigen Erwachsenen der Gabe von etwa 2 EK gleichkommt.

- Zur Beatmung werden Atemminutenvolumen (AMV) und Atemfrequenz (AF) eingestellt.
- Das AMV beträgt etwa 100 ml/kg KG/min und wird auf 12–15 Atemhübe verteilt. Bei einem Erwachsenen von 75 kg KG entspricht dies z. B. einem TV von 500 ml und einer Atemfrequenz von 15/min – das Atemhub- oder Tidalvolumen (TV) multipliziert mit der AF ergibt das AMV.
- Zur Normoventilation wird ein $petCO_2$ von 35–40 mmHg angestrebt, der jedoch nur bei ungestörter Ventilation und Perfusion der Lunge valide ist.
- Regelmäßig wird ein PEEP von 5 mmHg eingestellt.

Für Kinder gelten folgende Anhaltswerte:
- Die AF beträgt für Früh- und Neugeborene 30/min, für Säuglinge und Kleinkinder etwa 20/min und für Schulkinder etwa 15/min.
- Das TV beträgt altersunabhängig 7–10 ml/kg KG.

Abb. 1.3.35 Zubehör zur Koniotomie

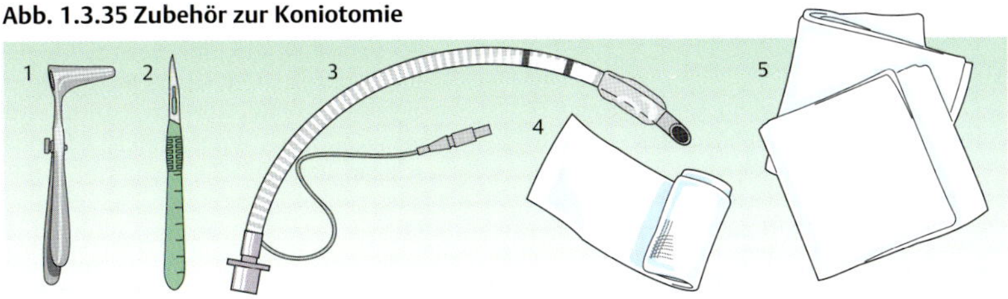

1 Spekulum oder Klemme
2 Skalpell
3 Endotrachealtubus 5mm ID
4 Mullbinde (zur Fixation)
5 sterile Kompressen

Abb. 1.3.36 Koniotomie

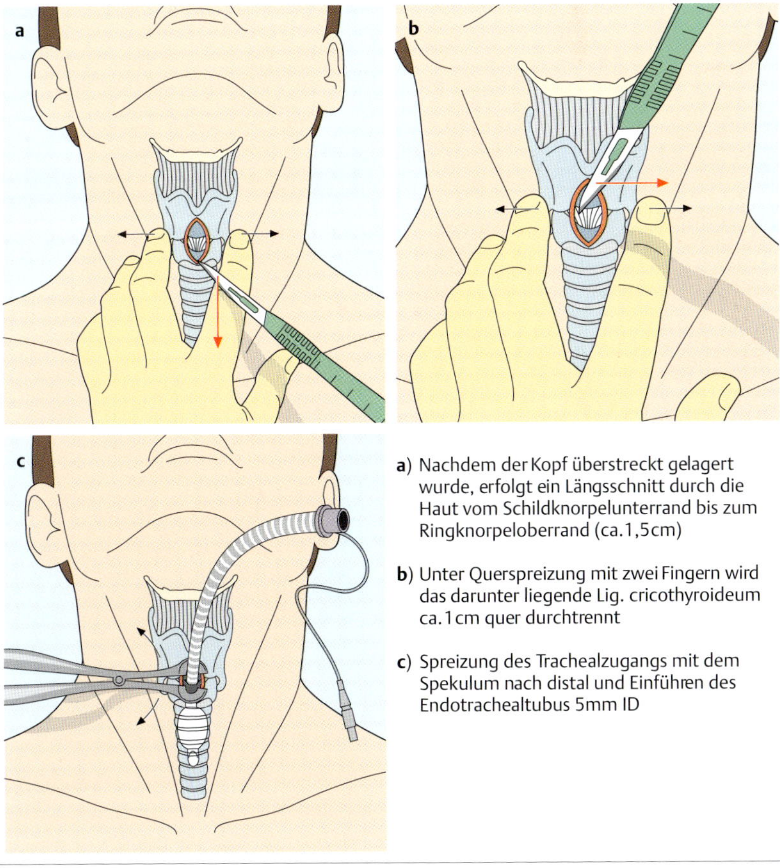

a) Nachdem der Kopf überstreckt gelagert wurde, erfolgt ein Längsschnitt durch die Haut vom Schildknorpelunterrand bis zum Ringknorpeloberrand (ca. 1,5 cm)

b) Unter Querspreizung mit zwei Fingern wird das darunter liegende Lig. cricothyroideum ca. 1 cm quer durchtrennt

c) Spreizung des Trachealzugangs mit dem Spekulum nach distal und Einführen des Endotrachealtubus 5mm ID

1.4 Kardiopulmonale Reanimation – CPR

Grundlagen

Die Vitalfunktionen *Atmung und Kreislauf* sichern die Sauerstoff- und Energieversorgung des Organismus – hier vor allem die des ZNS – und den Abtransport der Stoffwechselendprodukte. Ein Kreislaufstillstand führt nach einigen Sekunden – jedoch keineswegs sofort – zur Bewusstlosigkeit und nach 3–5 min zu irreversiblen Hirnschäden und zum Tod. Die Wahrscheinlichkeit einer erfolgreichen Wiederbelebung hängt von vielen Faktoren ab und ist nicht exakt vorhersagbar – so kann trotz Bewusstlosigkeit eine zerebrale Minimalperfusion bei ausgeprägter Tachy- oder Bradykardie vorliegen.

> Grundsätzlich besteht imperativer Handlungszwang – durch standardisiertes Vorgehen nach Leitlinien wird insbesondere ein initialer Zeitverlust vermieden.

Beim Erwachsenen ist ein Kreislaufstillstand meist kardial bedingt (z. B. Myokardinfarkt); daneben kommen respiratorische (Verlegung der Atemwege, Sauerstoffmangel der Atemluft) sowie zirkulatorische Ursachen (Schockformen) in Betracht.

Basismaßnahmen – BLS

> Basismaßnahmen der Reanimation sind die Prüfung der Vitalfunktionen (Bewusstsein, Atmung und Kreislauf), die Beatmung und die Thoraxkompression.

- *Bewusstsein* prüfen: Vorsichtiges Schulterschütteln und laute Ansprache. *Hilfe* alarmieren (weitere Helfer, AED, Notruf 112).
- *Atmung* prüfen: Kopf vorsichtig überstrecken, Kinn hochziehen, bis 10 s *Sehen – Hören – Fühlen* (Abb. 1.4.1).
  - Bei insuffizienter, nicht normaler Atmung (auch Schnappatmung) ist unverzüglich mit 30 Thoraxkompressionen zu beginnen. Im Einzelfall (z. B. bei Asphyxie und Zyanose) kann es geboten sein, mit 2 Beatmungen zu beginnen.
  - Nur bei entsprechendem Hinweis (z. B. massives Erbrechen) werden Mundhöhle und Pharynx inspiziert und ausgeräumt bzw. abgesaugt.
  - Bei Bolusaspiration mit Bewusstlosigkeit sofort mit der CPR beginnen, bei Bolusaspiration ohne Bewusstlosigkeit wird versucht, den Bolus durch 5 Rückenschläge und ggf. 5 × Heimlich-Manöver (energischer Druck mit der geballten Faust auf das Epigastrium) zu mobilisieren.
- Kreislauf prüfen: Geübte können den Karotispuls bis maximal 10 s tasten; bei Pulslosigkeit einer Seite nach ca. 5 s alternierend auch kontralateral.

> Zur *Thoraxkompression* (TK) wird mit gestreckten Armen und übereinander gelegten Händen mit dem unteren Handballen ein sagittaler Druck auf die Mitte des Thorax' des Patienten ausgeübt, der auf einer harten Unterlage liegen muss. Die Drucktiefe soll 5–6 cm und die Frequenz 100–120/min betragen (Abb. 1.4.2). Es ist größter Wert auf eine möglichst ununterbrochene TK in exakter Technik zu legen.

Die *Beatmung* (B) erfolgt mit Beatmungsbeutel mit Sauerstoffreservoir, ersatzweise als Atemspende (bevorzugt Mund-zu-Mund) (Abb. 1.4.3). Die AF soll 10/min (bei gesichertem Atemweg) oder zwei Atemhübe in 5 s betragen, die Insufflationsdauer 1 s und das TV 6–7 ml/kg KG (500–600 ml). Der Thorax muss sich deutlich heben; ggf. ist die Mundhöhle zu inspizieren und auszuräumen oder abzusaugen.

- Die *Relation* von TK und Beatmung beträgt bis zur Sicherung des Atemswegs 30 : 2, danach erfolgen beide Maßnahmen kontinuierlich.
- So früh wie möglich ist ein AED einzusetzen.
- Bei Schwangeren im 3. Trimenon wird das Becken rechtsseitig leicht durch ein Kissen o. Ä. um ca. 15 ° angehoben oder der Uterus manuell vorsichtig nach links verlagert, um eine Kompression der V. cava inferior zu vermeiden.
- Bei der ersten TK ist ein Probedruck sinnvoll, um der individuellen Konstitution des Patienten Rechnung zu tragen.
- Situationsabhängig können die kardiale Vorlast und der zerebrale Perfusionsdruck durch Anheben der Beine erhöht werden, ohne dass dies den Ablauf verzögern darf.

Abb. 1.4.1 „Sehen – Hören – Fühlen“

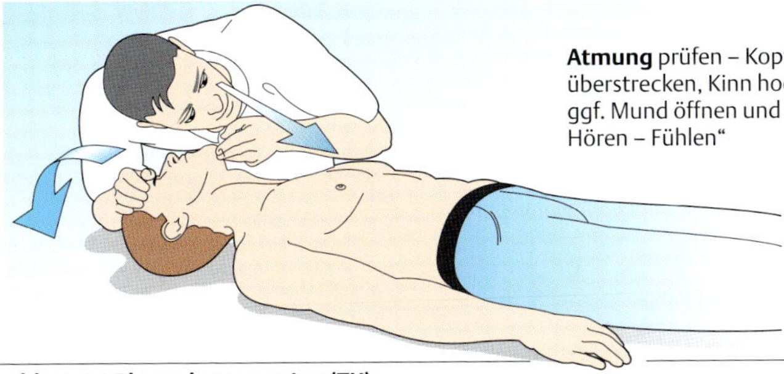

Abb. 1.4.2 Thoraxkompression (TK)

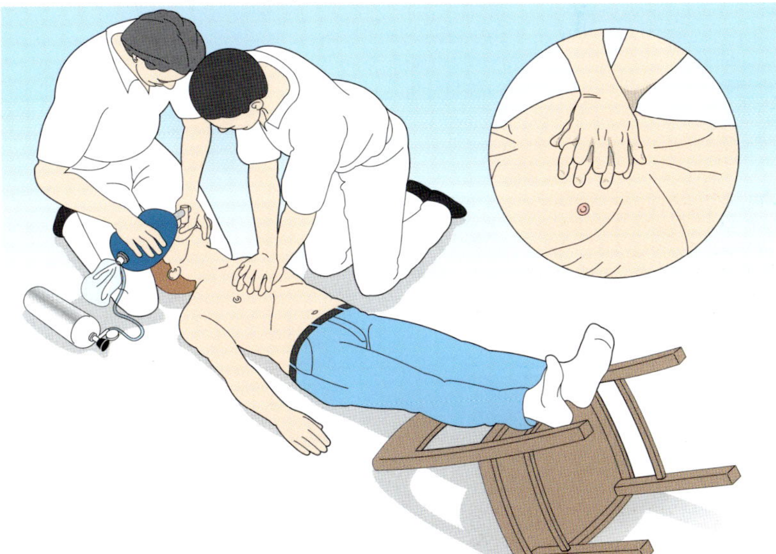

Abb. 1.4.3 Atemspende Mund-zu-Mund

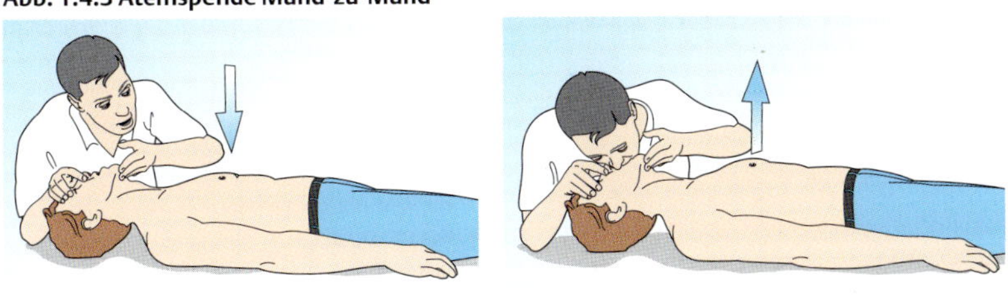

- *Bewusstlose Patienten* mit suffizienter Eigenatmung können bis zur Sicherung des Atemwegs in stabile Seitenlage gebracht werden.

Erweiterte Maßnahmen – ALS

Grundlagen

ALS-Maßnahmen erfordern eine spezielle Ausbildung und Technik:

- Zur Differenzierung des Kreislaufstillstands muss vorrangig die EKG-Ableitung (über Defibrillator-Klebeelektroden) und ggf. die Defibrillation (DF) erfolgen.
- Atemwegssicherung und Beatmung mit FiO_2 1,0.
- Gefäßzugang zur differenzierten medikamentösen Therapie.
- Beseitigung reversibler Ursachen: Hypoxie, Hypovolämie, Hyper- bzw. Hypokaliämie, ausgeprägte Hypothermie, Perikardtamponade, Spannungspneumothorax, Vergiftungen, Lungenarterienembolie.

Defibrillierbare Rhythmen – mit DF-Indikation

- *Kammerflimmern* (KF): unkoordinierte myokardiale Fibrillation ohne Auswurfleistung; im EKG unregelmäßige ungeordnete Erregungen hoher Frequenz (Abb. 1.4.4).
- *Pulslose ventrikuläre Tachykardie* (PVT): Sonderform des KF mit regelmäßiger, schneller Folge deformierter Kammerkomplexe ohne klinisch fassbare Auswurfleistung.

Nicht defibrillierbare Rhythmen – ohne DF-Indikation

- *Asystolie* (ASY): fehlende Kammerkomplexe; evtl. elektrische Vorhofaktivität (einzelne P-Wellen).
- *Pulslose elektrische Aktivität* (PEA): elektrische Aktion ohne Auswurfleistung (früher: elektromechanische Entkoppelung oder Dissoziation; EME/EMD).

> KF und PVT haben eine bessere Prognose als Asystolie oder PEA.

Defibrillation – DF

> Als DF wird die simultane Depolarisation einer kritischen Myokardmasse durch eine ausreichende Strommenge zur Wiederherstellung einer geordneten elektrischen Erregung mit effektiver Kontraktion bezeichnet.

Wichtige Faktoren sind:

- ausreichende Oxygenierung des Myokards,
- korrekte Elektrodenposition und enger Hautkontakt,
- Energiemenge (Joule) und Stromkurvenverlauf.

Bei *biphasischer DF* verläuft der Strom für einen definierten Zeitraum zunächst in positiver und dann in negativer Richtung, während er bei der zunehmend verlassenen *monophasischen DF* mit höherer Spitzenenergie sinusförmig oder exponentiell usw. in eine Richtung gegen Null verläuft.

- Beim unbeobachteten (längeren) Kreislaufstillstand wird unverzüglich mit BLS begonnen, um damit u. a. das Myokard zu oxygenieren. Bei beobachtetem Kollaps mit defibrillierbarem Rhythmus kann dagegen ein präkordialer Faustschlag sowie im Einzelfall – z. B. bei einem an einen Defibrillator angeschlossenen Patienten – die sofortige DF (bis 3 ×) ohne vorangehende Basismaßnahmen erfolgen.
- Medikamentenpflaster werden entfernt und möglichst Klebeelektroden aufgebracht (alternativ Handelektroden leicht anfeuchten und fest aufdrücken).
- Die normale *Elektrodenposition* (Abb. 1.4.4) ist rechts parasternal unterhalb der Klavikula und links lateral der Herzspitze (sternal-apikal). Bei Patienten mit Herzschrittmacher usw. sind mindestens 8 cm Abstand zum Aggregat einzuhalten; daher ggf. eine alternative Position wählen: biaxillär oder apikal-dorsal (rechts infraskapulär) oder prä- und postkardial (links infraskapulär).
- Die *Energiemenge* beträgt bei biphasischer DF (geräteabhängig) für die 1. DF 150–200 J, für alle weiteren 150–360 J; bei monophasischer DF stets 360 J.
- Es wird nur einmal defibrilliert und ohne Puls- oder EKG-Kontrolle sofort weiter mit TK-B behandelt.
- Wegen des geringeren Thoraxvolumens erfolgt die DF in Exspiration. Wegen der Entzündungsgefahr in sauerstoffangereicherter Atmosphäre darf ein Respirator usw. nicht diskonnektiert werden.
- Bei einer KKT < 30 °C wird maximal 3 × defibrilliert.

Abb. 1.4.4 EKG-Ableitung und Defibrillation

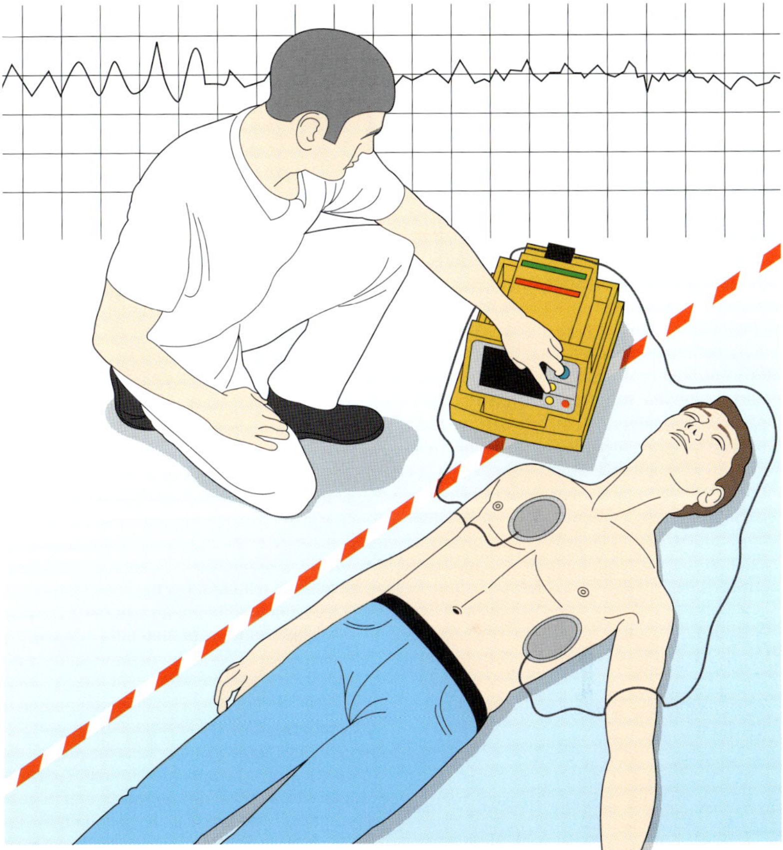

Ggf. Handelektroden mit Gelkissen benutzen oder Elektroden mit Gel befeuchten, rechts parasternal unterhalb der Klavikula und links lateral der Herzspitze aufsetzen und fest andrücken

Biphasische Energiemenge:	1. DF 150 – 200 J; danach 150 – 360 J
Monophasische Energiemenge:	Stets 360 J
Bei Kindern (bi- und monophasisch):	4 J/kg KG

Die TK darf maximal 5 s unterbrochen werden – daher keine Pause beim Aufladen des Defibrillators. Beim *Auslösen* (Ansage: „Achtung – Schock") darf kein Helfer den Patienten oder elektrisch leitfähige Teile – einschließlich Beatmungsbeutel – berühren.

Atemwegssicherung

Die initiale Atemwegssicherung erfolgt in Abhängigkeit von der Qualifikation des Helfers durch einen Endotrachealtubus oder einen Larynxtubus.

- Die orotracheale Intubation erlaubt die optimale Oxygenierung des Patienten unter sicherem Aspirationsschutz und das Absaugen von Trachea und Hauptbronchien. Die Intubation soll unter laufender TK erfolgen. Zum Vorbringen des Tubus durch die Stimmritze darf die TK bis 10 s unterbrochen werden. Standard ist ein Magill-Tubus von 7,5 mm ID mit Führungsstab.
- Der Larynxtubus ist der Maskenbeatmung bezüglich Oxygenierung und Aspirationsschutz überlegen, erreicht aber nicht die Qualität der Atemwegssicherung durch den Endotrachealtubus.
- Lagekontrolle und Fixierung sowie die Überwachung der Beatmung und des CPR-Erfolgs durch Kapnografie (cave Hyperventilation) sind obligat.
- Larynxmaske und Koniotomie sind Ersatzverfahren.

Gefäßzugänge

Die *intravenöse Injektion* ist für Erwachsene und Kinder der Zufuhrweg der ersten Wahl.

Wegen der relativen Herznähe wird bevorzugt eine V. jugularis externa punktiert, sonst eine Vene im Ellenbeugen- oder Unterarmbereich. Eine zentrale Venenpunktion ist grundsätzlich nicht indiziert, ein liegender ZVK dagegen zu nutzen. Alle Medikamente werden entweder mit einem 20-ml-Bolus 0,9 % NaCl oder durch eine laufende Infusion eingespült.

Der *intraossäre Zugang* ist für Erwachsene (Tibia, Humeruskopf) und Kinder (Tibia; spätestens nach 1 min vergeblicher Venenpunktion) der Zufuhrweg der zweiten Wahl. Die Medikamentendosierungen entsprechen der i. v. Injektion.

Medikamentöse Therapie

Adrenalin

Adrenalin (Suprarenin) ist das dominierende CPR-Medikament; es wirkt stark β- (positiv inotrop, chronotrop, dromotrop und bathmotrop) und α-mimetisch und erhöht so den koronaren und zerebralen Perfusionsdruck.

- Indikationen sind Asystolie und PEA nach der 1. Rhythmusanalyse sowie persistierendes KF und PVT nach der 3. DF.
- Die Dosis beträgt 1 mg alle 3–5 min i. v. (Tab. 1.4.1)
- Adrenalin erregt den sympathisch innervierten M. dilatator pupillae und induziert damit eine *Mydriasis* – nach Applikation von Adrenalin darf die Pupillenweite nicht mehr als Zeichen der zerebralen Hypoxie gewertet werden.

Amiodaron

Amiodaron (Cordarex) verlängert das Aktionspotenzial und die Refraktärperiode und ist bei persistierendem KF und PVT indiziert.

- Nach der 3. DF werden (unmittelbar nach der 1. Adrenalin-Gabe) 300 mg i. v. appliziert, danach (z. B. bei der 5. DF) weitere 150 mg i. v. und ggf. eine Infusion von 900 mg/24 h (Tab. 1.4.1).

Magnesiumsulfat

Magnesiumsulfat (Magnesium-Diasporal) ist bei PVT mit Verdacht auf Torsades de pointes (Umkehrspitzentachykardie) indiziert; darüber hinaus bei VT/PVT mit Verdacht auf Magnesiummangel (Diuretika, Hypokaliämie) und bei Digitalisintoxikation.

- Die Dosis beträgt 8 mmol i. v. (= 4 ml 50 % oder 2 g); die Zufuhr wird ggf. nach 10–15 min wiederholt.

Calciumgluconat

Calciumgluconat 10 % ist bei Hyperkaliämie (Dialysepatient), Hypokalzämie und Intoxikation mit Kalziumantagonisten indiziert.

- Die Dosis beträgt 10 ml i. v.

Natriumhydrogencarbonat

Die Pufferung mit *Natriumhydrogencarbonat* ist bei Hyperkaliämie und Intoxikation mit trizyklischen Antidepressiva indiziert.

Tab. 1.4.1 Dosierung der wichtigsten Medikamente zur CPR bei Erwachsenen und Kindern

Medikament	Indikation	Dosis bei Erwachsenen	Dosis bei Kindern
Adrenalin (Suprarenin)	Asystolie PEA Persistierendes KF und PVT	1 mg alle 3–5 min i.v.	10µg/kg KG alle 3–5min i.v., endotracheal 100µg/kg KG
Amiodaron (Cordarex)	Persistierendes KF und PVT	300mg i.v. – bei Erfolglosigkeit ggf. weitere 150 mg	5mg/kg KG

Tab. 1.4.2 Basismaßnahmen der Reanimation bei Kindern und Erwachsenen

*Bei ineffektivem Husten und erhaltenem Bewusstsein; bei Bewusstlosigkeit CPR

	Neugeborene	Säuglinge (1. Lebensjahr)	Kinder (2. Lebensjahr bis Pubertät)	Erwachsene
Bei Bolus/ verlegtem Atemweg*	Vorsichtig absaugen	5 Rückenschläge Heimlich-Manöver thorakal wie TK	5 Rückenschläge Heimlich-Manöver epigastrisch	5 Rückenschläge Absaugen Heimlich-Manöver epigastrisch
Kreislauf prüfen (Geübte)	Auskultation oder Nabelarterien HR <60/min kritisch	A. brachialis (Oberarm innen)	A. carotis	A. carotis
Beatmung	Initial 5x beatmen Mehrfach blähen AF 30/min	Initial 5x beatmen AF 12–20/min	Initial 5x beatmen AF 12–20/min	AF 10/min
TK	120/min	100–120/min	100–120/min	100–120/min
Beatmung : TK vor Intubation	1:3 Ziel 30+90	2:15 Einzelhelfer auch 2:30	2:15 Einzelhelfer auch 2:30	2:30

- Die Dosis beträgt 50 mmol (= 50 ml 8,4 %).
- Nach bevorzugt zentralvenöser BGA werden bei schwerer metabolischer Azidose (z. B. pH < 7,25) initial ggf. bis 1 mmol/kg KG infundiert.

Fibrinolytika

Eine systemische *Lysetherapie* ist bei protrahierter frustraner CPR unter Verdacht auf fulminante Lungenarterienembolie – und unter kritischer Wertung der Gesamtumstände – zu erwägen.

- Dosierungen der Fibrinolytika:
  - 0,6 mg/kg KG (bis 50 mg) Alteplase (Actilyse),
  - 10 E Reteplase (Rapilysin),
  - 0,5 mg/kg KG (bis 50 mg) Tenecteplase (Metalyse) als Bolus i. v.
- Die CPR ist 60–90 min fortzusetzen, damit das Fibrinolytikum zur Wirkung kommen kann.

Sonstiges

Bei tiefer Hypothermie werden alle CPR-Medikamente erst bei > 30 °C KKT eingesetzt; bis 35 °C werden die Abstände zwischen den Injektionen verdoppelt.

Verknüpfung

Allgemeines

Nachfolgend wird der Ablauf für eine Zwei-Helfer-CPR beschrieben, die präklinisch oft der initiale Normalfall ist. Bei höherer Helferzahl können die Atemwegssicherung und die Anlage des Gefäßzugangs früher bzw. parallel erfolgen.

- Der universelle CPR-Algorithmus (für Erwachsene und Kinder) ist in Abb. 1.4.5 dargestellt.
- Eine Schleife dauert etwa 2 min und umfasst etwa 5 Zyklen 30 : 2.
- Eine Pulskontrolle soll nur während der Rhythmusanalyse und bei Anzeichen eines organisierten Rhythmus erfolgen.
- Reversible Ursachen sind zu beseitigen und insbesondere die Ultima-Ratio-Lyse zu erwägen.

Erstmaßnahmen

- Bei beobachtetem KF/PVT sofort Präkordialschlag und ggf. bis 3 × DF ohne BLS.
- Bewusstsein prüfen, situationsgerechter Notruf, Atmung und ggf. Kreislauf prüfen.
- Unverzüglich BLS. Bei beobachtetem Kollaps mit 30 TK beginnen, bei verzögertem Beginn der CPR ggf. initial 2 × mit möglichst hoher FiO_2 beatmen.
- Situationsabhängig Atemweg sichern (z. B. Einsetzen des Larynxtubus).
- Defibrillator anschließen.
- 1. Rhythmusanalyse.

KF, PVT – defibrillierbarer Rhythmus

- 1. DF + 2 min TK-B (1. Schleife) – in der 1. Schleife ggf. Atemweg sichern.
- 2. Rhythmusanalyse + 2. DF + 2 min TK-B – in der 2. Schleife Gefäßzugang schaffen.
- 3. Rhythmusanalyse + 3. DF + 1 mg Adrenalin + 300 mg Amiodaron + 2 min TK-B.
- 4. Rhythmusanalyse + 4. DF + 2 min TK-B.
- Weitere Rhythmusanalysen und DF alle 2 min.
- Adrenalin alle 3–5 min (in jeder 2. Schleife).
- ggf. erneut 150 mg Amiodaron.
- Magnesium erwägen.

Asystolie, PEA – nicht defibrillierbarer Rhythmus

- Initialmaßnahmen und 1. Rhythmusanalyse wie oben.
- 2 min TK-B (1. Schleife) – in der 1. Schleife vorrangig Gefäßzugang schaffen und 1 mg Adrenalin injzieren.
- 2. Rhythmusanalyse + 2 min TK-B – in der 2. Schleife ggf. Atemweg sichern.
- Weitere Rhythmusanalysen alle 2 min.
- Adrenalin alle 3–5 min (in jeder 2. Schleife).
- Bei regelmäßigen P-Wellen Stimulation mit externem Schrittmacher versuchen.

Vital bedrohliche Rhythmusstörungen

Grundsatz

> Rhythmusstörungen sollen präklinisch nur bei Zeichen der Vitalbedrohung (Bewusstseinstrübung, Angina pectoris, Schock) und abgestuft behandelt werden.

Bradykardie

Bei bedrohlicher *Bradykardie* sind indiziert:

- Atropin 0,5 mg initial (ggf. bis 3 mg steigern).
- Adrenalin 2–10 µg/min (0,2–1 ml 1 : 100.000; 1 mg ad 100 ml).
- Anlage eines transkutanen Schrittmachers. Dazu werden Klebeelektroden (bevorzugt anterior-posterior) angebracht, die Stimulationsfrequenz (z. B. 60/min) und der Be-

Abb. 1.4.5 Universeller Algorithmus zur CPR (Angaben in Klammern für Kinder)

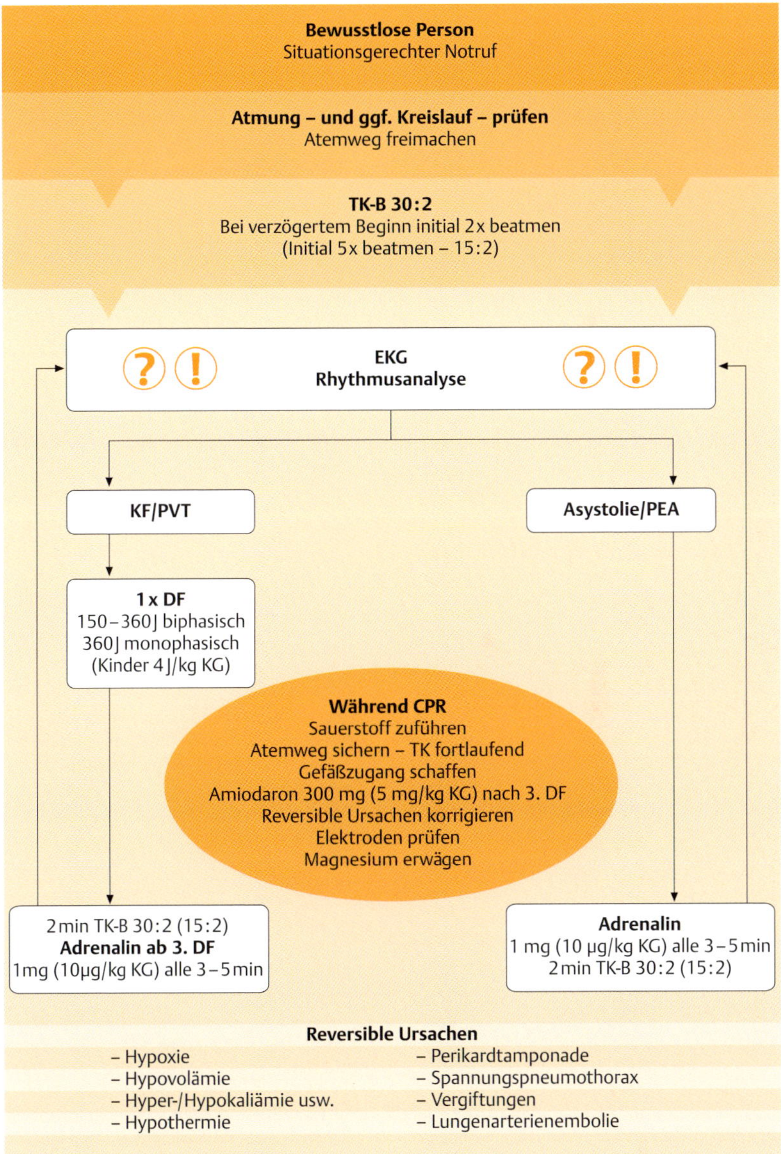

triebsmodus eingestellt und die Stromstärke erhöht, bis QRS-Komplexe erscheinen (Pulskontrolle, cave PEA). Die Stimulation ist schmerzhaft und erfordert meist eine Analgosedierung, z. B. mit geringen Dosen Esketamin und Midazolam.

Tachykardie

Bei bedrohlicher *Tachykardie* (sowohl bei SVT mit schmalen oder auch breiten sowie bei VT mit breiten Kammerkomplexen):

- Bis 3 × Kardioversion in Kurznarkose (z. B. mit 0,3 mg/kg KG Etomidat) oder Analgosedierung;
  - bei SVT initial 70–120 J biphasisch bzw. 100 J monophasisch;
  - bei VT initial 120–150 J biphasisch bzw. 200 J monophasisch.
- Danach 300 mg Amiodaron über 10–20 min.
- Erneute Kardioversion mit erhöhter Energiemenge.
- Ggf. 900 mg Amiodaron über 24 h als Infusion i. v.

Hyper- und Hypokaliämie

- Bei bedrohlicher *Hyperkaliämie* mit EKG-Veränderungen werden 10 ml Calciumgluconat 10 %, 50 mmol Natriumhydrogencarbonat (= 50 ml 8,4 %) und 10 E Humaninsulin mit 25 g Glukose i. v. gegeben; zusätzlich kann ein β_2-Mimetikum wie Salbutamol inhaliert oder i. v. injiziert werden.
- Bei bedrohlicher *Hypokaliämie* werden 20 mmol KCl über 10 min i. v. injiziert, unter laufender CPR ggf. 10–20 mmol KCl als Bolus i. v. – regelmäßig zusammen mit 2 g Magnesiumsulfat, da häufig gleichzeitig eine Hypomagnesiämie vorliegt.

Besonderheiten bei Kindern – PLS

Grundlagen

> Im Kindesalter ist die respiratorische Insuffizienz mit Asphyxie die häufigste Ursache eines Kreislaufstillstands – daher steht die Oxygenierung im Vordergrund. Eine Bradykardie ist meist Zeichen einer bedrohlichen Hypoxie.

Es werden die CPR bei Neugeborenen unmittelbar nach der Geburt, bei Säuglingen (im 1. LJ) und bei Kindern (2. LJ bis Pubertät) unterschieden.

Basismaßnahmen – PBLS und Newborn Life Support

Die Basismaßnahmen werden wie folgt adaptiert (Tab. 1.4.2):

- Vor Notrufabgabe regelmäßig zunächst 1 min PBLS zur Oxygenierung.
- Beim Neugeborenen und Säugling den Kopf zur Beatmung in Neutralposition belassen, beim Kind überstrecken.
- Der Druckpunkt zur TK ist die untere Hälfte des Sternums, die Drucktiefe soll etwa ein Drittel des Thoraxdurchmessers betragen.
- AED benutzen; Kinderelektroden sind empfohlen, aber nicht obligat.
- Kinder grundsätzlich vor Auskühlung schützen.

Vorgehen bei *Neugeborenen* (Abb. 1.4.6):

- Ggf. vorsichtig absaugen.
- Kreislauf ggf. durch Auskultation oder an den doppelt-spiraligen Nabelarterien prüfen (eine HR < 60/min ist kritisch).
- Initial 5 × beatmen und dabei die Lunge blähen.
- AF 30/min.
- TK 120/min.
- Relation Beatmung und TK 1 : 3; Ziel 30 Beatmungen und 90 TK.

Vorgehen bei *Säuglingen* (Abb. 1.4.7):

- Einen Bolus – nur bei ineffektivem Husten und erhaltenem Bewusstsein; bei Bewusstlosigkeit sofort mit CPR beginnen – durch bis zu 5 leichte Rückenschläge mobilisieren (bei evtl. Heimlich-Manöver wird der Druck thorakal wie bei der TK und nicht abdominal ausgeübt).
- Puls ggf. an der A. brachialis an der Innenseite des Oberarms prüfen.
- Initial 5 × beatmen.
- AF 12–20/min.
- TK 100–120/min.
- Relation Beatmung und TK 2 : 15, Einzelhelfer auch 2 : 30.

Vorgehen bei *Kindern vom 2. LJ bis zur Pubertät* (Abb. 1.4.8):

- Einen Bolus – nur bei ineffektivem Husten und erhaltenem Bewusstsein; bei Bewusstlosigkeit sofort mit CPR beginnen – durch bis zu 5 leichte Rückenschläge mobilisieren (bei

Abb. 1.4.6 CPR – Neugeborene

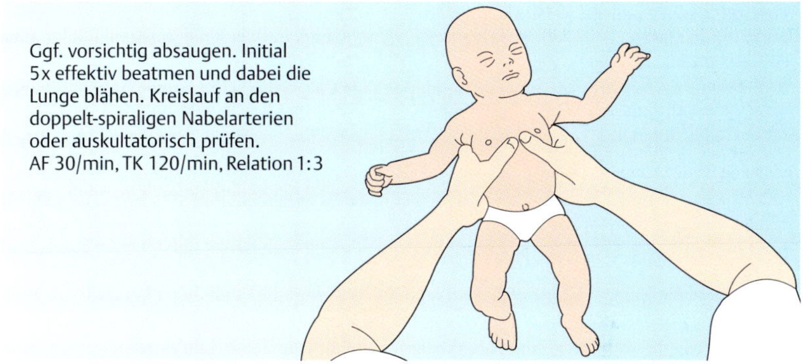

Abb. 1.4.7 CPR – Säuglinge (1. Lebensjahr)

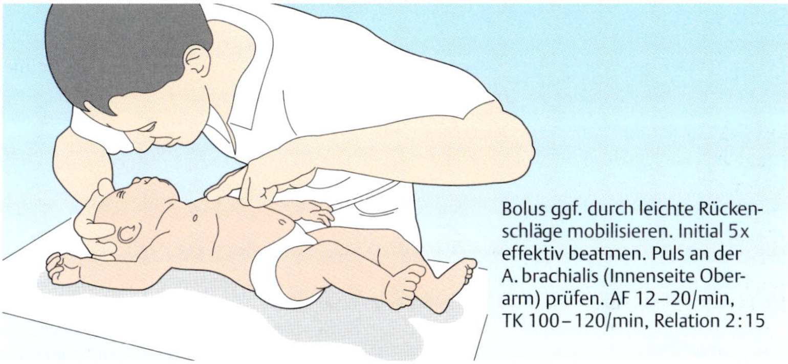

Abb. 1.4.8 CPR – Kinder (2. Lebensjahr bis Pubertät)

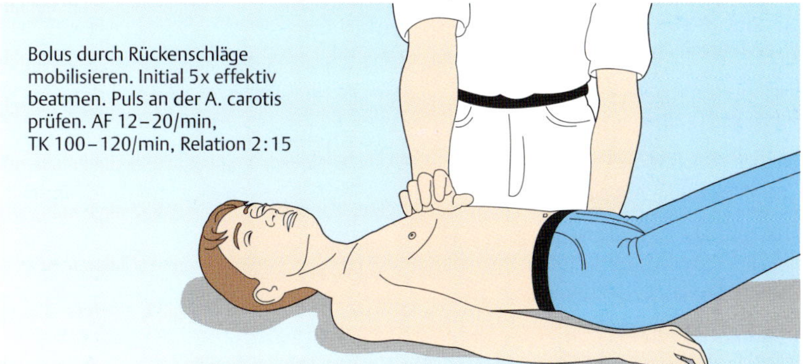

evtl. Heimlich-Manöver wird der Druck abdominal ausgeübt).

- Puls ggf. an der A. carotis prüfen.
- Initial 5 × beatmen.
- AF 12–20/min.
- TK 100/min.
- Relation Beatmung und TK 2 : 15, Einzelhelfer auch 2 : 30.

Erweiterte Maßnahmen – PALS

Die Atemwegssicherung erfolgt in Abhängigkeit von der Qualifikation des Helfers mit Endotrachealtubus, Larynxtubus oder Larynxmaske.

- Die Größe des Endotrachealtubus wird an der Kleinfingerdicke des Kindes abgeschätzt. Ab dem Säuglingsalter werden Tuben mit Cuff benutzt.

Falls die Anlage eines venösen Zugangs nicht innerhalb 1 min gelingt, ist ein intraossärer Zugang zu schaffen. Bei Neugeborenen kann auch über die Nabelvene injiziert werden. Die Dosierungen entsprechen der i. v. Injektion. Die endotracheale Zufuhr wird nicht mehr empfohlen und kommt nur im Ausnahmefall in Betracht.

- Die *DF-Energie* beträgt sowohl bi- wie monophasisch 4 J/kg KG.
- Die Dosierungen von *Adrenalin* sind:
  - Säuglinge und Kinder 10 µg/kg KG i. v. (= 0,1 ml/kg KG der Lösung 1 : 10.000 oder 1 ml/kg KG der Lösung 1 : 100.000; maximal 1 mg), Neugeborene 10–30 µg/kg KG i. v.,
  - ggf. auch endotracheal 100 µg/kg KG (in 5 ml 0,9 % NaCl),
  - Wiederholung alle 3–5 min.
- *Amiodaron* wird mit 5 mg/kg KG i. v. injiziert.
- Die Dosis für *Natriumhydrogencarbonat* beträgt ggf. 1–2 mmol/kg KG.

Vital bedrohliche Rhythmusstörungen

- Bei Bradykardie Atropin 20 µg/kg KG (minimal 100 µg) i. v. (ggf. auch endotracheal 30 µg/kg KG), 1 × wiederholen; danach Adrenalin 1 : 10.000 oder 1 : 100.000 nach Wirkung i. v.
- Bei SVT zunächst Adenosin (Adrekar) 100 (–250) µg/kg KG als Bolus rasch i. v., danach 1. Kardioversion mit 0,5–1 J/kg KG, Wiederholung mit 2 J/kg KG, danach Amiodaron 5 mg/kg KG i. v.
- Bei VT unverzüglich 1. Kardioversion mit 0,5–1 J/kg KG, Wiederholung mit 2 J/kg KG, danach Amiodaron 5 mg/kg KG i. v.

Postreanimationsphase – Erwachsene und Kinder

Ein primär erfolgreich reanimierter Patient (ROSC; Return Of Spontaneous Circulation) ist weiter vital gefährdet und subtil zu überwachen.

- Den Patienten erst nach kurzer Konsolidierung und nur mit kompletter Notfallausrüstung transportieren.
- Nach Reanimation aus kardiologischer Ursache den Patienten in eine kardiologische Abteilung mit Möglichkeit der Koronarintervention transportieren (ggf. zuvor 12-Kanal-EKG ableiten).
- Präklinisch aus Gründen der Transportsicherheit und kurzen Transportzeiten weiter kontrolliert mit FiO_2 1,0 beatmen.
- Weiter bewusstlose Patienten für 12–24 h auf 34–32 °C KKT kühlen; daher schon präklinisch aktiv kühlen oder zumindest kühl halten (therapeutische Hypothermie).
- BGA, Elektrolyte, BZ, Laktat, Troponin und Gerinnungsstatus usw. kontrollieren und ggf. behandeln. Hypo- und Hyperglykämie vermeiden (BZ < 180 mg/dl bzw. 10 mmol/l).

Eine Reanimationsverletzung kann in Verbindung mit einer Lysetherapie zu einer lebensbedrohlichen Blutung führen. Bei reanimierten und lysierten Patienten sind daher wiederholte Hb-Kontrollen, eine Röntgen-Übersichtsaufnahme der Thoraxorgane (a.-p.) sowie die ggf. wiederholte Sonografie von Abdomen und Thorax erforderlich.

Literatur

European Resuscitation Council Guidelines for Resuscitation 2010. Resuscitation 2010; 81: 1219–1451

1.5 Schock und Schockbekämpfung

Grundlagen

Definition und Schockformen

Der Schock ist ein Zustand unzureichender Durchblutung der vitalen Organe mit konsekutivem Missverhältnis von Sauerstoffangebot und -verbrauch.

Pathogenetisch werden fünf Hauptgruppen unterschieden (Abb. 1.5.1):

- hypovolämischer Schock,
- kardialer (kardiogener) Schock,
- anaphylaktischer Schock,
- septischer Schock,
- neurogener Schock.

Allgemeine apparative Diagnostik

Folgende *diagnostische Basisparameter* sind bei allen Schockformen zu bestimmen:

- Engmaschige oszillometrische Messung von *SAP, MAP und DAP* – nur ersatzweise auskultatorische *Blutdruckmessung* oder orientierende palpatorische Bestimmung des SAP.
- Kontinuierliche *EKG-Ableitung*.Bestimmung der *HR* – möglichst über die mechanischen Herzaktionen mit Pulsoxymeter.
- Messung der *$psaO_2$* mit Pulsoxymetrie: Bei einer $psaO_2 < 90\,\%$ (entsprechend einem paO_2 von etwa 60 mmHg) ist die FiO_2 unverzüglich durch Zufuhr von Sauerstoff – ggf. mit kontrollierter Beatmung – zu erhöhen.
- Bei beatmeten Patienten Überwachung des *$petCO_2$* mit Kapnografie.

Hypovolämischer Schock

Pathogenese und Pathophysiologie

Der hypovolämische Schock ist durch eine kritisch verminderte kardiale Vorlast gekennzeichnet und wird pathogenetisch in vier Formen unterteilt (Tab. 1.5.1):

- *Hämorrhagischer Schock* infolge akuter Blutung ohne wesentliche Gewebeschädigung bei akuter äußerer (z. B. Stich- oder Schnittverletzung) oder innerer Blutung (z. B. gastrointestinale Blutung, rupturiertes Aortenaneurysma).
- *Hypovolämischer Schock im engeren Sinne* (Exsikkose) infolge kritischer Abnahme des zirkulierenden Plasmavolumens ohne akute Blutung infolge äußerer oder innerer Flüssigkeitsverluste (z. B. profuse Durchfälle, anhaltendes Erbrechen, Diabetes insipidus, Sequestration bei Ileus) bzw. inadäquater Flüssigkeitszufuhr (z. B. Hochbetagte mit mangelndem Durstempfinden). Der Hkt ist erhöht.
- *Traumatisch-hämorrhagischer Schock* infolge akuter Blutung und gleichzeitiger ausgedehnter Gewebeschädigung mit Mediatorenfreisetzung durch von außen einwirkende physikalische oder chemische Noxen mit direktem Trauma von Weichteilen, Organen und Knochen (Polytrauma).
- *Traumatisch-hypovolämischer Schock* infolge kritischer Abnahme des zirkulierenden Plasmavolumens ohne akute Blutung bei gleichzeitiger ausgedehnter Gewebeschädigung mit Mediatorenfreisetzung infolge großflächiger Verbrennungen oder sonstiger ausgedehnter Verletzungen des Integuments (Verätzungen, Abschürfungen, toxische epidermale Nekrolyse). Der Hkt ist erhöht.

Hypotonie und abnehmendes HZV aktivieren vor allem das sympathoadrenerge System. Die vermehrte postganglionäre Noradrenalinfreisetzung führt über Stimulation der α-Adrenozeptoren zur peripheren Vasokonstriktion und Zentralisation mit Minderperfusion vor allem von Haut, Muskulatur, Splanchnikusgebiet und Niere, während die gleichzeitige Adrenalinausschüttung aus dem Nebennierenmark über die Stimulation von β_1-Adrenozeptoren die kardiale Kontraktilität und Frequenz erhöht. Damit wird die Perfusion von ZNS und Myokard so gut wie möglich gesichert. Bei Überforderung der Kompensationsmechanismen führt die Störung der Mikrozirkulation mit Gewebehypoxie zur Aktivierung des Gerinnungs-, Fibrinolyse-, Komplement- und Kallikrein-Kinin-Systems mit Freisetzung zahlreicher Mediatoren (Leukotriene, Thromboxan, Zytokine wie TNF α, IL-1, IL-6 und IL-8 usw.), die das Kapillarendothel schädigen und letztlich in ein SIRS mit MOV usw. einmünden können.

Diagnostik

Allgemeine Symptome und Befunde

- Agitiertheit und ggf. Bewusstseinstrübung infolge zerebraler Hypoxie.
- Hautblässe und Kaltschweißigkeit infolge Vasokonstriktion; ggf. mit Zyanose durch vermehrte Sauerstoffausschöpfung.

- Tachypnoe und Hyperventilation infolge Hypoxie und metabolischer Azidose.
- Hypotonie und Tachykardie infolge Hypovolämie und sympathoadrenerger Aktivierung.
- Oligurie infolge renaler Minderperfusion.

Basisdiagnostik

> Bei jedem Patienten mit Verdacht auf hämorrhagischen oder traumatisch-hämorrhagischen Schock ist nach Blutungsquellen zu suchen.

Dazu ist eine gewissenhafte körperliche Untersuchung erforderlich (1.2 Untersuchung und Überwachung). Das klinische Bild erlaubt zusammen mit den oben dargestellten diagnostischen Basisparametern – insbesondere das Ausmaß von Hypotonie und Tachykardie sowie das Verhältnis dieser Größen als Schockindex – die orientierende klinische Beurteilung des hypovolämischen Schocks. Darüber hinaus sind individuelle Faktoren wie Alter, Begleiterkrankungen und Vormedikation zu beachten.

> Grundsätzlich gilt ein SAP < 90 mmHg in Verbindung mit Tachykardie und nachweisbarem oder anzunehmendem Blut- oder Volumenverlust als Zeichen des Schocks.

Erweiterte Diagnostik

Zur erweiterten Diagnostik zählen:

- Anlage eines *weitlumigen ZVK* zur optimalen Volumenzufuhr, CVP-Messung und zentralvenösen BGA (Normalwert der zentralvenösen sO_2 70–75 %).
- *Invasive arterielle Druckmessung* zur Schlag-zu-Schlag-Überwachung des Kreislaufs und arteriellen BGA.
- *Hb-Bestimmung* zur Bewertung des sichtbaren bzw. unsichtbaren Blutverlustes. Im Initialstadium des hämorrhagischen und traumatisch-hämorrhagischen Schocks ist die Hb-Konzentration zunächst weitgehend normal (Erythrozyten und Plasma gehen gleichzeitig und gleichmäßig verloren), während beim hypovolämischen Schock im engeren Sinne sowie beim manifesten traumatisch-hypovolämischen Schock die Hb-Konzentration bzw. der Hkt erhöht sind.
- *Gerinnungsstatus* mit Bestimmung von Thrombozytenzahl, Prothombin-Zeit (INR, Quick-Wert), PTT, AT und Fibrinogen.
- Bestimmung der *Laktatkonzentration im Plasma* zur Abschätzung der Störung der Mikrozirkulation.
- Bestimmung der *CK im Plasma* zur Beurteilung des Muskelschadens („Crush"-Syndrom) sowie der *Lipase im Plasma* zur Erfassung einer evtl. Pankreasläsion.
- Anlage eines *Blasenverweilkatheters* zur Messung der stündlichen Urinproduktion (unterer Grenzwert 0,5 ml/kg KG/h).
- Kontinuierliche Messung der *KKT* (eine KKT < 35 °C beeinträchtigt die Gerinnungsfunktion).

Je nach Situation wird die Diagnostik durch Sonografie, Röntgen-Untersuchungen (mit CT und Angiografie) sowie Notfall-Endoskopie vervollständigt. Eine erweiterte hämodynamische Diagnostik mit *arterieller Pulskonturanalyse* oder *PAK* ist nur bei protrahiertem hypovolämischem Schock mit gleichzeitigem Katecholaminbedarf indiziert. Im Einzelfall kann mittels *Echokardiografie* eine semiquantitative Abschätzung des Volumenstatus erfolgen.

Therapie

Grundlagen

> Ziel der initialen Kreislauftherapie ist die Wiederherstellung der Normovolämie durch kolloidale und kristalloide Lösungen unter Inkaufnahme einer Dilution der restlichen Blutbestandteile, an die sich erforderlichenfalls die gezielte Substitution mit Blutkomponenten anschließt.

Zu den allgemeinen therapeutischen Maßnahmen zählen:

- Schaffung von mindestens zwei *weitlumigen Venenzugängen* (Ellenbeuge, Unterarm, V. jugularis externa).
- Die Anlage eines *ZVK* ist präklinisch grundsätzlich nicht, bei der klinischen Erstversorgung jedoch dringend indiziert. Geeignete Katheter (z. B. dreilumig mit 2 × 12 G und 1 × 16 G) ermöglichen eine hohe Flussrate sowie die gleichzeitige Bestimmung des CVP (Zielwert 10 mmHg).
- Um einer Hypoxie entgegenzuwirken, sind die Patienten initial mit einer FiO_2 von 1,0 und einem PEEP von 5 mbar zu beatmen.
- Eine Auskühlung der Patienten ist insbesondere wegen der negativen Gerinnungseffekte und der Auslösung von Rhythmusstörungen zu vermeiden.

Abb. 1.5.1 Pathogenetische Hauptgruppen des Schocks

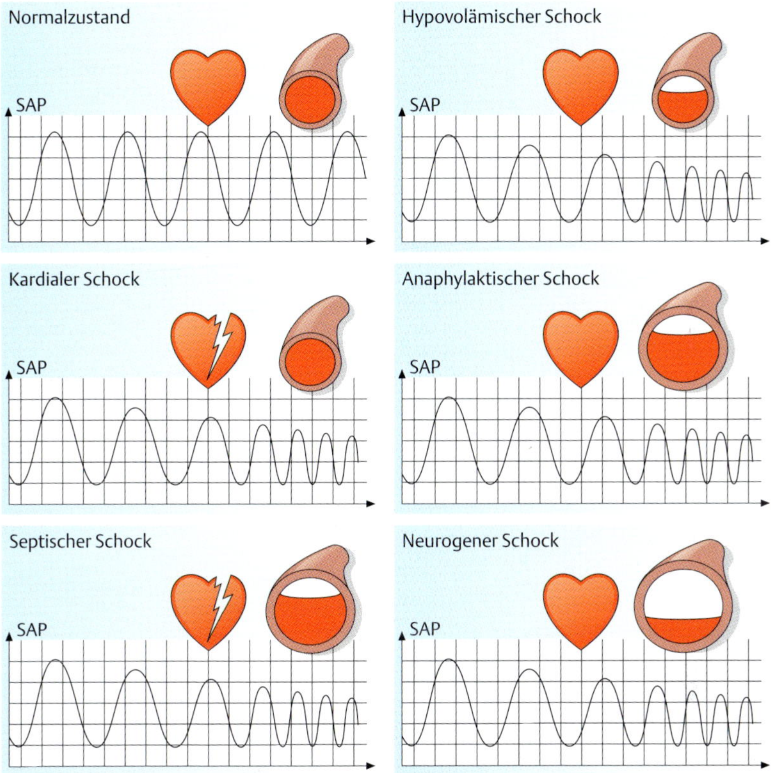

Tab. 1.5.1 Spezielle Formen des hypovolämischen Schocks

- **Hämorrhagischer Schock** – akute Blutung ohne wesentliche Gewebeschädigung
- **Hypovolämischer Schock im engeren Sinne** – kritische Abnahme des zirkulierenden Plasmavolumens ohne akute Blutung
- **Traumatisch-hämorrhagischer Schock** – akute Blutung mit ausgedehnter Gewebeschädigung
- **Traumatisch-hypovolämischer Schock** – kritische Abnahme des zirkulierenden Plasmavolumens ohne akute Blutung mit ausgedehnter Gewebeschädigung

Eine Erhöhung der FiO_2 von 0,21 auf 1,0 (mit Anstieg des physikalisch gelösten Sauerstoffs von 0,3 auf 2,3 ml/dl) entspricht einem Anstieg der Hb-Konzentration um 1,5 g/dl, was beim normalgewichtigen Erwachsenen der Gabe von etwa 2 EK gleichkommt (Abb. 1.5.2).

Volumenersatz

Grundlagen

Das *Gesamtkörperwasser* beträgt etwa 60 % des KG und setzt sich aus dem *IZR* (40 % KG) und dem *EZR* (20 % KG) zusammen, der aus *Interstitium* (16 % KG) und *Plasmawasser* (4 % KG) besteht (Abb. 1.5.3). Das Blutvolumen beträgt 7–8 % des KG, davon bilden etwa 45 % den Hkt. Das intravasale Volumen wird durch den KOD der Plasmaproteine gebunden.

Wegen der großen Kompensationsbreite des Sauerstoffangebots sowie der plasmatischen und korpuskulären Gerinnungskomponenten können Verluste bis 30 % des Blutvolumens grundsätzlich durch alleinige Zufuhr kolloidaler und kristalloider Lösungen ersetzt werden.

Volumenersatzmittel

Kristalloide Lösungen enthalten keine onkotisch wirksamen Moleküle und verteilen sich wegen des damit fehlenden KOD rasch zwischen IVR und Interstitium. Da nur etwa 20 % intravasal bleiben, sind im Vergleich zu kolloidalen Lösungen etwa fünffache Mengen und wiederholte Infusionen zum Ausgleich eines analogen Defizits erforderlich. Die verdünnungsbedingte Abnahme des intravasalen KOD mit konsekutiver interstitieller Flüssigkeitsaufnahme kann bei ausschließlich kristalloidem Volumenersatz den pulmonalen Gasaustausch, die Darmperfusion und die allgemeine Gewebeoxygenierung beeinträchtigen.

Kristalloide Lösungen sind daher vornehmlich zum Flüssigkeitsersatz – der simultanen Auffüllung von IVR und Interstitium – geeignet.

Ringer-Laktat-Lösung – deren Laktatanteil der Vermeidung einer Dilutionsazidose dient – erhöht wegen ihres oxidativen hepatischen Abbaus den Sauerstoffverbrauch des Organismus überproportional und verfälscht zudem die Laktatdiagnostik als Hypoxiemarker. Als kristalloide Lösungen sind balancierte Vollelktrolytlösungen (VEL) zu bevorzugen, die als metabolisierbare Anionen Azetat oder Malat statt Laktat enthalten.

Kolloidale Lösungen enthalten onkotisch wirksame Makromoleküle und verbleiben durch ihren intrinsischen KOD bevorzugt intravasal. Sie dienen damit dem Volumenersatz – der bevorzugten Auffüllung des IVR.

Humanalbumin- und Plasmaprotein-Lösungen sind aus Kostengründen nicht zum Volumenersatz indiziert und durch *künstliche Kolloide* (HES und GEL) ersetzbar, deren Effekte (Abb. 1.5.4 und Tab. 1.5.2) wie folgt charakterisiert werden:

- Maximale Volumenwirkung (MVW): initialer maximaler Volumeneffekt in Prozent des infundierten Volumens.
- Volumenwirkdauer (VWD): Zeit, in der das infundierte Volumen zu mindestens 100 % intravasal wirksam ist.
- Halbwertszeit der Volumenwirkung (HVW): Zeit, in der das infundierte Volumen zu mindestens 50 % intravasal wirksam ist.

Künstliche Kolloide sind polydisperse Gemische verschieden großer Moleküle; neben der Konzentration in der Lösung wird daher das mittlere MG in kDa (Kilodalton) angefügt (z. B. 4 % GEL 30), bei HES zusätzlich der Substitutionsgrad (z. B. 10 % HES 130/0,4).

Alle künstlichen Kolloide können eine Unverträglichkeitsreaktion (UVR) auslösen, ohne dass signifikante Unterschiede gesichert sind. Weitere wesentliche Nebenwirkungen sind die Beeinträchtigung der tubulären Nieren- sowie der Gerinnungsfunktion. *GEL* (z. B. 4 % GEL 30) weist im Vergleich zu HES eine weitgehend fehlende Nephrotoxizität sowie hohe Gerinnungsneutralität auf.

Zum forcierten Volumenersatz bei akuter schwerer Hypovolämie ist die hyperonkotische 10 % HES 130/0,4 besonders geeignet; anschließend ist eine Substitution des interstitiellen Defizits mit VEL erforderlich. 4 % GEL 30 ist insbesondere zum protrahierten Volumenersatz bei bedrohter Nieren- und Gerinnungsfunktion – vornehmlich im Bereich der Intensivmedizin – indiziert.

Abb. 1.5.2 Determinanten des Sauerstoffangebots

Chemisch gebunden

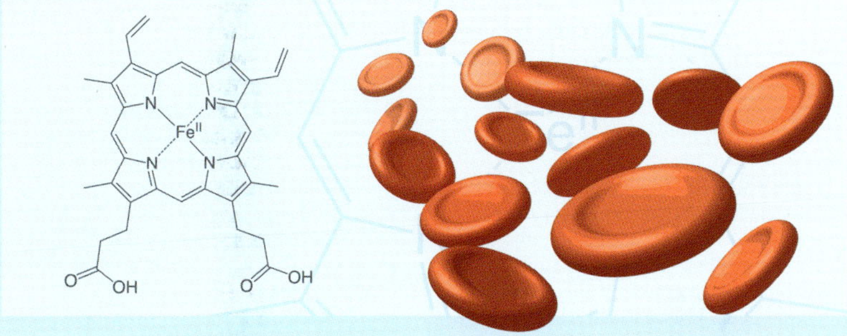

Physikalisch gelöst

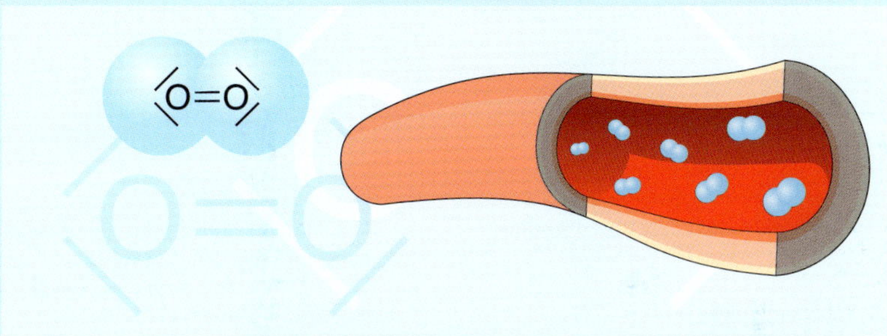

Herz-Zeit-Volumen (HZV)

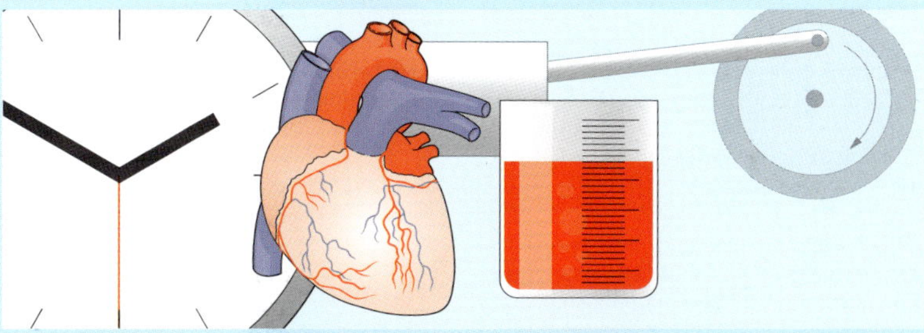

Erhöhung der FiO_2 von 0,21 auf 1,0 steigert den physikalisch gelösten O_2 von 0,3 auf 2,3 ml/dl → beim Erwachsenen Hb-Anstieg um 1,5 g/dl → etwa 2 EK

Da beim hypovolämischen Schock neben dem intravasalen regelmäßig auch ein interstitielles Volumendefizit infolge Abstroms interstitieller Flüssigkeit in den IVR vorliegt, soll nach dem vordringlichen Auffüllen des IVR mit kolloidalen Lösungen ein Teil des weiteren Volumen- bzw. Flüssigkeitsersatzes mit VEL etwa im Verhältnis 1 : 1 erfolgen.

Wirkprinzip der „small volume resuscitation" mit *hyperosmolaren bzw. hyperosmolar-hyperonkotischen Lösungen* (H/HHL; z. B. 7,2 % NaCl mit 6 % HES 200/0,5) ist die Mobilisierung von Flüssigkeit aus Interstitium, Erythrozyten und Gefäßendothel durch raschen Aufbau eines hohen osmotischen bzw. osmotisch-onkotischen Gradienten, was jedoch ein mobilisierbares Volumen voraussetzt. Die initiale Verbesserung der Mikro- und Makrozirkulation muss durch unverzügliche Substitution des mobilisierten Volumens und weiteren Volumenersatz stabilisiert werden.

H/HHL (Dosis 4 ml/kg KG oder 250 ml) sind zur Initialtherapie des schwersten hämorrhagischen und traumatisch-hämorrhagischen Schocks bei Patienten mit suffizient mobilisierbarem Volumen indiziert. Beim hypovolämischen Schock im engeren Sinne und traumatisch-hypovolämischem Schock sind sie kontraindiziert.

Blutkomponenten

Erythrozytenkonzentrate – EK

Der Grenzwert zur Substitution von Sauerstoffträgern mit EK ist insbesondere vom Alter und den Vorerkrankungen des Patienten (KHK, COPD usw.) sowie der klinischen Situation (okkulte bzw. unversorgte Blutung) abhängig, wobei strikte Normovolämie durch Zufuhr kolloidaler und kristalloider Lösungen vorausgesetzt wird.

- Beim kardial und zerebral nicht vorgeschädigten Patienten in stabiler klinischer Situation mit Normovolämie, Normoxie und Normothermie ist ein Hb-Wert von 7 g/dl keine Indikation zur Transfusion.
- Oberhalb eines Hb-Werts von 7 g/dl soll eine Transfusion nur bei Hypoxiezeichen (Tachykardie, ST-Strecken-Senkung, Anstieg der Laktat-Konzentration, negativer BE, verminderte zentral- oder gemischtvenöse sO_2) oder persistierendem Blutverlust erfolgen.

Insgesamt spricht ein Hb-Wert von 6 g/dl für eine „Fast-immer"- und ein Hb-Wert von 10 g/dl für eine „Fast-nie"-Transfusion.

Gefrorenes Frischplasma – GFP

Die plasmatische Gerinnungsfunktion bleibt bis zu einer Restkonzentration der Faktoren von 20–30 % erhalten; daher ist spätestens bei Verlusten von etwa 70 % des Blutvolumens eine Substitution mit GFP erforderlich. Als Hinweise können eine Verlängerung der PTT auf das 1,5-fache des Normalwerts sowie ein Abfall des Quick-Werts, der AT- und Fibrinogen-Konzentration sowie der Thrombozytenzahl um mehr als 50 % dienen.

Bei hohem Blutverlust mit Verdünnungskoagulopathie, vorbestehender Antikoagulation sowie anderweitiger manifester Blutungsneigung soll früher mit der Substitution begonnen werden. Klinisch wird häufig nach 4 EK eine Einheit GFP transfundiert; bei anhaltender Blutung wird die Relation bis auf 1 : 1 gesteigert.

Thrombozytenkonzentrate

Die Indikation zur Substitution der zellulären Gerinnungsfunktion mit Thrombozyten hängt von der Ursache des Thrombozytenmangels bzw. der -störung sowie der klinischen Situation ab.

Bei Patienten mit manifester Blutung oder Gerinnungsstörung ist bei einer Thrombozytenkonzentration < 50.000/µl die Transfusion von Thrombozyten zwingend indiziert, während bei Konzentrationen > 100.000/µl regelmäßig keine Substitution erforderlich ist. Die klinische Gesamtsituation (unversorgte Blutung, absehbare Blutverluste), Vormedikation mit Thrombozytenaggregationshemmern und logistische Aspekte können eine frühere Transfusion erfordern.

Katecholamine

Bei Patienten mit hypovolämischem Schock sind Katecholamine nur zur Überbrückung einer durch Volumenersatz nicht beherrschbaren schweren Hypotonie indiziert.

Abb. 1.5.3 Flüssigkeitsräume des Organismus [in % des KG]

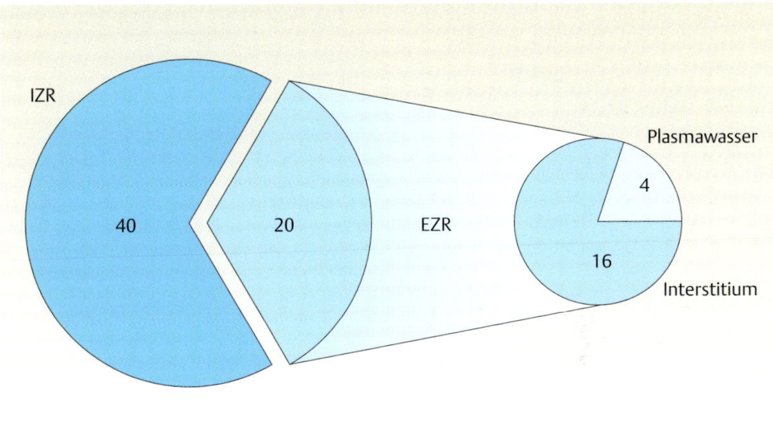

Abb. 1.5.4 Relativer Volumeneffekt künstlicher Kolloide

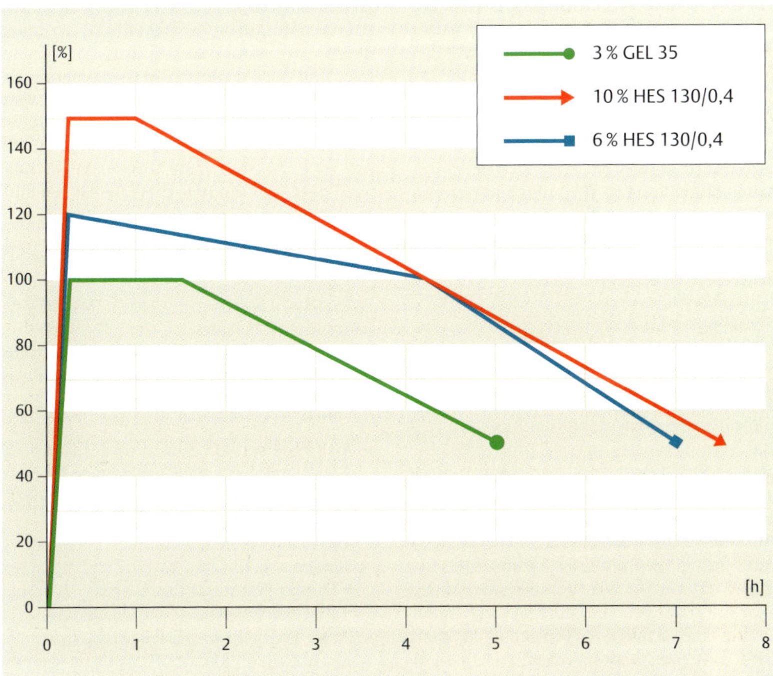

In Anlehnung an die CPR-Leitlinien ist der vorrangige Einsatz von Adrenalin (Suprarenin) wegen dessen gleichzeitiger β- und in höheren Dosen α-mimetischer Wirkung indiziert.

Spezielle therapeutische Aspekte

Hämorrhagischer Schock

> Der hämorrhagische Schock macht sowohl eine Blutstillung als auch einen suffizienten Volumenersatz erforderlich. Über Zeitpunkt und Ausmaß der Volumenzufuhr ist im Einzelfall zu entscheiden.

Eine *komprimierbare* Blutung wird durch – ggf. provisorische – Blutstillung mit gleichzeitigem suffizientem Volumenersatz (z. B. 10 % HES 130/0,4) behandelt, woran sich die definitive operative Versorgung anschließt. Bei *unstillbarer starker Blutung* in die großen Körperhöhlen ist dagegen zunächst eine zurückhaltende Volumenzufuhr mit *permissiver Hypotonie* geboten, um den mit dem Blutdruck steigenden Volumenverlust sowie jeden Verzug bis zur chirurgischen Versorgung zu vermeiden. Exakte Zielwerte für den Blutdruck sind unbekannt und insbesondere von etwaigen Vorerkrankungen (z. B. Hypertonie) abhängig – insgesamt gilt ein MAP von 50 mmHg bzw. ein SAP von 70–80 mmHg als ausreichend. Nach der chirurgischen Blutstillung ist das Volumendefizit unverzüglich zu ersetzen.

Hypovolämischer Schock im engeren Sinne

> Der hypovolämische Schock im engeren Sinne erfordert die Substitution des interstitiellen Flüssigkeitsdefizits mit VEL, wobei Dauer und Schwere des bisherigen Krankheitsverlaufs zu beachten sind.

Bei noch ausreichender Kreislauffunktion (z. B. erhaltenem Bewusstsein) sind protrahiert entstandene Volumendefizite behutsam zu ersetzen. Wegen der begleitenden Elektrolytstörungen sind insbesondere engmaschige Na- und K-Kontrollen erforderlich. Besonders bei alten Patienten mit eingeschränkter kardialer Reserve besteht die Gefahr der Volumenüberladung. Kolloidale Lösungen sind allenfalls zur Initialtherapie einer schwersten Hypotonie indiziert. H/HHL sind wegen des vornehmlich interstitiellen Flüssigkeitsdefizits kontraindiziert.

Traumatisch-hämorrhagischer Schock

> Beim traumatisch-hämorrhagischen Schock steht die Aufrechterhaltung des intravasalen Volumens durch forcierten Volumenersatz im Vordergrund.

Um einen insuffizienten Volumenersatz zu vermeiden, ist die gewissenhafte Erfassung des Schädigungsmusters unverzichtbar. Zur weiteren Abschätzung dienen vor allem SAP, HR, Urinproduktion und BGA. Die chirurgische Versorgung kann einen weiteren Blutverlust bedingen, was entsprechend zu beachten ist.

> Vorrangig kommen kolloidale Lösungen – z. B. 10 % HES 130/0,4 – sowie ergänzend VEL zum Einsatz. Bei schwerster Hypotonie sind initial H/HHL indiziert.

Bei etwa 50 % aller Patienten mit traumatisch-hämorrhagischem Schock und Polytrauma liegt gleichzeitig ein *SHT* vor, das oft den Verlauf bestimmt. Ein initial erhöhter ICP ist fast immer durch eine raumfordernde intrakranielle Blutung und/oder mangelhafte Oxygenierung des ZNS bedingt, während die Mehrzahl der Patienten erst 24–96 h nach dem Trauma aus verschiedenen Ursachen einen sekundären ICP-Anstieg entwickelt. Daher sind mögliche negative Effekte der Volumentherapie auf den ICP in der Initialphase des SHT zu vernachlässigen.

> Vorrangiges Ziel bei *Patienten mit traumatisch-hämorrhagischem Schock und SHT* ist – neben adäquater Oxygenierung durch kontrollierte Normoventilation mit initialer FiO_2 von 1,0 – die Sicherung eines suffizienten CPP durch forcierten Volumenersatz und ggf. zusätzliche Katecholaminzufuhr.

- Als Grenzwert zur Sicherung der Hirnperfusion werden ein MAP > 90 mmHg (entsprechend einem SAP > 120 mmHg) und ein CPP > 70 mmHg empfohlen.
- Zum Volumenersatz kommen kolloidale Lösungen wie 10 % HES 130/0,4 und ergänzend VEL zum Einsatz, bei schwerster Hypotonie initial auch H/HHL.
- Führt dies nicht zum Erfolg, wird Noradrenalin (Arterenol) in einer Initialdosis von etwa 0,05 µg/kg KG/min infundiert.

Tab. 1.5.2 Pharmakologische Kenndaten künstlicher Kolloide. MVW = maximale Volumenwirkung; **VWD = Volumenwirkdauer; HVW** = Halbwertszeit der Volumenwirkdauer; **HEMD** = Hämostaseologisch empfohlene Maximaldosis

Präparat	MVW	VWD	HVW	HEMD
3% GEL 35	100%	1,5h	5h	Keine
6% HES 130/0,4	120%	4h	7h	50ml/kg KG/d (3,0g/kg KG/d)
10% HES 130/0,4	150%	4h	7,5h	30ml/kg KG/d (3,0g/kg KG/d)

Tab. 1.5.3 Einteilung des kardialen Schocks

Myogen
- Linksherzinfarkt, Rechtsherzinfarkt
- Ischämische, dilatative, restriktive Kardiomyopathie
- Myokarditis
- Pharmako-Kardiotoxizität bzw. Intoxikationen
  - Zytostatika, speziell Anthrazykline
  - Kalzium-Antagonisten, ß-Blocker, Antiarrhythmika, Digitalis, Antidepressiva, Neuroleptika, Drogen
- Ventrikuläre Hypertrophie
- Stumpfes Herztrauma

Mechanisch
- Herzklappenerkrankung (Stenose, Insuffizienz, kombiniertes Vitium)
- Papillarmuskel-Dysfunktion bzw. -Ruptur
- Ventrikelseptumruptur
- Ruptur der freien Ventrikelwand
- Hypertrophe Kardiomyopathie
- Intrakavitäre Flussbehinderung
  - Vorhofthromben, Ventrikelthromben
  - Myxom, andere Herztumoren
- Extrakardiale Flussbehinderung
  - Lungenarterienembolie
- Kardiale bzw. extrakardiale Füllungsbehinderung
  - Perikardtamponade
  - Spannungspneumothorax
- Aortendissektion
- Traumatische Herzschädigung

Rhythmogen
- Tachykarde Rhythmusstörungen
  - Supraventrikuläre bzw. ventrikuläre Tachykardie
- Bradykarde Rhythmusstörungen

Traumatisch-hypovolämischer Schock und Verbrennung

> Der traumatisch-hypovolämische Schock tritt vor allem nach Verbrennungen auf und erfordert eine differenzierte Volumen- und ggf. Katecholamintherapie.

Die Flüssigkeitssubstitution nach starren Formeln dient lediglich als Anhalt zur Einleitung der Schocktherapie. Die Parkland-Formel nach Baxter ist insbesondere für Katastrophensituationen geeignet:

- Volumenbedarf = 4 ml × kg KG × %VKOF/24 h.

In die Berechnung der VKOF gehen nur Verbrennungen Grad II und III ein. Die Hälfte der Tagesmenge soll in den ersten 8 h nach dem Trauma infundiert werden, da in dieser Zeit die Extravasation am stärksten ist.

> Die initiale Volumensubstitution erfolgt vorwiegend mit VEL. Der Volumenbedarf von Begleitverletzungen ist getrennt in Rechnung zu stellen und erfordert ggf. den Einsatz von Kolloiden und Blutkomponenten.

Katecholamine sind möglichst zu vermeiden, da sie durch eine Reduktion der Hautdurchblutung die Verbrennungsnekrose verstärken können. Ggf. wird *Dobutamin* benutzt, weil diese Substanz das HZV vornehmlich durch eine verbesserte kardiale Kontraktilität bei relativ geringer Vasokonstriktion steigert.

Kardialer (kardiogener) Schock

Pathogenese und Pathophysiologie

> Der kardiale (kardiogene) Schock ist durch eine primäre kritische Verminderung der kardialen Pumpleistung gekennzeichnet.

Der Begriff „kardiogener" Schock trifft im vollen Wortsinn nur auf primäre kardiale Störungen zu – und damit nicht auf die Lungenarterienembolie. Pathogenetisch werden myogene, mechanische und rhythmogene Ursachen unterschieden (Tab. 1.5.3). Darüber hinaus kann es auch beim schweren hypovolämischen, septischen oder anaphylaktischen Schock zu einer Myokarddepression kommen.

Die systolische Funktionsstörung mit herabgesetzter Auswurfleistung bzw. die diastolische Funktionsstörung mit verminderter ventrikulärer Füllung aktiviert das sympathoadrenerge System (erhöhter Vasomotorentonus und SVR, Kreislaufzentralisation) sowie neurohumorale, renale und lokale vasoregulatorische Mechanismen. Ziel der Gegenregulationen ist die Wiederherstellung und Aufrechterhaltung eines ausreichenden HZV mit suffizienter Organperfusion.

Diagnostik

Allgemeine Symptome und Befunde

Klinisch finden sich Zeichen der Kreislaufzentralisation wie:

- Agitiertheit bzw. Bewusstseinstrübung,
- blasse, kühle, schweißige Haut,
- Oligurie.

Hämodynamisch liegen folgende Werte vor:

- SAP < 90 mmHg,
- CI < 2,2 l/min/m^2 KOF.

> Die diagnostischen Basisparameter *SAP, MAP und HR* ermöglichen zusammen mit dem klinischen Bild eine orientierende Beurteilung. Darüber hinaus ist innerklinisch grundsätzlich eine invasive Überwachung erforderlich.

Ein kritischer Grenzwert der HR ist unbekannt und vom Einzelfall abhängig (diabetische Neuropathie, Überleitungsstörung, Einnahme von Betablockern usw.). Stets sind nichtkardiale Schockursachen wie Hypovolämie oder Sepsis auszuschließen.

Basisdiagnostik

Zur unverzichtbaren *Anamnese und körperlichen Untersuchung* zählen:

- Erhebung der *Vorgeschichte* (kardiovaskuläre Vorerkrankungen, Interventionen und Eingriffe) und der *jetzigen Anamnese* einschließlich der Medikation.
- Beurteilung von *AZ* und *Bewusstsein* (Eintrübung) und *Inspektion* auf Operationsnarben (Thorakotomie, Venenentnahme).
- Beurteilung klinischer Zeichen der *Hypoperfusion* mit Bewertung von Hautperfusion und -kolorit (kühl bis kaltschweißig bzw. blass bis marmoriert) sowie palpatorische Abschätzung von *Pulsqualität* und *Herzrhythmus* (tachykard/bradykard, regulär/irregulär, peripheres Pulsdefizit).

- Suche nach Zeichen des *Rückwärtsversagens* wie gestaute Halsvenen (bei 15–30° Oberkörperhochlagerung), Ödemen, Hepatomegalie und Aszites.
- *Auskultation und Perkussion der Lunge* (Lungenödem, Pleuraerguss).
- *Auskultation des Herzens* (Systolikum insbesondere bei Mitralklappeninsuffizienz, Aortenklappenstenose und Ventrikelseptumdefekt; Diastolikum insbesondere bei Aortenklappeninsuffizienz und Mitralklappenstenose).

Neben den diagnostischen Basisparametern sind erforderlich:

- *Röntgen-Übersichtsaufnahme der Thoraxorgane (a.-p.)* zur Beurteilung von Herzgröße und -form, des übrigen Mediastinums, der pulmonalen Perfusion, eines Lungenödems und von Pleuraergüssen usw.
- Anlage eines *Blasenverweilkatheters* zur Bestimmung der stündlichen Urinproduktion (unterer Grenzwert 0,5 ml/kg KG/h).
- Bestimmung der KKT.

> Zum Nachweis eines Myokardinfarkts, einer myokardialen Ischämie und von Rhythmusstörungen ist ein *12-Kanal-EKG* unverzichtbar.

Durch eine *Arrhythmie- und ST-Streckenanalyse* können sowohl Rhythmusstörungen als auch stumme myokardiale Ischämien frühzeitig erkannt werden.

Erweiterte Diagnostik

Zur erweiterten Diagnostik zählen:

- invasive arterielle Druckmessung,
- Anlage eines mehrlumigen ZVK, wobei wegen potenzieller Blutungsrisiken unter Thrombolyse die V. subclavia und V. jugularis interna zu meiden und die V. jugularis externa, V. basilica, V. cephalica oder auch V. femoralis zu bevorzugen sind,
- Bestimmung der allgemeinen Laborparameter Hb, Na, K, Ca, Mg, Kreatinin und Harnstoff,
- Wiederholte arterielle BGA,
- Bestimmung der Laktatkonzentration,
- Überwachung der Gerinnungsfunktion mit PTT, Prothombin-Zeit (INR, Quick-Wert), Fibrinogen-Konzentration und Thrombozytenzahl.

Die *biochemischen Marker des Myokardschadens* haben zentrale Bedeutung für Diagnose, Differenzialdiagnose, Therapie und Risikoabschätzung:

- Mit einer Erhöhung der kardialen *Troponine* - T und I (cTnT, cTnI) ist etwa 2–3 h nach Eintritt des Myokardschadens zu rechnen.
- Ein Anstieg der *CK-MB* (normal bis 10% der gesamten CK) ist erst nach 4–6 h zu erwarten.

Zur weiterführenden Diagnostik zählen die Echokardiografie sowie die invasive Kreislaufdiagnostik mit arterieller Pulskonturanalyse oder PAK.

Therapie

Grundlagen

Die Therapie soll die Ursachen der myokardialen Dysfunktion möglichst beseitigen und die Hämodynamik durch Optimierung von Vorlast, Kontraktilität und Nachlast stabilisieren.

> Patienten mit kardialem Schock sind unverzüglich einer Herzkatheteruntersuchung mit Möglichkeit der PCI zuzuführen.

Die Latenz bis zur Intervention soll möglichst gering sein. Eine feste Stundengrenze besteht nicht. Bei anhaltender Angina pectoris ist eine PCI auch nach längerem Intervall indiziert, da von noch vitalem Gewebe auszugehen ist.

Allgemeine therapeutische Maßnahmen

Zu den allgemeinen therapeutischen Maßnahmen zählen:

- unverzügliche *Sauerstoffzufuhr* über Maske oder auch Nasensonde,
- frühzeitige *Intubation mit kontrollierter Beatmung und Analgosedierung*, um die Atemarbeit zu reduzieren und eine sichere Oxygenierung zu gewährleisten,
- präklinisch Anlage von zwei großlumigen Venenzugängen, damit Katecholamine ggf. getrennt infundiert werden können,
- Die Anlage eines *ZVK* ist präklinisch regelmäßig nicht indiziert, bei der klinischen Erstversorgung dagegen obligat (cave Lyse).

Analgesie und Sedierung

Eine suffiziente Analgesie und Sedierung vermindert die überschießende sympathische Aktivität, den Sauerstoffverbrauch sowie die Vor- und Nachlast.

Bei spontan atmenden Patienten sind *Morphin* und *Midazolam* (Dormicum) Mittel der Wahl (1.6 Analgesie, Sedierung und Anästhesie).

Elektrolytstörungen und Azidose

Abweichungen der K- und Mg-Konzentration vom Normalwert sind umgehend auszugleichen, da insbesondere niedrige Werte das Auftreten von Rhythmusstörungen begünstigen. Die häufig vorliegende metabolische Azidose vermindert die Ansprechbarkeit der Adrenozeptoren und wirkt negativ inotrop.Unter der Voraussetzung von Normoxie und Normokapnie soll bei einem BE > 10 mmol/l (bzw. einem pH < 7,25) eine Pufferung mit Natriumhydrogencarbonat in einer Initialdosis von 1 mmol/kg KG erfolgen.

Herzrhythmusstörungen

Grundsätzlich ist eine Frequenzkontrolle mit Sinusrhythmus anzustreben.

Lässt sich eine kreislaufwirksame *Bradykardie* bei Sinusrhythmus nicht medikamentös anheben (z. B. Injektion von 0,5–3,0 mg Atropin i. v.), ist zunächst eine ***transkutane Stimulation*** unter Analgosedierung erforderlich (1.4 Kardiopulmonale Reanimation).

Supraventrikuläre Tachykardien können sowohl schmale als auch (bei intraventrikulärem Leitungsblock) breite Komplexe aufweisen, während ventrikuläre Tachykardien stets durch breite Komplexe gekennzeichnet sind.

Im kardialen Schock ist vorrangig die stufenweise elektrische R-Zacken-getriggerte Kardioversion indiziert, ehe ein Therapieversuch mit Amiodaron (Cordarex) erfolgt (1.4 Kardiopulmonale Reanimation).

Vorlasterhöhung

Ein Volumenmangel ist bei allen Patienten im kardialen Schock umgehend zu behandeln.

Klinische Zeichen sind trockene Schleimhäute und stehende Hautfalten. Hämodynamisch gilt ein CVP < 10 mmHg als Indikation zur Volumensubstitution.

Bei ausgeprägtem Volumenmangel (z. B. CVP < 5 mmHg) wird zunächst der IVR durch titrierende Zufuhr isoonkotischer kolloidaler Lösungen wie 4 % GEL 30 oder 6 % HES 130/0,4 aufgefüllt. VEL werden ergänzend zum Ersatz des interstitiellen Defizits eingesetzt.

Positiv inotrope Substanzen

Positiv inotrope und vasokonstriktorische Substanzen (Tab. 1.5.4) sind indiziert, wenn trotz Optimierung von Vor- und Nachlast sowie der HR ein MAP < 60 mmHg persistiert.

Die Dosierung soll so gering und die Applikationszeit so kurz wie möglich sein.

Dobutamin (Dobutrex) ist das Katecholamin der ersten Wahl.

Dobutamin ist ein weitgehend selektiver β_1-Adrenozeptor-Agonist, der in höherer Dosis ab etwa 7,5 µg/kg KG/min auch α_1- und β_2-Adrenozeptoren stimuliert. Bei Dosen von 2,5–15 µg/kg KG/min steigt vor allem die myokardiale Kontraktilität, während HR und SVR weitgehend unbeeinflusst bleiben. Folge ist eine Zunahme von HZV und Koronarperfusion. Dosen > 15 µg/kg KG/min sind wegen relevanter Zunahme von myokardialem Sauerstoffverbrauch, HR und SVR zu vermeiden.

Bei dobutaminrefraktärer Hypotonie ist zunächst *Noradrenalin* (Arterenol) indiziert.

Noradrenalin hat vorwiegend α-adrenerge Effekte; mit dem Anstieg des MAP sollen auch die koronare und zerebrale Perfusion gesteigert werden. Initial werden Dosen von etwa 0,05 µg/kg KG/min verabreicht.

Adrenalin (Suprarenin) ist als Ultima Ratio bei anderweitig nicht zu steigernder Kontraktilität indiziert.

Adrenalin erregt dosisabhängig β_1-, β_2- und α-Adrenozeptoren. In niedriger Dosis (0,03–0,1 µg/kg KG/min) steigen kardiale Kontraktilität und HZV durch vorwiegende β-Stimulation. Mittlere Dosen (0,1–0,2 µg/kg KG/min) stimulieren sowohl α- als auch β-Adrenozeptoren und erhöhen damit gleichzeitig Nachlast und Kontraktilität. Bei hoher Dosis (> 0,2 µg/kg KG/min) dominiert die α-vermittelte Vasokonstriktion.

Dopamin stimuliert dosisabhängig sowohl dopaminerge Rezeptoren als auch Adrenozeptoren und setzt darüber hinaus an den terminalen sympathischen Synapsen Noradrenalin frei; wegen dieser wenig überschaubaren, nicht selektiven Wirkung wird die Substanz nicht mehr empfohlen.

Ein positiv inotrop und vasodilatierend wirkender Phosphodiesterasehemmer wie *Milrinon* (Corotrop) kann bei geringer Kontraktilität und hoher Nachlast zur Katecholamineinsparung führen („Inodilator“).

Nachlastsenkung

Eine Nachlastsenkung kann bei einigen Ursachen des kardialen Schocks (z. B. Mitral- oder Aortenklappeninsuffizienz) das SV erhöhen; der Einsatz muss wegen der Gefahr der therapierefraktären Hypotonie jedoch vorsichtig erfolgen.

> Nitroprussidnatrium (nipruss) ist besonders potent, gut steuerbar, sowohl prä- wie postkapillär dilatierend und hat eine sehr kurze HWZ von etwa 1 min. Die Infusion erfolgt einschleichend – beginnend mit 0,2–0,5 µg/kg KG/min – und wird unter invasiver hämodynamischer Überwachung titriert.

Anaphylaktischer Schock und Anaphylaxie

Pathogenese und Pathophysiologie

Anaphylaktische Überempfindlichkeitsreaktionen sind IgE-abhängig (Typ I-Allergie), während *anaphylaktoide* Überempfindlichkeitsreaktionen IgE-unabhängig physikalisch, chemisch oder osmotisch bedingt sind. Klinisch ist keine Unterscheidung möglich.

> Der anaphylaktische Schock entspricht dem Schweregrad III der Anaphylaxie (s. u.) und ist eine durch eine *anaphylaktische* oder *anaphylaktoide* Überempfindlichkeitsreaktion ausgelöste akute Verteilungsstörung des Blutvolumens im Sinne des *distributiven Schocks*.

Der kumulative Effekt der freigesetzten Mediatoren (vor allem Histamin und Leukotriene) besteht insbesondere aus folgenden Effekten:

- erhöhte Gefäßpermeabilität,
- ausgeprägte Vasodilatation,
- Bronchospasmus.

> Auch die *Fruchtwasserembolie* zählt zum anaphylaktoiden Formenkreis und wird daher besser als *„anaphylaktoides Syndrom der Schwangerschaft“* bezeichnet.

Diagnostik

Kardinalsymptome sind:

- Hauterscheinungen (Pruritus, Flush, Erythem; in schweren Fällen Urtikaria und Angioödem),
- Blutdruckabfall und ggf. Tachykardie,
- Atemwegsobstruktion (Ödeme von Pharynx und Larynx mit Stridor, Bronchialobstruktion),
- gastrointestinale Symptome (Übelkeit, Erbrechen, Durchfall, kolikartige Beschwerden, Harn- und Stuhldrang bzw. -abgang).

Es werden fünf Schweregrade unterschieden:

- 0
  lokale Reaktion mit begrenzter kutaner Rötung usw.
- I
  leichte Allgemeinreaktion mit disseminierter kutaner Reaktion (Flush, Urtikaria, Pruritus), Niesen, konjunktivaler Reaktion, Unruhe, Kopfschmerz.
- II
  ausgeprägte Allgemeinreaktion mit Tachykardie, Hypotonie, Luftnot, ggf. Stuhl- und Harndrang.
- III
  bedrohliche Allgemeinreaktion mit Schock, Bronchospasmus, Bewusstseinstrübung oder -verlust, ggf. Stuhl- und Harnabgang.
- IV
  Vitalbedrohung mit Atem-/Kreislaufstillstand.

> Das *klinische Bild* variiert in Abhängigkeit vom Eintrittsort des Antigens, der Absorptionsrate und dem Grad der Sensibilisierung. Da es keine diagnostisch zwingende Konstellation von Symptomen und Befunden gibt, ist das „daran Denken“ wichtig (Tab. 1.5.5).

Initial können *Hauterscheinungen*, *abdominelle Symptome* oder *respiratorische Beschwerden* im Vordergrund stehen. In schweren Fällen, etwa bei intravenöser Antigenzufuhr, kann es ohne Hauterscheinungen und Atembeschwerden unmittelbar zum Schock oder zum Kreislaufstillstand kommen. Das beschwerdefreie Intervall kann Minuten bis mehrere Stunden betragen; regelmäßig treten die Symptome jedoch in der ersten Stunde nach Antigenexposition auf.

Therapie

Erstmaßnahmen

- Das *auslösende Agens* (z. B. Insektenstachel) wird unverzüglich entfernt. Bei i. v. Zufuhr der Noxe ist die Kanüle zu belassen, das Infusionssystem bzw. die Injektionsspritze jedoch auszutauschen.
- Ist kein *venöser Zugang* vorhanden, wird dieser unverzüglich mit einer möglichst weitlumigen Kanüle hergestellt und mit der forcierten Zufuhr von VEL begonnen.
- Die FiO_2 ist unverzüglich durch Zufuhr von *Sauerstoff* über Maske oder auch Nasensonde (mindestens 5 l/min) zu erhöhen.
- Bei schwerer Schocksymptomatik, Hypoxie mit Zyanose sowie starker Dyspnoe mit zunehmender Obstruktion der oberen Atemwege oder des Bronchialsystems sind *Intubation und Beatmung* (FiO_2 1,0) erforderlich.

Ein Ödem der oberen Atemwege (insbesondere Larynxödem) kann die Intubation unmöglich machen, dann bleibt die Koniotomie als Ultima Ratio. Das Larynxödem ist die häufigste Todesursache.

Medikamentöse Therapie

Volumengabe

> Die relative Hypovolämie wird durch forcierte Zufuhr von VEL behandelt (CVP-Zielwert etwa 10 mmHg).

Damit wird das theoretische Risiko einer (weiteren) UVR auf künstliche Kolloide vermieden, zumal der initiale Volumeneffekt der VEL zur Auffüllung des IVR hier ausreicht.

Katecholamintherapie

> Die pharmakologische Behandlung erfolgt in erster Linie mit *Adrenalin* (Suprarenin).

Durch Stimulierung der β_2- und β_1-Adrenozeptoren wirkt Adrenalin bronchodilatierend sowie positiv inotrop und chronotrop. In höheren Dosen kommt eine α-mimetisch induzierte Vasokonstriktion mit Erhöhung der SVR und antiödematöser Wirkung hinzu.

Adrenalin wird grundsätzlich i. v. appliziert. Eine i. m. Injektion kommt nur zur Selbstmedikation bei bekannter Atopie infrage, während die inhalative Zufuhr allenfalls bei drohendem Larynxödem (zur topischen Abschwellung) oder – ergänzend – bei Bronchialobstruktion indiziert ist.

- Bei ausgeprägter Schocksymptomatik oder massiver Bronchialobstruktion wird Adrenalin unter laufender Puls- und Blutdruckkontrolle – möglichst unter kontinuierlicher EKG-Ableitung – in kleinen Dosen von 50 (–100) µg/min langsam i. v. injiziert.
- Dazu wird eine Ampulle mit 1 mg Adrenalin mit 0,9 % NaCl auf 10 ml verdünnt (1 ml = 100 µg).

> Bei adrenalinrefraktärer schwerer Hypotonie wird zusätzlich *Noradrenalin* (Arterenol) eingesetzt, um die Vasokonstriktion zu erzwingen.

- *Noradrenalin* wird in initialen Dosen von 50–100 µg i. v. ggf. wiederholt injiziert.
- Dazu wird eine Ampulle mit 1 mg Noradrenalin mit 0,9 % NaCl auf 10 ml verdünnt (1 ml = 100 µg).

Als Ultima Ratio ist ein Therapieversuch mit Vasopressin (1 × 40 E i. v.) gerechtfertigt.

Glukokortikoide

> *Glukokortikoide* sind insbesondere bei schwerem Bronchospasmus sowie bei verzögert-progredienter Symptomatik indiziert.

- Es werden 500–1000 mg Prednisolon (Solu-Decortin H) einmalig i. v. injiziert.
- Der Mechanismus der nach 10–30 min beginnenden „membranstabilisierenden Wirkung" ist weitgehend unklar.
- Die antiinflammatorischen Effekte beruhen auf einer veränderten Genexpression und benötigen bis zur Ausprägung etwa 1–2 h.

Tab. 1.5.4 Klinisch relevante Katecholamineffekte an kardiovaskulären Adreno- und Dopamin-Rezeptoren. *In vivo durch Barorezeptor-Stimulation parasympathische Gegenregulation

Rezeptor	α_1	β_1	β_1	D_1
Lokalisation	Glatte Gefäßmuskulatur	Myokard	Glatte Gefäßmuskulatur	Renale und mesenteriale Arterien
Effekt	Vasokonstriktion	Positiv ino- und chronotrop	Vasodilatation	Vasodilatation
Dobutamin	+	+++	+	-
Noradrenalin	+++	++*	+	-
Adrenalin	++	++	++	-
Dopamin	+	++	-	+++

Tab. 1.5.5 Differenzialdiagnose anaphylaktischer bzw. anaphylaktoider Reaktionen

- Vagovasale Episoden
- Akute respiratorische Ereignisse
  - Akuter Asthmaanfall
  - Akutes Lungenödem
  - Lungenembolie
  - Spontanpneumothorax
  - Fremdkörperaspiration
  - Epiglottitis
- Akute kardiale Ereignisse
  - Supraventrikuläre Tachykardien
  - Akutes Koronarsyndrom
- Überdosierung von Medikamenten
- Betäubungsmittel-Intoxikation
- Arzneimittel-Unverträglichkeitsreaktionen
- Andere Ursachen wie Karzinoid, Mastozytose, hereditäres Angioödem

Tab. 1.5.6 Anhaltswerte für Atemfrequenz (AF), HR in Ruhe, SAP und DAP sowie Hb-Konzentration und Hkt in Abhängigkeit vom Lebensalter

Alter	**AF** [1/min]	**HR** [1/min]	**SAP / DAP** [mm Hg]	**Hb** [g/dl]	**Hkt** [%]
Neugeborene	30–40	95–145	60/35	13–19	39–57
Säuglinge	30–40	90–160	96/66	9–14	27–42
2–5 Jahre	20–30	95–140	99/65	10–14	30–42
5–11 Jahre	15–20	80–120	105/57	11–14	33–42
> 11 Jahre	12–16	60–100	115/59	12–15	36–45

Histaminantagonisten

Histaminantagonisten werden nur ergänzend eingesetzt, um insbesondere die histaminvermittelte Vasodilatation und Bronchokonstriktion zu vermindern.

- Stets werden H_1- und H_2-Antagonisten kombiniert, z. B. 2 mg Clemastin (Tavegil) und 50 mg Ranitidin (Zantic) i. v.
- Wegen ihrer rascheren Wirkung sind nur die älteren, sedierenden H_1-Antagonisten geeignet.

Theophyllin

Theophyllin (Bronchoparat) kann bei schwerer Bronchospastik additiv eingesetzt werden – die Substanz wird aber wegen ihrer geringen therapeutischen Breite zunehmend verlassen. Die Initialdosis beträgt 5 mg/kg KG, bei mit Theophyllin vorbehandelten Patienten die halbe Dosis.

Symptombezogene medikamentöse Therapie bei Anaphylaxie Grad I–II

Eine Anaphylaxie Grad I oder II mit Hautreaktionen, aber geringer Atemwegs- und Kreislaufreaktion ohne Schocksymptomatik wird symptomorientiert wie folgt behandelt:

- Zur Allgemeintherapie vorzugsweise Antihistaminika; z. B. 2 mg Clemastin (Tavegil) + 50 mg Ranitidin (Zantic).
- Bei Bronchospasmus vorzugsweise β_2-Mimetika; z. B. Fenoterol (Berotec N 100 µg Dosier-Aerosol) bis 4 Hübe zu 100 µg und Reproterol (Bronchospasmin Injektionslösung) 90 µg langsam i. v.; additiv ggf. Theophyllin (z. B. Bronchoparat) 5 mg/kg KG i. v. (bei Dauermedikation halbe Dosis) und Prednisolon (Solu-Decortin H) 250 mg i. v.
- Bei Hypotonie eine Ampulle mit 2 ml Cafedrin-Theodrenalin (Akrinor) auf 10 ml verdünnt fraktioniert i. v.

Alle Patienten mit einer ausgeprägteren anaphylaktischen Reaktion sind – insbesondere bei Depotwirkung der Noxe – stationär aufzunehmen und zu überwachen. Dies gilt auch bei erfolgreicher Initialtherapie, da Spätreaktionen mit Arrhythmie, myokardialer Ischämie oder respiratorischer Insuffizienz noch bis 12 h nach dem Ereignis auftreten können.

Septischer Schock

Pathogenese und Pathophysiologie

Der septische Schock ist eine sepsisinduzierte Verteilungsstörung des zirkulierenden Blutvolumens im Sinn des distributiven Schocks. Er entsteht infolge einer Invasion pathogener Mikroorganismen oder deren toxischer Produkte und geht – trotz adäquater Volumensubstitution – mit einem SAP < 90 mmHg oder einem Blutdruckabfall > 40 mmHg vom Ausgangswert sowie klinischen Zeichen einer eingeschränkten Organfunktion einher.

Eine Vielzahl infektiöser (Erreger) und nichtinfektiöser Noxen (Trauma) kann eine Entzündungsreaktion des Gesamtorganismus auslösen, die je nach Schweregrad als SIRS, Sepsis, schwere Sepsis oder septischer Schock bezeichnet wird. Im Verlauf des septischen Geschehens führt die Stimulation von Immunsystem und Endokrinium zur Aktivierung humoraler und zellulärer Mediatoren mit Störungen der Vasoregulation und Endothelfunktion sowie konsekutiver Distributionsstörung in der Makro- und Mikrozirkulation. Auch die Sauerstoffverwertung ist gestört, sodass einzelne Organe oder Organbezirke letztlich hypoxisch werden. Rheologische Störungen sowie eine gesteigerte transkapilläre Flüssigkeitssequestration mit interstitiellem Ödem und Abnahme des intravasalen Volumens tragen wesentlich zum Geschehen bei; darüber hinaus ist auch die myokardiale Kontraktilität vermindert.

Grundzüge der Diagnostik

Als *allgemeine Befunde* weisen die Patienten Störungen der Vigilanz, Fieber (selten Hypothermie) und Schüttelfrost auf. Die Haut ist heiß und gerötet, seltener kühl und blass.

Die *Kreislaufreaktionen* sind durch Tachykardie und initiale Blutdruckschwankungen gekennzeichnet; im Verlauf fallen SVR und arterieller Druck ab. Die für andere Schockformen typische Zentralisation tritt erst im Stadium der Dekompensation auf. Neben der im Vordergrund stehenden Kreislaufinsuffizienz kann die Funktion weiterer Organsysteme gestört sein, was als *Multi-Organ-Dysfunktionssyndrom (MODS)* bezeichnet wird. Dazu zählen vor allem:

- septische Enzephalopathie mit Verwirrtheit und/oder progredienter Abnahme der Vigilanz bis zum Koma,
- Störung des pulmonalen Gasaustauschs mit Dyspnoe und arterieller Hypoxie,
- Oligurie,
- Koagulopathie und Thrombozytopenie.

Zur unverzichtbaren *Anamnese und körperlichen Untersuchung* zählen:
- Vorgeschichte und jetzige Anamnese,
- Beurteilung von *AZ* und *Bewusstsein* sowie Prüfung auf Meningismus,
- Beurteilung klinischer Zeichen der *Hypoperfusion* mit Bewertung von Hautperfusion und -kolorit,
- vollständige körperliche *Inspektion* und ggf. *Palpation* usw. auf Sepsisherde (einschließlich der Nasennebenhöhlen),
- Auskultation und Perkussion der *Lunge*,
- Auskultation des *Herzens*,
- Palpation und Auskultation des *Abdomens*.

Neben der Bestimmung der diagnostischen Basisparameter sind folgende Maßnahmen erforderlich:
- Anlage eines mehrlumigen ZVK mit hoher Flussrate,
- invasive arterielle Druckmessung,
- Röntgen-Übersichtsaufnahme der Thoraxorgane (a.-p.),
- Kontrolle der Urinausscheidung (unterer Grenzwert 0,5 ml/kg KG/h),
- Bestimmung der KKT.

Zur weiteren, hier nur stichpunktartig genannten weiteren Diagnostik zählen:
- allgemeine Laborparameter,
- arterielle sowie zentral- oder gemischtvenöse BGA (Normalwert der zentralvenösen sO_2 70–75 %),
- Bestimmung der Laktat-Konzentration im Plasma,
- weitere bildgebende Diagnostik (CT und ggf. Echokardiografie),
- Bestimmung biochemischer und sonstiger Sepsisparameter wie Leukozyten, CRP und Prokalzitonin,
- mikrobiologische Infektionsdiagnostik,
- HZV-Bestimmung und assoziierte Messwerte (Pulskonturanalyse, PAK).

Grundzüge der Therapie

Grundlagen

> Die Therapie erfolgt obligat auf einer Intensivstation mit entsprechender Ausstattung zur nichtinvasiven und invasiven Diagnostik und Überwachung.

Die Therapie wird in unterteilt in die kausale Therapie (chirurgische Herdsanierung und gezielte antimikrobielle Therapie), die intensivmedizinisch-supportive Therapie sowie adjuvante therapeutische Ansätze. Hier werden nur die Grundzüge der intensivmedizinisch-supportiven Therapie dargestellt.

Allgemeine therapeutische Maßnahmen

- Frühzeitige Intubation und kontrollierte Beatmung, da Analgosedierung und kontrollierte Beatmung den Sauerstoffverbrauch bis zu 25 % senken. Der Einsatz von Etomidat zur Narkoseeinleitung oder Analgosedierung ist wegen der damit verbundenen Suppression der Glukokortikoid-Synthese in der Nebennierenrinde kontraindiziert.
- Aufbau der enteralen Ernährung möglichst in den ersten 12 h oder zumindest Benetzung des MDT mit Flüssigkeit (Tee), um die Barrierefunktion der Mukosa zu schützen und die Translozierung von Bakterien und Toxinen zu vermeiden.
- BZ-Kontrolle (Zielwert < 150 mg/dl bzw. < 8,3 mmol/l).

Volumenersatz und Blutkomponenten

> Durch frühzeitigen forcierten Volumenersatz ist zunächst ein ausreichendes zirkulierendes Blutvolumen herzustellen, um einen suffizienten venösen Rückstrom zum Herzen mit adäquatem HZV zu ermöglichen.

Der Volumenbedarf wird häufig unterschätzt. Durch erhöhte Gefäßpermeabilität mit peripherer Vasodilatation und Volumenverschiebung in das Interstitium kann er in der Akutphase mehrere Liter betragen.
- Bei klinisch manifestem Kapillarleck erfolgt der Volumenersatz vornehmlich mit VEL.
- Bei bedrohlicher Hypotonie ist der Einsatz von GEL zu erwägen.

Ein optimaler Hb-Wert ist unbekannt und insbesondere vom Alter, den Vorerkrankungen und der aktuellen klinischen Situation abhängig, wobei bestmögliche Normovolämie durch Zufuhr kristalloider oder auch kolloidaler Lösungen vorausgesetzt wird.

- Bei schwerer Sepsis soll ein Hb-Wert von 7–8 g/dl nicht unterschritten werden.
- Im manifesten septischen Schock wird ein unterer Hb-Grenzwert von 9–10 g/dl empfohlen, dies insbesondere bei gemischt- oder zentralvenöser $sO_2 < 70\,\%$ und manifester Laktazidose.

Katecholamintherapie

Vasokonstriktorische und positiv inotrope Substanzen werden erst eingesetzt, wenn trotz optimierter Vorlast ein MAP <65 mmHg persistiert, wobei die klinische Gesamtsituation (Vorerkrankungen usw.) zu beachten ist.

- *Noradrenalin* (Arterenol) ist der Vasopressor der ersten Wahl. Initial werden 0,1–0,2 µg/kg KG/min verabreicht, die unter invasiver Kreislaufüberwachung angepasst werden.
- Persistiert der Schock trotz adäquater Zufuhr von Volumen und Noradrenalin, wird zusätzlich die kardiale Kontraktilität mit *Dobutamin* (Dobutrex) gesteigert.
- *Adrenalin* (Suprarenin) ist die Ultima Ratio bei anderweitig nicht zu steigernder Kontraktilität.

Hydrocortison

Hydrocortison (Tagesdosis bis 300 mg) ist nur im therapierefraktären katecholaminpflichtigen septischen Schock indiziert.

Neurogener Schock

Pathogenese und Pathophysiologie

Der neurogene Schock ist ein distributiver Schock und beruht auf einer generalisierten und ausgedehnten Vasodilatation mit relativer Hypovolämie infolge einer Imbalance der sympathischen und parasympathischen Regulation der glatten Gefäßmuskulatur.

Ursachen sind:
- Ischämische Schädigung der zentralen Vasomotorenzentren, z. B. bei SAB und erhöhtem ICP.
- Schädigung oder Unterbrechung der Efferenzen der Vasomotorenzentren, z. B. bei spinalem Trauma und Ischämie.
- Alteration der Inputfolge oder -verarbeitung zum Vasomotorenzentrum, z. B. bei neurokardialer Synkope, Karotissinussyndrom und vagalen Reflexen.

Letztlich ist die sympathische Steuerung der Vasomotoren unterbrochen oder gestört. Dies führt zur arteriellen Hypotonie, ohne dass sonstige „typische" Schockursachen (wie starker Blutverlust) vorliegen.

Diagnostik

Allgemeine Symptome und Befunde

Allgemeine Symptome und Befunde sind:
- plötzlicher Blutdruckabfall,
- Bradykardie,
- langsamer, „springender" Puls,
- ggf. Bewusstseinsverlust,
- blasse, warme und trockene Haut,
- Verlust der spinalen Reflexe und Sensibilität bei hoher medullärer Läsion.

Basisdiagnostik

Neben den diagnostischen Basisparametern sind erforderlich:
- *klinische Beurteilung* von AZ und Volumenstatus,
- Anlage eines *ZVK* zur Bestimmung des *CVP*,
- bei protrahiertem Schock *invasive arterielle Druckmessung*,
- Anlage eines *Blasenverweilkatheters* zur Bestimmung der stündlichen Urinproduktion (unterer Grenzwert 0,5 ml/kg KG/h),
- Bestimmung der KKT,
- Bestimmung der Hb-, Elektrolyt-, Laktat- und Glukosekonzentrationen im Plasma.

Erweiterte Diagnostik

- Erhebung der neurologischen *Anamnese*,
- Beurteilung der *Vigilanz* nach der GCS,
- *neurologische Untersuchung*; insbesondere Prüfung von Meningismus, Pupillomotorik, Spontan- und Abwehrbewegungen, Pyramidenbahnzeichen und segmentalen motorischen und sensiblen Funktionen,

- bei protrahiertem Schock mit Katecholaminbedarf erweiterte hämodynamische Überwachung mit arterieller Pulskonturanalyse.
- CT-Diagnostik, Liquordiagnostik, EEG- und Doppler-Untersuchungen usw.

Therapie

Allgemeine therapeutische Maßnahmen

- Erhöhung der FiO_2 durch Sauerstoffzufuhr über Maske oder auch Nasensonde; bei schwerer Kreislauf- oder respiratorischer Insuffizienz Intubation und kontrollierte Beatmung.
- Anlage von mindestens zwei leistungsfähigen peripheren Venenzugängen für die Volumentherapie und evtl. getrennte Infusion von Katecholaminen.
- Anlage eines ZVK zur CVP-Bestimmung und Medikamentenzufuhr.
- Zügiger Ausgleich der relativen Hypovolämie mit kolloidalen und kristalloiden Lösungen bis zur Optimierung von SAP, HR und CVP bzw. HZV.Bei fortbestehendem Schock Steigerung der SVR mit Noradrenalin (Arterenol) in einer Initialdosis von 0,05 µg/kg KG/min.
- Bei ventrikulärer Dysfunktion Steigerung der Kontraktilität durch Dobutamin (Dobutrex) in einer Dosis von 2,5–15 µg/kg KG/min (oder ggf. Adrenalin).

Spezielle therapeutische Maßnahmen

- *Osmotherapeutika* (z. B. Infusion von 250 ml 20 % Mannitol) sind bei akuter infratentorieller Druckerhöhung bis zur chirurgischen Dekompression indiziert.
- Die *Dekompression des Hirnstamms* ist bei Einblutungen in das Kleinhirn und dortigen raumfordernden Infarkten zu erwägen.
- Bei Basilaristhrombose ist die *intraarterielle Thrombolyse* indiziert, sofern die Symptomatik – regelmäßig – nicht länger als 6 h besteht.

Besonderheiten im Kindesalter

Grundlagen

Allgemeine Physiologie und Pathophysiologie

- Frühgeborene sind Neugeborene, die vor der abgeschlossenen 37. SSW geboren wurden oder deren Geburtsgewicht < 2500 g beträgt.
- Neugeborene sind reife, termingerecht geborene Kinder im Alter bis 28 Tage.
- Säuglinge sind Kinder im Alter von 29 Tagen bis 12 Monaten.
- Kleinkinder sind Kinder im Alter von 1–6 Jahren.
- Schulkinder sind Kinder im Alter von 6–14 Jahren.

> Wegen der im Vergleich zum KG relativ größeren KOF von Neugeborenen, Säuglingen und Kleinkindern sind die insensiblen Wasserverluste deutlich höher als beim Erwachsenen. Neugeborene und Säuglinge sind darüber hinaus durch Auskühlung besonders gefährdet.

Das Gesamtkörperwasser beträgt beim Neugeborenen 70–75 % des KG und erreicht im Alter von 1 Jahr annähernd den Erwachsenenwert. Der EZR entspricht beim Neugeborenen und jungen Säugling etwa 40 % des KG, im Alter von 1 Jahr noch etwa 25 % des KG. Zu Beginn des Schulkindalters werden mit 20 % des KG die Werte des Erwachsenen erreicht.

> Neugeborene können ihr HZV nur sehr begrenzt steigern, weil SV und HR bereits im Normalzustand im oberen Leistungsbereich liegen. Bei Volumenverlusten ist daher nur eine begrenzte Reserve vorhanden.

Die Anhaltswerte für *AF, HR, SAP, DAP, Hb und Hkt* im Kindesalter sind in Tab. 1.5.6 zusammengestellt. Das *KG* kann vom 1.–10. LJ nach folgender Formel geschätzt werden, wobei jedoch starke Abweichungen möglich sind:

KG [kg] = (Alter in Jahren + 4) × 2

Allgemeine Diagnostik und Therapie

Zur allgemeinen Diagnostik zählen:

- *kontinuierliche EKG-Ableitung*,
- Messung der *$psaO_2$*,
- vorwiegend oszillometrische *Blutdruckmessung* (Manschettenbreite etwa zwei Drittel der Oberarmlänge).

Eine *arterielle Hypotonie* liegt bei Unterschreiten folgender SAP-Werte vor:

- Neugeborene < 55–60 mmHg,
- Säuglinge < 70 mmHg,
- Kleinkinder < 70 mmHg + 2 × das Alter in Jahren,
- Schulkinder < 90 mmHg.

Falls die Venenpunktion nicht rasch genug gelingt, ist ein *intraossärer Zugang* zu wählen (Abb. 1.3.23).

Hypovolämischer Schock

Pathogenese und Pathophysiologie

Der hypovolämische Schock ist die häufigste Schockform im Kindesalter. Wichtige pathogenetische Prinzipien sind:

- Schwere Dehydratation mit hypovolämischem Schock im engeren Sinne vor allem durch gastrointestinale Verluste (Diarrhö, Ileus, unstillbares Erbrechen usw.). Dieser Dehydratationsschock ist durch niedriges HZV und hohe SVR gekennzeichnet.
- Akute äußere oder innere Blutungen (Trauma, gastrointestinale Blutung) mit traumatisch-hämorrhagischem oder hämorrhagischem Schock.
- Verbrennung mit traumatisch-hypovolämischem Schock.
- Seltenere Ursachen wie Addison-Krise und adrenogenitales Syndrom mit Salzverlust.

Da der Flüssigkeitsumsatz von Neugeborenen und Säuglingen mehr als doppelt so hoch ist als der des Erwachsenen, muss schon bei leichter Dehydratation eine rasche Flüssigkeitssubstitution erfolgen.

Diagnostik

Klinisch wird die Dehydratation in drei Schweregrade unterteilt:

- *Leichte Dehydratation* – Gewichtsverlust < 5 %. Die Kinder sind klinisch weitgehend unauffällig.
- *Mittelschwere Dehydratation* – Gewichtsverlust 5–10 %. Der AZ ist beeinträchtigt, die Kinder wirken krank, sind oft unruhig, der Hautturgor ist vermindert, die Schleimhäute sind trocken, die Fontanelle ist eingesunken, die HR erhöht. Es besteht eine Oligurie (0,5–1,0 ml/kg KG/h), die Kapillarfüllungszeit ist auf > 2 s verlängert.
- *Schwere Dehydratation* – Gewichtsverlust > 10 %. Die Kinder sind somnolent bis komatös, mit stehenden Hautfalten, trockenen Schleimhäuten, halonierten Augen und deutlich eingesunkener Fontanelle. Sie sind tachykard, zentralisiert und anurisch (< 0,5 ml/kg KG/h); die Kapillarfüllungszeit ist auf 3–4 s verlängert.

Auch die *sonstigen Formen der Hypovolämie* (z. B. infolge Blutverlust) zeigen ähnliche Symptome:

- Der kompensierte Schock ist durch Sinustachykardie (mit noch normalem SAP), Tachypnoe und Oligurie gekennzeichnet.
- Kinder im dekompensierten Schock sind soporös bis komatös. Sie weisen eine Cheyne-Stokes-Atmung sowie eine ausgeprägte Tachykardie oder auch Bradykardie (als besonders ungünstiges Zeichen) auf, der SAP ist stark erniedrigt oder nicht messbar, die Peripherie ist kalt und zyanotisch; darüber hinaus liegt eine Anurie vor.

Die Kompensationsfähigkeit insbesondere von Kleinkindern kann die Schwere der Störung verschleiern, bis plötzlich eine Dekompensation eintritt.

Therapie

Grundlagen

- Zufuhr von *Sauerstoff* über Maske (1–5 l/min), ggf. Intubation und Beatmung.
- Anlage von suffizienten *Gefäßzugängen* (ggf. intraossäre Zugängen) zur schnellen Auffüllung des IVR. In den ersten drei Lebenstagen kann auch ein *Nabelvenenkatheter* benutzt werden.
- Bei Neugeborenen und Säuglingen ist strikt auf *Normothermie* zu achten (Vermeidung von Wärmeverlusten, Inkubator, Wärmematten und -strahler).
- *Fieber* ist – parallel zur adäquaten Rehydratation – konsequent zu senken, z. B. mit Paracetamol (ben-u-ron; 20 mg/kg KG rektal/oral; bei Kindern > 33 kg KG 15 mg/kg KG über 15 min i. v.) oder Metamizol (Novalgin; 10–15 mg/kg KG als Kurzinfusion im Abstand von mindestens 6 h i. v.). Physikalische Maßnahmen wie Wadenwickel dürfen nur bei guter Hautperfusion, nach ausreichender Rehydratation und zusammen mit einer antipyretischen Medikation erfolgen.
- Zur *Analgosedierung* wird z. B. Morphin (0,1–0,2 mg/kg KG) oder Piritramid (Dipidolor; 0,05–0,1 mg/kg KG) langsam und verdünnt i. v. injiziert; bei Bedarf ergänzt

durch *Midazolam* (Dormicum; 0,05–0,1 mg/kg KG i. v.).

- Innerklinisch wird ein *ZVK* regelmäßig erst nach initialer Stabilisierung gelegt. Darüber hinaus ist ggf. eine *arterielle Kanülierung* zur kontinuierlichen invasiven Druckmessung usw. indiziert.

> Der Flüssigkeits- und Volumenersatz sowie die Katecholamintherapie unterscheiden sich grundsätzlich nicht von der des Erwachsenen, und in der Notfallsituation sind keine speziellen Infusionslösungen erforderlich.

Dehydratation

> Beim *hypovolämischen Schock infolge Dehydratation* ist die Substitution des Plasmavolumens mit VEL vordringlich.

- Initial werden 10–20 ml/kg KG innerhalb 15 min i. v. infundiert.
- Darauf folgt die weitere Zufuhr bis zur Stabilisierung – häufig sind Volumina von 40–60 ml/kg KG pro 24 h i. v. erforderlich.

Nach der initialen Stabilisierung wird die weitere Therapie den verschiedenen Formen der schweren Dehydratation (hyperton, isoton, hypoton) angepasst.

Akute Blutung

> Bei *traumatisch-hämorrhagischem und hämorrhagischem Schock* ist die Volumensubstitution mit kolloidalen Lösungen (HES, GEL) vorrangig.

- Die Dosierung orientiert sich an den Kreislaufparametern (initial etwa 10–25 ml/kg KG i. v.). 4 % GEL 30 und 6 % HES 130/0,4 sind etwa isoonkotisch und entziehen dem Interstitium kaum Flüssigkeit.
- Nach Stabilisierung wird ergänzend VEL zur Auffüllung des interstitiellen Defizits eingesetzt.
- Bei Neugeborenen und jungen Säuglingen genügt häufig auch eine Volumensubstitution mit VEL.

> Elektrolytfreie Lösungen wie 5 % Glukose sind wegen mangelnder Volumenwirkung und der Gefahr von Hyponatriämie, Hirnödem, Hyperglykämie und osmotischer Diurese kontraindiziert.

H/HHL (Dosis 4 ml/kg KG i. v.) sind zur Initialtherapie des schwersten hämorrhagischen und traumatisch-hämorrhagischen Schocks bei suffizient mobilisierbarem interstitiellem Volumen geeignet, während sie zur Therapie des hypovolämischen Schocks im engeren Sinne (cave Dehydratation) und des traumatisch-hypovolämischen Schocks kontraindiziert bzw. ungeeignet sind.

> Die Substitution von Sauerstoffträgern mit *EK* ist indiziert, wenn nach Infusion von 40–50 ml/kg KG kolloidalen und kristalloiden Lösungen keine hämodynamische Stabilisierung erreicht und die nachfolgenden Hb-Grenzwerte unterschritten werden.

Unter Beachtung der Einzelumstände werden folgende allgemeine Hb-Grenzwerte zur Substitution mit EK empfohlen, wobei meist Volumina von 10–15 (–20) ml/kg KG transfundiert werden:

- 12 g/dl für Neu- und Frühgeborene in den ersten 24 Lebensstunden,
- 10 g/dl für Neugeborene und Säuglinge bis Ende des 2. Monats,
- 7 g/dl für Säuglinge nach Ende des 2. Monats,
- 6 g/dl für Klein- und Schulkinder.

> *GFP* ist nur bei bedrohlichem Mangel an Gerinnungsfaktoren (z. B. Fibrinogen < 100 mg/dl) indiziert.

Bei – trotz suffizienter Volumensubstitution – zunächst nicht beherrschbarem Volumenmangel ist der überbrückende Einsatz von Adrenalin (oder auch Noradrenalin) erforderlich.

Verbrennung

Im Kindesalter überwiegen die Verbrühungen. Die Gefahr des traumatisch-hypovolämischen Schocks ist wesentlich größer als bei Erwachsenen; beim Säugling kann eine Verbrennung oder Verbrühung II. Grades von 20 % VKOF gravierende systemische Folgen haben. Nach den Erstmaßnahmen (Ablöschen, Entfernung betroffener Kleidung, kurzfristige Kühlung betroffener Hautareale bis 1 % VKOF – cave Hypothermie) sowie steriler Abdeckung ist für das weitere Vorgehen die Abschätzung der VKOF erforderlich. Dazu wird eine gegenüber dem Erwachsenenalter modifizierte Neuner-Regel benutzt, die insbesondere den höheren Anteil des oft betroffenen Kopfbereichs berücksichtigt (Abb. 2.9.2).

Wegen der Hydro- und Thermolabilität des kindlichen Organismus ist ab 5 % VKOF die stationäre Behandlung indiziert. Gleiches gilt für Verbrennungen Grad III geringeren Ausmaßes sowie bei Beteiligung von Gesicht, Händen und Genitalbereich.

Im Vordergrund der initialen Notfallbehandlung steht neben der adäquaten, im Kindesalter häufig vernachlässigten *Analgosedierung* die *rasche und ausreichende Flüssigkeitszufuhr*, die initial nur näherungsweise bestimmbar ist.

Präklinisch ist grundsätzlich keine vorauseilende Flüssigkeitstherapie erforderlich – für die kurze präklinische Phase genügt die Orientierung an SAP und HR bei einem Anhaltswert für die Flüssigkeitszufuhr von 10 ml/kg KG/h.

Die Flüssigkeitssubstitution nach starren Formeln dient lediglich als Anhalt zur Einleitung der Schocktherapie. Die *Parkland-Formel nach Baxter* ist insbesondere für Katastrophensituationen geeignet:

- Initialer Ersatzbedarf = 3–5 ml × kg KG × %VKOF pro 24 h i. v. (im Einzelfall bis 8 ml × kg KG × %VKOF pro 24 h i. v.).
- Die VKOF wird mit maximal 50 % berücksichtigt.
- Die Hälfte der errechneten Tagesmenge wird in den ersten 8 h nach dem Trauma (ggf. auch in 4 h) infundiert.

Wichtige Indikatoren eines suffizienten Volumenstatus sind die Urinmenge (Richtgröße 1 ml/kg KG/h, Säuglinge 2 ml/kg KG/h) sowie der CVP (Zielwert mindestens 10 mmHg). Der Volumenverlust infolge Begleitverletzungen ist getrennt in Rechnung zu stellen.

Zur Volumensubstitution werden VEL verwendet; zum Ersatz gleichzeitiger Blutverluste ggf. auch GEL oder HES.

Kardialer Schock

Pathogenese und Pathophysiologie

Der kardiale Schock im Kindesalter tritt meist infolge eines Herzfehlers mit duktusabhängiger Körperperfusion sowie bei massivem Links-rechts-Shunt, Kardiomyopathie, Myokarditis oder Klappeninsuffizienz auf.

Grundzüge der Diagnostik

Die *klinischen Zeichen* des kardialen Schocks (Zentralisation, kühle Peripherie, verminderte Mikrozirkulation, marmorierte Haut) entsprechen weitgehend denen der anderen Schockformen. Infolge der Einflussstauung sind die Venen meist prall gefüllt. Der Puls ist flach und – falls es sich nicht ursächlich um eine Bradykardie handelt – beschleunigt. Herzgeräusche weisen auf ein Vitium cordis hin.

Neben den diagnostischen Basisparametern zählen zur *weiteren Diagnostik und Überwachung*:

- Bei duktusabhängiger Körperperfusion Bestimmung der *$psaO_2$* präduktal an der rechten Hand und parallel dazu postduktal an einer unteren Extremität.
- Anlage eines *ZVK*.
- *BGA* (in der Akutphase vor allem zur Erfassung einer Azidose) und Bestimmung der *Plasmaelektrolyte* einschließlich Mg.
- Bestimmung der *kardialen Troponine T und I* (cTnT, cTnI).
- Bei Verdacht auf Myokarditis Bestimmung allgemeiner Infektparameter wie Differenzialblutbild und CRP.
- *Echokardiografie* zur Abklärung eines kongenitalen Vitiums usw.

Grundzüge der Therapie

Die allgemeine Optimierung der Kreislaufsituation orientiert sich an folgenden Punkten:

- Zur Sicherung einer adäquaten Vorlast soll der *CVP* etwa 10 mmHg betragen (cave Stauungsfolgen bei > 15 mmHg).
- *Glyceroltrinitrat* (Trinitrosan) senkt in Dosen von 1–5 (–20) µg/kg KG/min i. v. die SVR und PVR und damit die Nachlast beider Ventrikel; darüber hinaus sinkt die Vorlast durch Dilatation der venösen Kapazitätsgefäße.
- *Dobutamin* (Dobutrex) wirkt in Dosen von 5–15 µg/kg KG/min i. v. positiv inotrop und moderat nachlastsenkend.
- *Adrenalin* (Suprarenin) steigert in niedriger Dosis (0,01–0,1 µg/kg KG/min i. v.) vornehmlich die Inotropie und damit das HZV. Mittlere Dosen (0,1–0,3 µg/kg KG/min i. v.) steigern zunehmend die SVR, bis in hoher Dosis (> 0,3 µg/kg KG/min i. v.) die SVR-Erhöhung dominiert.

- *Noradrenalin* (Arterenol) ist insbesondere zur gezielten Steigerung der SVR bei sonst therapierefraktärer Hypotonie indiziert.
- Eine *metabolische Azidose* wird durch vorsichtige Pufferung mit *Natriumhydrogencarbonat* ausgeglichen. Von der errechneten Dosis (BE × 0,3 × kg KG = ml Natriumhydrogencarbonat 8,4 %) wird initial nur die Hälfte gegeben.
- Bei zyanotischem Vitium wird zur Optimierung des Sauerstoffangebots eine Hb-Konzentration von 17 g/dl angestrebt. Dazu ist ggf. die *Transfusion von EK* (10–15 ml/kg KG über 2–4 h) erforderlich.

> Bei *zyanotischen Vitien* kann die unkritische Zufuhr von Sauerstoff die PVR senken, die pulmonale Perfusion erhöhen und die systemische Zirkulation bis zum Schock vermindern. Die periphere $psaO_2$ soll daher 70–80 % betragen.

Anaphylaktischer Schock

Pathophysiologie und klinische Diagnostik

Kinder leiden häufig unter Allergien; diese führen aber nur selten zum anaphylaktischen Schock. Die klinische Symptomatik entspricht insgesamt der des Erwachsenen.

> Die initialen Symptome lassen keine Abschätzung des Verlaufs zu. Für ein progredient schweres Bild spricht ein rascher zeitlicher Ablauf mit gleichzeitigen heftigen Reaktionen mehrerer Organsysteme. Es ist unverzüglich eine effiziente Therapie einzuleiten; jedes Abwarten ist gefährlich.

Grundzüge der Therapie

> Grundpfeiler sind die Sicherung des Atemwegs, die Auffüllung des Volumendefizits und der Einsatz von Katecholaminen.

- Bei Obstruktion der oberen Atemwege mit Stridor usw. erfolgt die Inhalation von 4–8 mg Epinephrin (InfectoKrupp Inhal); dazu werden 7–14 Hübe zu je 0,56 mg Epinephrin appliziert.
- Ggf. ist der Atemweg durch rechtzeitige *Intubation* zu sichern.
- Zur Auffüllung des relativen Volumendefizits werden initial 20–30 ml/kg KG VEL rasch i. v. infundiert, nach Stabilisierung gefolgt von 5–10 ml/kg KG/h i. v.
- *Adrenalin* (Suprarenin) steigert die kardiale Kontraktilität und SVR bei gleichzeitiger Bronchodilatation. Eine Ampulle 1 : 1000 (1 ml = 1 mg) wird mit 0,9 % NaCl auf 10 ml verdünnt (Verdünnung 1 : 10.000; 1 ml = 100 µg). Davon werden bis 10 µg/kg KG (1 ml/10 kg KG) unter laufender Blutdruck- und Pulskontrolle (möglichst EKG-Ableitung) titrierend i. v. injiziert. Die Zufuhr kann auch intraossär erfolgen.
- Bei adrenalinrefraktärer schwerer Hypotonie ist zusätzlich *Noradrenalin* (Arterenol) indiziert. Es werden 0,5–1,0 µg/kg KG langsam und ggf. repetitiv i. v. injiziert. Dazu wird die Ampulle 1 : 1000 (1 ml = 1 mg) mit 0,9 % NaCl zumindest auf 10 ml verdünnt (1 ml = 100 µg).
- Ergänzend werden *Prednisolon* (Solu-Decortin H; initial 20 mg/kg KG i. v.) sowie *H_1-Antagonisten* wie Dimetinden (Fenistil; 0,05–0,1 mg/kg KG i. v.) oder Clemastin (Tavegil; 0,05 mg/kg KG i. v.) sowie *H_2-Antagonisten* wie Ranitidin (Zantic; 1 mg/kg KG als Kurzinfusion alle 6–8 h i. v.) verabreicht.
- Bei schwerer Bronchialobstruktion wird zusätzlich das β_2-Mimetikum *Terbutalin* (Bricanyl) in Dosen von 5–10 µg/kg KG (maximal 500 µg) subkutan oder 5 µg/kg KG über 10 min i. v. injiziert, ggf. gefolgt von entsprechenden Inhalationen.
- Additiv können 5–7 mg/kg KG *Theophyllin* (Bronchoparat) langsam i. v. injiziert werden.

Septischer Schock

Pathophysiologie und klinische Diagnostik

Das zugrunde liegende *Erregerspektrum* ist zum Teil vom Lebensalter abhängig.

> Bei jedem septischen Krankheitsbild muss eine Fokussuche und ggf. -sanierung erfolgen, ohne dass jedoch der Beginn der Antibiotikatherapie durch diagnostische Maßnahmen verzögert werden darf.

Grundzüge der Therapie

Die Letalität hängt insbesondere vom Zeitpunkt und Ausmaß der initialen Volumentherapie sowie der frühestmöglichen Initiierung einer kalkulierten Antibiotikatherapie ab.

Bei Meningokokken-Sepsis ist schon im Verdachtsfall eine antibiotische i. v. Therapie einzuleiten, z. B. mit Cefotaxim (Claforan).

- Zur Auffüllung des IVR werden initial 10-25 ml/kg KG VEL rasch i. v. infundiert. In den ersten 24 h kann ein Volumenersatz von 150–200 ml/kg KG oder mehr erforderlich werden.
- Zur gezielten Steigerung der SVR ist *Noradrenalin* (Arterenol) in Dosen von 0,1–1,5 µg/kg KG/min i. v. indiziert; bei Bedarf ergänzt durch *Dobutamin* (Dobutrex) zur Steigerung der myokardialen Kontraktilität (Dosis 5–15 µg/kg KG/min i. v.).
- Die Ultima Ratio zur Erhaltung von HZV sowie myokardialem und zerebralem Perfusionsdruck ist *Adrenalin* (Suprarenin), das in Dosen von 0,1–5 µg/kg KG/min i. v. zugeführt wird.
- Die häufig bestehende Laktazidose wird zumindest teilweise mit *Natriumhydrogencarbonat* (1–2 mmol/kg KG über 20 min i. v.) bis zu einem Basendefizit < 10 mmol/l (bzw. einem pH > 7,25) kompensiert.

Neurogener Schock

Der neurogene Schock im Kindesalter ist selten. Die Pathogenese sowie die Grundzüge der Diagnostik und Therapie entsprechen weitgehend denen des Erwachsenenalters.

- Die Schockbekämpfung erfolgt durch Anheben des Gefäßtonus mit *Noradrenalin* (Arterenol; 0,1–1,5 µg/kg KG/min i. v.) sowie moderate *Volumentherapie* (10–15 ml/kg KG HES, GEL oder auch VEL i. v.).
- Ein begleitendes Lungenödem, das auf einer myokardialen Schädigung beruhen kann, wird ggf. zusätzlich mit Dobutamin oder Adrenalin behandelt.
- Bei frischer Rückenmarkverletzung wird – wie beim Erwachsenen – möglichst frühzeitig *Methylprednisolon* (Urbason solubile forte) verabreicht.

Literatur

Adams HA, Baumann G, Cascorbi I et al. Empfehlungen zur Diagnostik und Therapie der Schockformen der IAG Schock der DIVI. Köln: Deutscher Ärzte-Verlag 2005

Adams HA, Baumann G, Cascorbi I et al. Interdisziplinäre Behandlungspfade Hypovolämischer Schock – Eine Empfehlung der IAG Schock der DIVI unter Berücksichtigung von spezifischen Arzneimittelwirkungen und -interaktionen in der Akuttherapie. Köln: Deutscher Ärzte-Verlag; 2010

1.6 Analgesie, Sedierung und Anästhesie

Analgesie und Anästhesie

Die *medikamentöse Analgesie und Anästhesie* sind ärztliche Aufgaben, jedoch soll gerade der Arzt Zuspruch und Zuwendung – als von jedermann einsetzbare Basisanalgetika – nicht vergessen. Darüber hinaus ist durch einfache Lagerungsmaßnahmen, wie die Unterstützung der spontanen Schonhaltung des Patienten und die Ruhigstellung von Frakturen, oft eine Linderung zu erzielen.

Die *medikamentöse Analgesie* bedarf keiner näheren Begründung; über die Schmerzlinderung hinaus verbessert sie die respiratorische und kardiozirkulatorische Gesamtsituation des Patienten. Übermittlungsfehler oder die „Verschleierung" der Diagnose sind bei sorgfältiger Erhebung und Dokumentation von Anamnese und Befund nicht zu befürchten.

> Die *Anästhesie* ist kein Wert an sich und erfordert eine kritische Indikationsstellung, die auch von den fachlichen Qualitäten des Arztes abhängt.

Die Allgemeinanästhesie erleichtert die Stabilisierung der Vitalfunktionen des Notfallpatienten und schützt ihn vor stärksten Schmerzen. Grundsätzlich sind *Blitzeinleitung und Intubation* erforderlich, um den Atemweg des nicht nüchternen Patienten zu sichern. Maskenbeatmung, Larynxtubus und Larynxmaske sind übungsbedürftige Ersatzverfahren und eine Alternative zur Koniotomie (1.3 Allgemeine Techniken).

Bei der Intubation im Rettungsdienst sind *drei Schwierigkeitsgrade* zu unterscheiden:

- Grad 1 - die Intubation des tief Bewusstlosen ohne Medikamente, z. B. zum Zweck der Reanimation. Diese Maßnahme muss von allen Notärzten sicher beherrscht werden und kann auch durch erfahrene Rettungsassistenten erfolgen.
- Grad 2 - die Einleitung einer Anästhesie mit Intubation des noch spontan atmenden Patienten mit dem Ziel, die respiratorische bzw. kardiozirkulatorische Situation zu verbessern. Damit sind wesentliche Risiken wie Hypoxie und Aspiration verbunden, sodass dieses Vorgehen dem entsprechend erfahrenen Arzt vorbehalten ist. Bei schlechten Bedingungen kann es besser sein, die Spontanatmung durch Sauerstoffzufuhr und ggf. assistierte Maskenbeatmung zu unterstützen und die Oxygenierung mit Pulsoxymeter zu überwachen.
- Grad 3 - die unausweichliche, erschwerte Intubation mit Narkoseeinleitung in verzweifelter Situation, z. B. bei eingeklemmter Person mit stärksten Schmerzen und drohender Bewusstlosigkeit.

Grundregeln

Der Übergang zwischen suffizienter Analgesie und Überdosierung ist schleichend. Daher sind folgende *Grundregeln* zu beachten:

- Die Medikamente werden grundsätzlich über einen venösen Zugang mit laufender Infusion appliziert.
- Analgetika werden – im Gegensatz zur Blitzeinleitung der Anästhesie mit sicher ausreichender Dosis – titrierend zugeführt. Je nach AZ wird mit der halben Normaldosis oder weniger begonnen.
- Insbesondere bei Verwendung von Opioiden ist deren Wirklatenz zu beachten, um übereilte Nachinjektionen zu vermeiden.
- Analgetisch versorgte bzw. sedierte Patienten erhalten grundsätzlich Sauerstoff – z. B. 5 l/min – über Maske oder auch Nasensonde.
- Absaugung, Intubationsbesteck und Beatmungsbeutel müssen unmittelbar verfügbar sein.

Überwachung

Zur *Überwachung* von Notfallpatienten mit starken Schmerzen und hohem Analgetikabedarf sowie von Patienten in Allgemeinanästhesie ist neben den wachen Sinnen des Arztes ein Transportmonitor mit EKG, Pulsoxymetrie, Kapnografie und möglichst auch oszillometrischer Blutdruckmessung erforderlich.

Pharmakologie

Allgemeines

Die in Tab. 1.6.1 zusammengestellten zehn Medikamente sind geeignet, einzeln oder in Kombination die Versorgungs- und Transportphase des Notfallpatienten von 30–60 min zu überbrücken.

> Die RDE ist die Richtdosis für einen Erwachsenen von etwa 75 kg KG. Die Dosierung ist in jedem Einzelfall kritisch zu prüfen.

Analgetika

Metamizol

> Metamizol (Novalgin) ist ein Pyrazolon-Derivat mit relativ starken analgetischen und antipyretischen Effekten sowie zusätzlicher spasmolytischer Komponente.

Die Wirkung erfolgt vorwiegend über eine lokale Hemmung der Prostaglandin-Freisetzung sowie zusätzliche spinale und supraspinale Effekte; sie setzt innerhalb weniger Minuten ein und hält 2–4 h an. Metamizol wird hepatisch metabolisiert; die Metaboliten werden überwiegend renal eliminiert und treten in die Muttermilch über.

Bei zu schneller i. v. Injektion kann Metamizol einen Blutdruckabfall mit Tachykardie auslösen. Die Substanz soll daher langsam injiziert oder als Kurzinfusion gegeben werden.

Wesentliche notfallmedizinische Indikationen sind:

- Kolikschmerz,
- Traumaschmerz,
- Tumorschmerz.

Darüber hinaus wird Metamizol zur Fiebersenkung eingesetzt.

Notfallmedizinisch relevante KI sind:

- Pyrazolon- und Pyrazolidin-Allergie,
- akute hepatische Porphyrie,
- Störungen der Knochenmarkfunktion,
- Säuglinge < 3 Monate oder < 5 kg KG,
- 1. und 3. Trimenon (strenge Indikation im 2. Trimenon),
- Stillzeit.

> Die analgetische Einzeldosis für Erwachsene beträgt 6–12,5 mg/kg KG (RDE 500–1000 mg) i. v.; bei starken Schmerzen (Kolik) bis 30 mg/kg KG (2,5 g) i. v.

Morphin

> Morphin setzt durch Stimulation zentraler μ-Opioid-Rezeptoren das Schmerzempfinden herab. Spinale Schmerzimpulse werden unterdrückt und das absteigende schmerzhemmende System aktiviert; zusätzlich wird das Schmerzerleben durch Modulation des limbischen Systems mit anxiolytischer und euphorisierender Komponente verändert.

Die Wirkung setzt innerhalb einiger Minuten ein und hält etwa 4 h an. Morphin wird hepatisch metabolisiert, zu 90 % renal eliminiert und tritt in die Muttermilch über.

Wichtigste NW ist der verminderte zentrale Atemantrieb mit Gefahr der Asphyxie; weiter wird das Brechzentrum stimuliert und es tritt eine Miosis auf. Darüber hinaus steigt der Tonus der glatten Muskulatur im MDT. Durch zentrale sympathische Dämpfung und moderate Histamin-Freisetzung sinken die kardiale Vor- und Nachlast und damit der Blutdruck.

Wesentliche notfallmedizinische Indikationen sind:

- Myokardinfarkt,
- Angina pectoris und
- sonstige starke Schmerzzustände.

Wegen der Tonussteigerung der glatten Muskulatur wird Morphin bei Kolikschmerz nicht primär verwendet. Bei Patienten mit Asthma bronchiale oder allergischer Diathese ist besondere Vorsicht geboten. Bei Hypovolämie ist auf ausreichende Volumenzufuhr zu achten.

Wichtige relative KI sind:

- Störungen des Bewusstseins,
- Störungen von Atemantrieb und -funktion,
- manifeste Hypotension und Hypovolämie,
- Kinder unter 1 Jahr.

> Die analgetische Einzeldosis beim Erwachsenen beträgt 0,05–0,1 mg/kg KG (RDE 4–8 mg) i. v.

Morphin kann durch *Naloxon* spezifisch antagonisiert werden.

Fentanyl

> Fentanyl ist ein hochpotenter synthetischer Morphinagonist.

Die Wirkung setzt nach 2–3 min ein und hält 20–40 min an. Fentanyl wird hepatisch metabolisiert und mit einer HWZ von mehreren Stunden renal eliminiert. Die Substanz tritt in die Muttermilch über.

Die wichtigste NW ist eine potenziell lebensbedrohliche Atemdepression. Die Kreislaufeffekte sind geringer als die von Morphin.

Fentanyl wird als analgetische Komponente zur TIVA mit kontrollierter Beatmung verwendet; notfallmedizinisch relevante KI bestehen nicht. Der analgetische Einsatz bei Patienten in Spontanatmung ist nicht durch die Zulassung

Tab. 1.6.1 Indikation und RDE von zur Analgesie, Sedierung und Anästhesie in der Notfallmedizin besonders geeigneten Medikamenten (RDE = Richtdosis für einen Erwachsenen von etwa 75 kg KG). Dosis und RDE sind vom AZ des Patienten abhängig und in jedem Einzelfall zu prüfen

Präparat	Indikation	Dosis	RDE
Metamizol	Analgetikum bei leichten und mittelschweren Schmerzen	6–12,5 (–30) mg/kg KG i.v.	0,5–1 g i.v.
Morphin	Analgetikum bei stärksten Schmerzen, insbesondere bei internistischen Patienten	0,05–0,1 mg/kg KG i.v.	4–8 mg i.v.
Fentanyl	Analgetikum zur TIVA mit kontrollierter Beatmung	Analgesie in Spontanatmung 0,6–1,8 µg/kg KG i.v. Narkose 1,25–3,75 µg/kg KG i.v.	Analgesie in Spontanatmung 0,05–0,15 mg Narkose 0,1–0,3 mg i.v.
Esketamin	Analgetikum und Anästhetikum, vornehmlich bei traumatologischen Patienten	Analgesie 0,125–0,25 mg/kg KG i.v. (ggf. 0,25–0,5 mg/kg KG i.m.) Analgosedierung 0,3–0,5 mg/kg KG/h Anästhesie 0,5–1,0 mg/kg KG i.v. (ggf. 2,5 mg/kg KG i.m.)	Analgesie 10 –20 mg i.v. (ggf. 20 –40 mg i.m.) Analgosedierung 25 –40 mg/h Anästhesie 40 –80 mg i.v. (ggf. 200 mg i.m.)
Midazolam	Sedativum zur Sedierung in Spontanatmung und bei TIVA sowie bei Intoxikation mit Psychostimulantien	Sedierung 0,025 –0,05 (– 0,1) mg/kg KG i.v. Narkoseeinleitung 0,1 –0,2 mg/kg KG i.v.	Sedierung 2 –4 (–7,5) mg i.v. Narkoseeinleitung 7,5 –15 mg i.v.
Etomidat	Induktionshypnotikum zur Narkoseeinleitung bei kardiovaskulär stabilen Patienten	0,15–0,3 mg/kg KG i.v.	20 mg i.v.
Succinylcholin	Muskelrelaxans zur Blitzeinleitung	1,5 mg/kg KG i.v.	120 mg i.v.
Vecuronium	Muskelrelaxans mit mittellanger Wirkung	0,1 mg/kg KG i.v.	8 mg i.v
Butylscopolamin	Spasmolytikum bei Kolikschmerz		20–40 mg i.v.
Haloperidol	Neuroleptikum bei akutem psychot. Syndrom, Erregungszuständen, Intox. mit sedier. Drogen		5–10 mg i.v.

abgedeckt; hier sind mit Morphin und Esketamin geeignete Alternativen verfügbar.

Die Erwachsenen-Dosierung zur *Analgesie in Spontanatmung* beträgt 0,6–1,8 µg/kg KG (RDE 0,05–0,15 mg) i. v. – cave Atemdepression.
Zur *Narkose* werden beim Erwachsenen je nach AZ 1,25–3,75 µg/kg KG (RDE 0,1–0,3 mg) i. v. appliziert.

Fentanyl kann durch *Naloxon* spezifisch antagonisiert werden.

Esketamin

Esketamin (Ketanest S) ist ein Anästhetikum mit guten analgetischen und begrenzten hypnotischen Eigenschaften, das dosisabhängig zur Analgesie, Analgosedierung und Anästhesie benutzt wird.

Gegenüber dem Ketamin-Razemat verfügt Esketamin über eine etwa doppelte analgetische und anästhetische Potenz sowie bessere Steuerbarkeit mit kürzeren Aufwachzeiten. Wesentlicher Wirkmechanismus ist der nichtkompetitive Antagonismus für die exzitatorische Aminosäure Glutamat an der Phencyclidin-Bindungsstelle des N-Methyl-D-Aspartat-Rezeptors im ZNS, der durch „dissoziative Anästhesie" mit unvollständigem Bewusstseinsverlust gekennzeichnet ist. Esketamin erhöht den Sympathotonus – Folgen sind Anstieg von Blutdruck, HR und myokardialem Sauerstoffverbrauch sowie Broncholyse. Nach i. v. Zufuhr setzt die Analgesie innerhalb einer Kreislaufzeit ein und hält etwa 15 min an. Esketamin wird mit einer HWZ von 2–3 h hepatisch metabolisiert und vorwiegend renal eliminiert.

Die i. m. Zufuhr ist nur indiziert, wenn die i. v. Gabe unmöglich ist. Der fehlende venöse Zugang ist unverzüglich herzustellen.

Nach i. m. Injektion setzt die Wirkung nach 2–5 min ein und hält etwa 30 min an.

Eine Mononarkose führt häufig zu teils albtraumartigen Traumreaktionen. Zur Anästhesie erfolgt daher regelmäßig die Kombination mit einem Sedativum wie Midazolam (Dormicum), worauf in subanästhetisch-analgetischer Dosis auch verzichtet werden kann. Eine evtl. Hypersalivation kann mit Atropin kupiert werden.

Ein ICP-Anstieg ist nur bei Mononarkose ohne adäquate Beatmung zu erwarten.

Wesentliche notfallmedizinische Indikationen sind:

- Analgesie, Analgosedierung und Anästhesie bei traumatologischen Patienten mit Ausnahme des isolierten SHT.
- Narkoseeinleitung und Analgosedierung bei katecholaminpflichtigem kardialem Schock und Status asthmaticus.

Notfallmedizinisch relevante KI sind:

- manifeste Hypertonie,
- KHK und ACS,
- Präeklampsie und Eklampsie.

Zur *Analgesie* wird Esketamin in i. v. Boli, als Infusion sowie ggf. i. m. appliziert. Spontanatmung und Ansprechbarkeit bleiben regelmäßig erhalten. Eine Sedierung mit Midazolam ist nicht zwingend erforderlich.

Zur *Analgesie* genügen 0,125–0,25 mg/kg KG (RDE 10–20 mg) i. v. - ggf. wird die halbe Initialdosis nachinjiziert. Die *analgetische i. m. Dosis* beträgt 0,25–0,5 mg/kg KG (RDE 20–40 mg).

Zur *Analgosedierung* kann Esketamin auch kontinuierlich mit 0,3–0,5 mg/kg KG/h (RDE 25–40 mg/h) i. v. zugeführt werden.

Zur *TIVA* wird Esketamin kombiniert mit Midazolam oder als Monoanästhetikum eingesetzt. Im Ausnahmefall ist auch die i. m. Einleitung der Narkose möglich.

Zur *Blitzeinleitung* erhält der Patient je nach AZ bis 0,1 mg/kg KG Midazolam (RDE bis etwa 8,0 mg), 0,5–1,0 mg/kg KG Esketamin (RDE 40–80 mg) und 1,5 mg/kg KG Succinylcholin (RDE 120 mg) i. v. Nach der Intubation wird der Patient kontrolliert beatmet und Esketamin bei Bedarf in halber Initialdosis nachinjiziert. Weitere Midazolam-Injektionen sind nur selten erforderlich.

Bei Patienten in stark reduziertem AZ und manifestem Schock wird auf Midazolam verzichtet und Esketamin mit etwa 0,5 mg/kg KG (RDE 40 mg) i. v. appliziert.

Bei Übergang zur *kontinuierlichen TIVA* wird Esketamin in einer Erhaltungsdosis von etwa

2,0 ± 1,0 mg/kg KG/h infundiert und Midazolam in kleinen Boli i. v. injiziert.

Zur *i. m. Narkoseeinleitung* werden etwa 2,5 mg/kg KG (RDE 200 mg) Esketamin als Mischspritze mit 0,01 mg/kg KG Atropin (bis 0,5 mg) injiziert. Unter erhaltener Spontanatmung setzt die Wirkung innerhalb weniger Minuten ein. Venöser Zugang und Intubation sind unverzüglich nachzuholen.

Zur Beherrschung besonderer Situationen bei unkooperativen Patienten genügt meist die i. m. Injektion von 1,25–2,5 mg/kg KG Esketamin (RDE 100–200 mg), um die Venenpunktion und ggf. Intubation zu ermöglichen.

Sedativa und Hypnotika

Midazolam

Midazolam (Dormicum) ist ein wasserlösliches Benzodiazepin mit dosisabhängig anxiolytischer, sedierender, antikonvulsiver und amnestischer Wirkung.

Wirkort ist der $GABA_A$-Rezeptor im ZNS (GABA = Gamma-Amino-Butyric-Acid; Gamma-Amino-Buttersäure). Der Effekt wird nicht direkt, sondern über den Neurotransmitter GABA vermittelt; die Wirkstärke ist daher limitiert und durch Erhöhung der Dosis nicht beliebig zu steigern (ceiling effect). Nach i. v. Zufuhr setzt die Wirkung nach 30–60 s ein und ist nach 2–3 min voll ausgeprägt. Midazolam wird hepatisch metabolisiert und mit einer HWZ von etwa 2 h renal eliminiert. Die klinische Wirkdauer nach einmaliger Bolusinjektion liegt bei 30 min. Die Substanz tritt in die Muttermilch über.

Nach i. v. Zufuhr kann insbesondere bei geriatrischen Patienten und reduziertem AZ ein Atemstillstand eintreten. Die Wirkung kann bei eingeschränkter Leberfunktion und älteren Patienten nicht abschätzbar verlängert sein. Weiter sind paradoxe Effekte (Agitiertheit usw.) möglich. Die kardiovaskulären Effekte sind bei vorsichtiger Dosierung gering.

Wesentliche notfallmedizinische Indikationen sind:

- Sedierung und Anxiolyse,
- sedierende Komponente bei Analgosedierung und TIVA,
- Antikonvulsivum.

Wichtige KI sind:

- Neugeborene bis zum 4. Lebensmonat,
- Myasthenia gravis,
- Intoxikation mit sedierenden Substanzen.

Zur *Anxiolyse* genügt häufig ein Bolus von 1 mg i. v.
Zur *Sedierung* werden Boli von 1–2 mg titrierend i. v. injiziert, bis der Patient verwaschen spricht oder schlafend-weckbar ist. Die Gesamtdosis beträgt je nach AZ 0,025–0,05 (–0,1) mg/kg KG; entsprechend 2–4 (–7,5) mg.
Zur *Narkoseeinleitung* werden je nach AZ 0,1–0,2 mg/kg KG Midazolam (RDE 7,5–15 mg) in Kombination mit Esketamin oder Fentanyl i. v. injiziert.

Midazolam kann durch *Flumazenil* (Anexate) spezifisch antagonisiert werden.

Etomidat

Etomidat (Etomidat-Lipuro) ist ein hypnotisch wirksames Imidazol-Derivat ohne analgetische Potenz mit relativ großer therapeutischer Breite.

Als Wirkmechanismus gilt ein GABA-mimetischer, dämpfender Effekt auf die Formatio reticularis. Nach i. v. Injektion erlischt das Bewusstsein innerhalb einer Kreislaufzeit und kehrt nach etwa 5 min infolge Umverteilung der Substanz zurück. Die Eliminations-HWZ liegt über 4 h. Etomidat wird hepatisch inaktiviert, vorwiegend renal eliminiert und tritt in die Muttermilch über. Die kreislaufdepressiven Effekte sind relativ gering.

Wesentliche notfallmedizinische Indikationen sind:

- Narkoseeinleitung bei Traumapatienten mit isoliertem SHT ohne manifesten Schock,
- Kardioversion.

Der Einsatz bei Säuglingen unter 6 Monaten gilt als kontraindiziert. Etomidat supprimiert die Kortisol-Synthese für etwa einen Tag und erhöht schon bei einmaliger Anwendung die Letalität septischer Patienten.

Zur Narkoseeinleitung werden je nach AZ 0,15–0,3 mg/kg KG (RDE 20 mg) i. v. injiziert, wobei meist die zusätzliche Gabe eines Opioids erforderlich ist.

Sonstige Medikamente

Succinylcholin

Succinylcholin (Lysthenon, Pantolax) ist ein depolarisierendes Muskelrelaxans.

Die gebrauchsfertige Lösung wird temperaturabhängig hydrolysiert und soll kühl gelagert werden; alternativ ist die Trockensubstanz verfügbar. Die Wirkung setzt 30–60 s nach i. v. Zufuhr ein und hält etwa 5 min an. Sie wird durch Diffusion von der neuromuskulären Endplatte zurück in den Kreislauf beendet, wo die Substanz durch die Pseudo-Cholinesterase des Plasmas hydrolysiert und danach renal eliminiert wird.

Succinylcholin ist eine Triggersubstanz der malignen Hyperthermie (MH). Durch parasympathomimetische Effekte können vor allem bei Kindern Sinusbradykardien und andere Rhythmusstörungen auftreten; darüber hinaus wird die Kalium-Konzentration im Plasma erhöht. Wegen dieser NW ist der Einsatz von Succinylcholin auf die Narkoseeinleitung von nicht nüchternen, apsirationsgefährdeten Patienten begrenzt, was bei Intubation von Notfallpatienten jedoch grundsätzlich der Fall ist.

Wegen der unübertroffen *kurzen Anschlagzeit und Wirkdauer* ist Succinylcholin zur Blitzeinleitung indiziert, wobei zuvor jede Möglichkeit zur Präoxygenierung zu nutzen ist. Die Relaxierung erleichtert das schnelle Einführen des Endotrachealtubus. Falls die Intubation nicht gelingt, ist – zumindest bis zum Abklingen der Relaxierung – eine vorsichtige Maskenbeatmung notwendig bzw. der Atemweg mit einer alternativen Technik (Larynxtubus, Larynxmaske) zu sichern.

Notfallmedizinisch relevante KI sind:

- Unmöglichkeit der künstlichen Beatmung,
- MH-Disposition,
- neuromuskuläre Systemerkrankung,
- Zustand nach *mehrtägiger* Immobilisation, insbesondere bei Rückenmarkläsion und sonstigen Plegien.

Eine relative KI ist der Einsatz bei Patienten mit perforierender Augenverletzung. Durch Vorinjektion einer geringen Dosis Vecuronium (z. B. 1 mg bei 80 kg KG) zur Präkurarisierung kann versucht werden, die Tonuserhöhung der Augenmuskeln mit Anstieg des Augeninnendrucks zu vermindern.

Die Dosierung zur Blitzeinleitung beträgt 1,5 mg/kg KG (RDE 120 mg) i. v.

Vecuronium

Vecuronium (Norcuron) ist ein nicht depolarisierendes Muskelrelaxans mit mittellanger Wirkdauer ohne wesentliche kardiovaskuläre Nebeneffekte.

Es ist klinisch weitgehend durch neuere Substanzen ersetzt. In der Notfallmedizin ist die lange Haltbarkeit der Trockensubstanz logistisch vorteilhaft, zumal der Einsatz nicht zeitkritisch ist und selten erfolgt. Bei i. v. Zufuhr setzt der Effekt nach etwa 1,5 min ein und hält bis 45 min an. Die Substanz wird hepatisch metabolisiert und renal ausgeschieden.

Histamin-Freisetzung und anaphylaktische Reaktionen sind sehr selten.

Wesentliche notfallmedizinische Indikationen sind:

- kontrollierte Beatmung nach erfolgreicher Intubation,
- Präkurarisierung vor Gabe von Succinylcholin bei perforierender Augenverletzung.

Wichtige KI sind:

- Unmöglichkeit der künstlichen Beatmung,
- Myasthenia gravis.

Die Initialdosis zur Vollrelaxierung beträgt 0,1 mg/kg KG (RDE 8 mg) i. v.; ggf. kann eine Nachinjektion von 0,025 mg/kg KG (RDE 2 mg) i. v. erfolgen.

Butylscopolamin

Butylscopolamin (Buscopan) führt insbesondere bei spastischer Kontraktion zur Erschlaffung der glatten Muskulatur von Galle- und Harnwegen.

Die Wirkung beruht auf der kompetitiven Hemmung von Azetylcholin an postganglionären parasympathischen Synapsen, setzt unmittelbar nach der Injektion ein und hält etwa 4 h an.

Wichtige NW sind Blutdruckabfall, Tachykardie und Mundtrockenheit.

Wesentliche notfallmedizinische Indikationen, regelmäßig in Kombination mit einem Analgetikum, sind:

- spastische Schmerzzustände im Bereich von Magen, Darm und Gallenwegen,
- Koliken im Bereich des Urogenitaltrakts.

Wichtige KI sind:

- Tachyarrhythmie,
- mechanische Stenosen im MDT,
- Myasthenia gravis.

> Die Dosierung beim Erwachsenen beträgt 20–40 mg i. v.; Kinder und Jugendliche erhalten 0,3–0,6 mg/kg KG i. v.

Haloperidol

> Haloperidol (Haldol) ist ein starkes Neuroleptikum aus der Gruppe der Butyrophenone mit zentral dämpfenden, stark antipsychotischen und schwach sedierenden Effekten.

Die Substanz blockiert dopaminerge Rezeptoren des ZNS und die dopaminerge Übertragung im Frontalhirn. Nach i. v. Injektion setzt die Wirkung innerhalb weniger Minuten ein und hält mehrere Stunden an. Die Metabolisierung erfolgt in der Leber; die Plasma-HWZ beträgt etwa 15 h.

Haloperidol senkt die Krampfschwelle und kann Dyskinesien und extrapyramidale Störungen auslösen, die mit *Biperiden* (Akineton, RDE 5 mg i. v.) behandelt werden können. Bei alkoholbedingten Erregungszuständen kann die Kombination von Haloperidol und Midazolam zum Atemstillstand führen. Sehr selten wird ein malignes neuroleptisches Syndrom (mit Fieber, vegetativer Entgleisung, Bewusstseinstrübung und Muskelstarre) ausgelöst; auch ventrikuläre Arrhythmien und Hypotonie wurden beobachtet.

Wesentliche notfallmedizinische Indikationen sind:

- akutes psychotisches Syndrom,
- psychomotorischer Erregungszustand,
- alkoholbedingte Erregungszustände.

Wichtige KI sind:

- komatöse Zustände,
- Kinder unter 3 Jahren,
- anamnestisch bekanntes malignes neuroleptisches Syndrom.

> Initial werden 5–10 mg i. v. oder auch i. m. (Tagesdosis Erwachsene bis 60 mg) injiziert. Bei alten Patienten ist die Dosis zu reduzieren; hier sind teilweise Einzeldosen von 0,5–1,5 mg ausreichend. Die Tageshöchstdosis für Kinder beträgt 0,025–0,05 mg/kg KG.

Anwendung in Schwangerschaft und Stillzeit

Grundsätzlich können alle Medikamente zur Schädigung des Fetus, Neugeborenen oder Säuglings führen; viele passieren die Plazentaschranke und gehen in die Muttermilch über. Analgetika und Sedativa usw. sollen insbesondere in der Zeit der Embryogenese und frühen Fetalperiode bis etwa zur 16. SSW nur bei strenger Indikation eingesetzt werden.

> Es ist mit möglichst wenigen und gut etablierten Substanzen zu arbeiten, zumal eine Schwangerschaft in Notfallsituationen oft erst nachträglich bekannt wird.

Für die Anwendung in der *Schwangerschaft* gilt:

- *Metamizol* ist im 1. und 3. Trimenon kontraindiziert; im 2. Trimenon ist eine strenge Indikationsstellung erforderlich. Durch Hemmung der Prostaglandinsynthese kann es beim Neugeborenen zum vorzeitigen Verschluss des Ductus Botalli kommen.
- Für *Morphin* sind die Herstellerangaben widersprüchlich; zumindest ist eine strenge Indikationsstellung erforderlich. Die Verwendung unter der Geburt kann zur Atemdepression des Neugeborenen führen.
- Für *Fentanyl*, *Esketamin*, *Etomidat*, *Succinylcholin*, *Vecuronium*, *Butylscopolamin* und *Haloperidol* kann nur allgemein auf eine strenge Indikationsstellung verwiesen werden, die im Rettungsdienst grundsätzlich gegeben ist.
- *Midazolam* soll nur bei strenger Indikation benutzt werden. Bei hochdosierter Zufuhr kurz vor der Geburt besteht die Gefahr des „Floppy Infant"-Syndroms mit schlaffem Muskeltonus und Atemdepression.

> Weniger problematisch ist der Einsatz in der *Stillzeit*. Hier liegen meist ausreichende pharmakologische Erkenntnisse vor; darüber hinaus ist häufig schon krankheitsbedingt eine Stillpause erforderlich.

- Die Anwendung von *Metamizol* ist kontraindiziert, sofern keine Stillpause eingelegt wird.
- *Morphin* geht in die Muttermilch über, bei einmaliger Anwendung ist keine Stillpause erforderlich.
- Für *Fentanyl* wird eine Stillpause von 24 h empfohlen.
- Für *Esketamin* liegen keine Angaben vor; auch hier ist eine Stillpause zu empfehlen.
- *Midazolam* kann zu Sedierung, Atemdepression und Trinkschwäche des Säuglings führen und ist in der Stillperiode kontraindiziert bzw. erfordert eine Stillpause.
- *Etomidat* geht in die Muttermilch über; es wird eine Stillpause empfohlen.
- *Succinylcholin* und *Vecuronium* gelten als unbedenklich.
- *Butylscopolamin* vermindert die Milchproduktion, geht in die Muttermilch über und gilt als kontraindiziert.
- *Haloperidol* gilt als kontraindiziert, geht in die Muttermilch über und kann extrapyramidale Störungen des Säuglings auslösen. Wegen der langen HWZ ist auch nach einmaliger Anwendung eine längere Stillpause erforderlich.

Literatur

Adams HA. Analgesie, Sedierung und Anästhesie. In: Adams HA, Flemming A, Ahrens J, Schneider H, Hrsg. Kursbuch Notfallmedizin – Fibel für angehende Notärzte. Berlin: Lehmanns Media; 2009: 85–94

Rote Liste WIN 1/2010, Version 4.11. Frankfurt am Main: Rote Liste Service Gmbh; 2010

1.7 Hygiene und Infektionstransporte

Grundlagen

Hygiene ist die Lehre von der Verhütung der Krankheiten sowie der Erhaltung und Festigung der Gesundheit. *Hygiene im Rettungsdienst* ist damit nicht auf die Infektionsprophylaxe begrenzt; dazu zählen auch das Tragen geeigneter Schutzkleidung, die Fahrweise bei Alarmfahrten und die Eigensicherung an der Einsatzstelle.

> Im Zweifel hat die Erhaltung der Vitalfunktionen Vorrang vor der Vermeidung von Infektionsgefahren.

Wichtige *Rechtsgrundlage* für die Hygiene im Rettungsdienst sind die „Anforderungen der Hygiene an den Krankentransport einschließlich Rettungstransport in Krankenkraftwagen" der „Richtlinie für Krankenhaushygiene und Infektionsprävention" des Robert-Koch-Instituts (RKI-Richtlinie), in der weitere wichtige Beiträge wie die „Unfallverhütungsvorschrift (UVV) Gesundheitsdienst" enthalten sind, sowie die Leitlinie „Hygienemaßnahmen beim Patiententransport" des Arbeitskreises „Krankenhaus- und Praxishygiene" der AWMF.

> *Sterilisation* (Entkeimung) ist die Abtötung oder Entfernung aller Mikroorganismen aus einem Material. Bei der *Desinfektion* (Entseuchung) wird durch Abtöten, Inaktivieren oder Entfernen von Mikroorganismen die Keimzahl so reduziert, dass das Material nicht mehr infizieren kann.

Im Rettungsdienst dominiert die *chemische Desinfektion* mit Substanzen der Wirkungsbereiche A (Abtötung vegetativer Bakterienformen einschließlich Mykobakterien sowie von Pilzen und deren Sporen) und B (Inaktivierung von Viren). Desinfektionsmittel des Wirkungsbereichs B werden in *begrenzt viruzid* und *viruzid* unterteilt; Letztere erfassen auch unbehüllte und umweltresistentere Polio-, Rota- und Noroviren.

- Es werden die arbeitsbegleitende *laufende Desinfektion* während der Patientenversorgung, die *Schlussdesinfektion* nach dem Transport eines infektiösen Patienten und die zusätzliche abschließende *Raumdesinfektion* in Fällen besonderer Kontagiosität unterschieden.
- Die *Flächendesinfektion* erfolgt als Scheuer-Wisch-Desinfektion mit Zwei-Eimer-Methode (Abb. 1.7.1). Die Sprühdesinfektion ist nur für unzugängliche Ecken geeignet, da mit ihr keine Auflösung von Partikeln im Desinfektionsmittel erreicht wird.

Gemäß RKI-Richtlinie und in Ergänzung sonstiger Normen sind die Rettungsmittel mit Einmalhandschuhen, Schutzkleidung, Zellstoff, Brechschalen/-beuteln, Haut-, Hände- und Flächendesinfektionsmittel, Desinfektions-, Waschmittel- und Einmalhandtuchspendern, Patientenunterlagen, Decken, Urinflaschen, Steckbecken sowie geeigneten Abfallbehältern auszustatten (Abb. 1.7.2 und. 1.7.3). Das mitgeführte *Wasser* dient Reinigungszwecken, muss jedoch der Trinkwasserverordnung entsprechen.

> Für den *hygienischen Zustand des Rettungsmittels* ist der Beauftragte (z. B. die Hilfsorganisation) und nicht der Notarzt verantwortlich.

Allgemeine Mitarbeiterhygiene

> Zur *Hygiene im weiteren Sinn* gehört ein gepflegtes Erscheinungsbild der Mitarbeiter, das nicht nur auf hygienebewusstes Verhalten schließen lässt, sondern darüber hinaus den meisten Patienten ein Gefühl von Sicherheit und Geborgenheit gibt.

Das *Rauchen* in Rettungsfahrzeugen und beim Umgang mit Patienten ist nicht gestattet.

In der *Bekleidung* (Abb. 1.7.4) sind neben Hygienebelangen auch Witterungseinflüsse und Umgebungsgefahren zu beachten. Unter hygienischen Aspekten werden Berufs- und Schutzkleidung unterschieden; beide Kleidungsarten sind desinfizierend zu waschen:

- *Schutzkleidung* ist zu tragen, wenn die Gefahr einer Keimverschleppung – etwa bei Infektionstransporten – besteht; sie ist im Rettungsdienst nach dem Einsatz, sonst mindestens täglich sowie nach sichtbarer Verschmutzung zu wechseln.
- Die *Berufskleidung* (Einsatzkleidung) ist 2 × wöchentlich zu wechseln.
- Grundsätzlich sind *Einsatzhose* und *Sicherheitsschuhe* zu tragen und die *Einsatzjacke* griffbereit zu halten.
- Schutzhelme, Arbeitshandschuhe, Mund- und Kopfschutz sowie Schutzbrille werden im Fahrzeug gelagert.
- Ein *Augenschutz* ist z. B. bei Intubation eines Patienten mit erhaltenem Hustenreflex oder hoher Kontagiosität angezeigt.

> Bei allen Maßnahmen am Patienten sind grundsätzlich *Einmalhandschuhe* zu tragen; dazu ist ein Handvorrat in der Einsatzhose mitzuführen.

Die *hygienische Hände- bzw. Hautdesinfektion* ist nach jedem Kontakt der Haut mit Blut oder Sekreten usw. umgehend erforderlich, ebenso nach jedem Kontakt mit infektiösen Patienten (Abb. 1.7.5).

- Die hygienische Händedesinfektion soll routinemäßig und häufig erfolgen; sie ist die wichtigste Maßnahme der Infektionsprophylaxe.
- Die Hände bzw. das betroffene Hautareal werden sorgfältig mit einer ausreichenden Menge Desinfektionsmittel eingerieben.
- Grobe Verunreinigungen werden zuvor mit desinfektionsmittelgetränktem Zellstoff entfernt; alternativ kann zuvor auch eine Reinigung mit Wasser und Seife erfolgen.

Impfschutz und Postexpositionsprophylaxe

> Folgende Maßnahmen sind bei Verdacht auf Exposition (Kanülenstich usw.) mit Hepatitis B-Virus (HBV), Hepatitis C-Virus (HCV) und HI-Virus (HIV) zu treffen.

- In allen Fällen den Blutfluss durch Druck auf die Umgebung steigern, eine intensive Hautdesinfektion vornehmen und einen mit Desinfektionsmittel durchtränkten Tupfer 5–10 min auf den Stichkanal aufbringen.
- Die *HB-Impfung* ist eine öffentlich empfohlene Standardimpfung im Kindes- und Jugendalter sowie für Personen im Gesundheitsdienst. Nach der Grundimmunisierung sind Auffrischungen mit Prüfung des Impferfolgs erforderlich. Bei Expositionsverdacht unverzüglich den Durchgangsarzt (D-Arzt) aufsuchen, der den HBs-Antigen-Gehalt des Materials (bzw. Patienten) sowie den Impfstatus des Betroffenen (Anti-HBs-Titer) feststellt und ggf. eine kombinierte aktive und passive Immunisierung einleitet.
- Für *HCV* ist keine Impfung oder Postexpositionsprophylaxe verfügbar. Bei Expositionsverdacht ist unverzüglich der D-Arzt aufzusuchen, der initial die GOT (AST) und GPT (ALT) sowie den Anti-HCV-Titer ermittelt, GOT und GPT sowie die HCV-PCR im Verlauf kontrolliert und auf dieser Basis im Verlauf ggf. eine Interferontherapie einleitet.
- *HIV* wird durch Blut, Sekrete und Ausscheidungen übertragen und ist gegen Desinfektionsmittel der Gruppe B empfindlich. Die Kontagiosität ist der von HBV vergleichbar. Besondere Vorsicht ist bei HIV-positiven Patienten mit Durchfall, Inkontinenz, Blutungen oder zusätzlichen Infektionskrankheiten geboten. Der Hautkontakt mit Ausscheidungen aller Art ist dringend zu vermeiden. Sonst steht die Übertragung durch Blut über die verletzte Haut oder die Schleimhaut im Vordergrund. Eine Postexpositionsprophylaxe gegen HIV muss kritisch abgewogen werden, weil das Infektionsrisiko relativ gering und die Maßnahme nicht unbedenklich ist. Es ist unverzüglich der D-Arzt aufzusuchen, der das konkrete Risiko abschätzt (z. B. Stich durch benutztes Injektionsbesteck; HIV-Status des Patienten), einen ersten HIV-Antikörpertest abnimmt und ggf. eine Postexpositionsprophylaxe mit einer Virostatika-Kombination empfiehlt. Für 3–6 Monate erfolgt eine Kontrolle auf Serokonversion.
- Bei *Menigokokken-Exposition* kommt für enge („face to face“) ungeschützte Kontaktpersonen eine Postexpositionsprophylaxe mit Antibiotika (Ciprofloxacin, Rifampicin) infrage. Es handelt sich um eine Tröpfcheninfektion; das Infektionsrisiko ist bei Einhaltung der hygienischen Grundregeln – Einmalhandschuhe, Mund-Nasen-Schutz (MNS) für Patient und Personal – gering.

Hygienemaßnahmen am Patienten

> Auf die *Hautdesinfektion* des Patienten soll auch bei der eiligen Venenpunktion nicht verzichtet werden (Abb. 1.7.6).

- Merksatz: *Sprühen – Wischen – Sprühen*.
- Vor der Venenpunktion genügt eine *Einwirkzeit* von 15–30 s.
- Vor einem chirurgischen Eingriff soll die Hautdesinfektion besonders sorgfältig erfolgen und die Einwirkzeit mindestens 1 min betragen.

> Der *periphervenöse Zugang* (Abb. 1.7.7) ist die Visitenkarte des Notarztes.

- Nach Hautdesinfektion und Punktion der Vene mit Verweilkanüle wird die Einstichstelle mit einer *sterilen Wundauflage* versehen und der Zugang *sicher fixiert*.

Abb. 1.7.1 Scheuer-Wisch-Desinfektion mit Zwei-Eimer-Methode

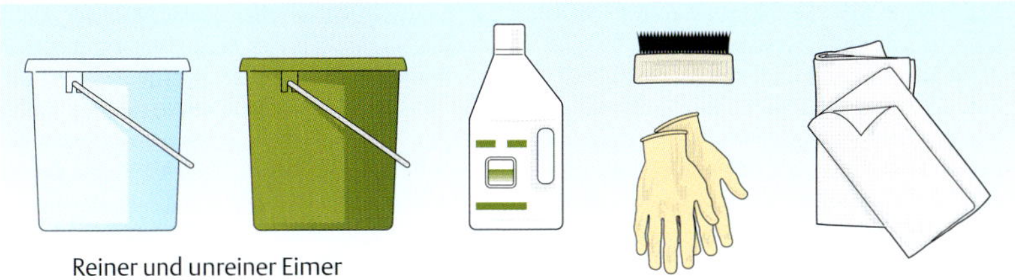

Reiner und unreiner Eimer

Abb. 1.7.2 Ausstattung der Rettungsmittel

- Einmalhandschuhe und Schutzkleidung
- Zellstoff und Brechschalen/-beutel
- Haut-, Hände- und Flächendesinfektionsmittel
- Spender für Desinfektions- und Waschmittel sowie Handtücher
- Unterlagen, Decken, Urinflaschen, Steckbecken
- Geeignete Abfallbehälter

- Wasser muss der Trinkwasserverordnung entsprechen – auf Waschbecken wird zunehmend verzichtet

- Für den hygienischen Zustand ist die Hilfsorganisation verantwortlich

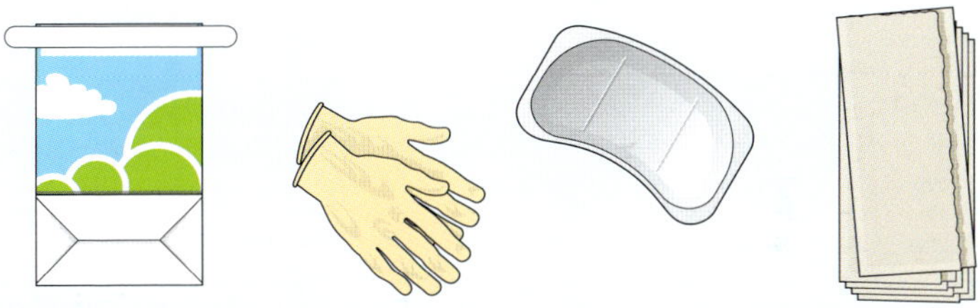

Grundausstattung

Abb. 1.7.3 Hygienebereich im RTW

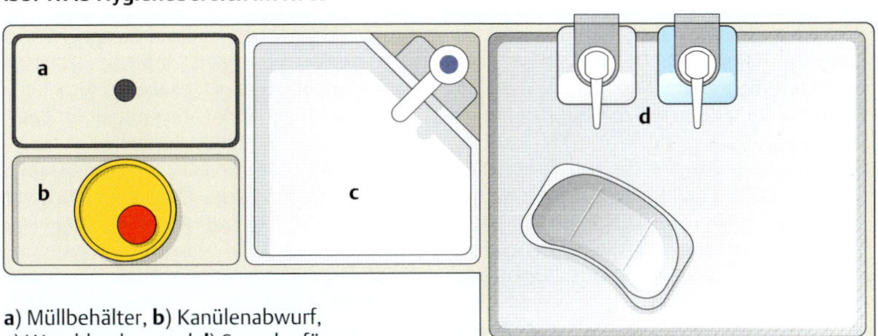

a) Müllbehälter, **b**) Kanülenabwurf, **c**) Waschbecken und **d**) Spender für Seife und Desinfektionsmittel

- Die Punktionskanüle wird möglichst unmittelbar in einem stich- und bruchsicheren Behälter entsorgt. Das Zurückstecken in die Verpackung soll unterbleiben.
- Beim *Anschluss der Infusion an die Kanüle* ist das Eindringen von Blut in die Verschraubung (cave Keimnährboden) zu verhindern, indem das Gefäß nach Öffnen der Stauung an der Kanülenspitze abgedrückt und der gefüllte Infusionsschlauch erst angeschraubt wird, nachdem dessen Konus zuvor durch eine Schleuderbewegung flüssigkeitsfrei gemacht worden ist.
- Dreiwegehähne sind fest aufzudrehen und erst danach mit der Überwurfmutter zu sichern, Merksatz: *Würgen und Schrauben*.

Ein *ZVK* ist in der Primärrettung grundsätzlich nicht indiziert. Falls unumgänglich, ist möglichst ein Set mit steril unterverpacktem Katheter zu verwenden; die Seldinger-Technik ist hygienisch ungeeignet. Es ist auf sorgfältige Hautdesinfektion, sterile Versorgung der Einstichstelle und sichere Fixierung auch des freiliegenden Teils mit breitem Pflaster zu achten.

> *Intubation und Beatmung* im Rettungsdienst sind Notfallmaßnahmen – trotzdem sollen sie unter Beachtung hygienischer Minimalbedingungen erfolgen.

- Der Tubus wird erst unmittelbar vor Verwendung aus der Verpackung entnommen und mit einem desinfizierten Führungsstab versehen.
- Der Endotrachealtubus ist nach der Lagekontrolle sofort sicher zu fixieren, z. B. durch doppeltes Abkleben *von Ohr zu Ohr* oder einen Tubushalter.
- Beatmungsbeutel und das Zubehör der Notfallbeatmungsgeräte sollen desinfiziert zum Einsatz kommen.
- Beatmungsfilter dürfen die sichere Handhabung der Geräte nicht beeinträchtigen.
- Beatmungsmasken, Laryngoskopspatel, Guedel-Tuben und Absaugeinrichtungen usw. sind nach jedem Gebrauch desinfizierend zu reinigen.

> Auch bei *dringlichen invasiven Maßnahmen*, z. B. der Anlage einer Thoraxdrainage, sind hygienische Mindeststandards einzuhalten.

- Nach hygienischer Händedesinfektion sind sterile Handschuhe anzulegen.
- Beim *Öffnen steriler Verpackungen* auf die Unversehrtheit des Sets achten und die Packung durch Auseinanderziehen der Umhüllung an den vorgesehenen Stellen öffnen. Das Material nicht durch das Papier drücken – Merksatz: *Ziehen statt drücken* (Abb. 1.7.8).
- Nach sorgfältiger Hautdesinfektion (Einwirkzeit möglichst > 1 min) wird die Umgebung des Operationsfeldes großzügig abgedeckt; z. B. mit einem durchsichtigen Lochtuch mit Klebestreifen.

Abfall ist gemäß der Richtlinie der LAGA (Länderarbeitsgemeinschaft Abfall) „überwachungsbedürftig bei Beseitigung" und wird wie Hausmüll verbrannt oder deponiert:
- Die Sammlung erfolgt in reißfesten, feuchtigkeitsbeständigen und dichten Behältnissen (Müllsack); verletzungsträchtige Gegenstände (Kanülen, Skalpelle) kommen in stich- und bruchsichere Einwegbehälter.
- Transport und Entsorgung erfolgt in sorgfältig verschlossenen Behältnissen über die örtliche Müllabfuhr.

> An Unfallstellen dürfen keine Abfälle hinterlassen werden.

Infektionstransporte

Gemäß RKI-Richtlinie werden drei Patientengruppen (1–3) unterschieden, wobei die Einteilung nicht mehr allen Anforderungen gerecht wird. Eine ähnliche Einteilung (Kategorie A–C) trifft die Leitlinie „Hygienemaßnahmen beim Patiententransport", die zusätzlich eine Kategorie D (besonders infektionsgefährdete Patienten) unterscheidet (Abb. 1.7.9):
- Gruppe 1: Patienten ohne Anhalt für das Vorliegen einer Infektionskrankheit.
- Gruppe 2: Patienten mit Infektionskrankheiten, die durch beim Transport übliche Kontakte nicht übertragen werden können (z. B. Virushepatitis, HIV-positive Patienten ohne klinische Zeichen von AIDS, geschlossene Lungentuberkulose). Dieser Gruppe sind auch mit hochresistenten Hospitalkeimen – wie ORSA (oxacillin-resistenter Staphylococcus aureus) und VRE (vancomycin-resistenter Enterococcus) usw. – infizierte Patienten zuzuordnen.

Abb. 1.7.4 Berufs- und Schutzkleidung. Hygienisch werden Berufs-, Schutz- und Bereichskleidung unterschieden. Berufs- und Schutzkleidung sind desinfizierend zu waschen. Schutzkleidung ist bei Gefahr der Keimverschleppung zu tragen

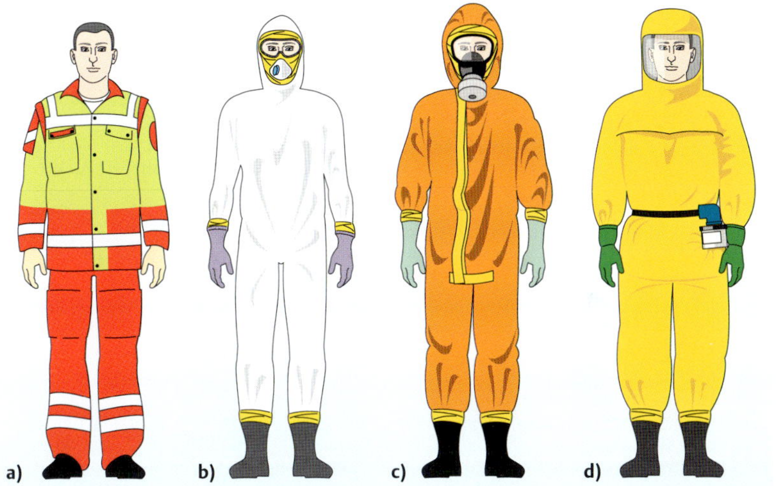

a) Berufskleidung (Einsatzkleidung), **b)** Einmaloverall mit FFP-3-Maske, **c)** Schutzanzug mit ABC-Schutzmaske, **d)** belüfteter Schutzanzug mit ABC-Schutzfilter

Abb. 1.7.5 Haut- und Händedesinfektion

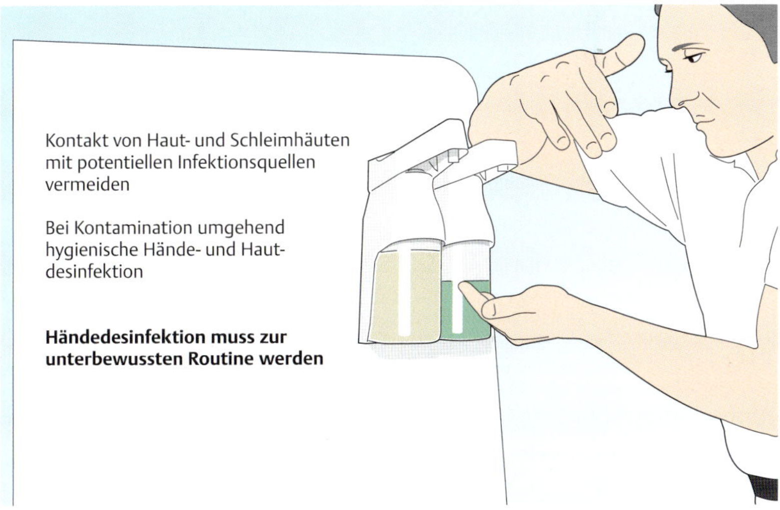

- Gruppe 3: Patienten mit hochkontagiösen und gefährlichen Infektionskrankheiten wie Verdacht auf oder Nachweis von Cholera, Diphtherie, hämorrhagischem Fieber, Meningoenzephalomyelitis durch Enteroviren/ungeklärter Ätiologie, Milzbrand, Pest, akuter Poliomyelitis, Q-Fieber, Tollwut, ansteckungsfähiger Tbc, Typhus, Windpocken und generalisiertem Zoster. In diese Gruppe sind auch Patienten mit schwerer pandemischer Influenza (z. B. mutiertes H5N1-Virus), SARS (Severe Acute Respiratory Syndrome) und Pocken einzuordnen.

> Beim Transport von Patienten der *Gruppen 1 und 2* genügt die Beachtung der „Unfallverhütungsvorschrift Gesundheitsdienst“:

- Impfschutz der Mitarbeiter (Hepatitis B und Poliomyelitis).
- Bereitstellung von Direktspendern mit Desinfektionsmittel und Einmalhandtüchern sowie Tragen von Einmalhandschuhen und ggf. Schutzkleidung.
- Mit Blut, Sekreten, Eiter, Stuhl oder Urin kontaminierte Flächen sind sofort zu desinfizieren, mehrfach verwendbare Artikel wie Beatmungsmasken sind nach jeder Benutzung desinfizierend zu reinigen.

> Beim Transport von Patienten mit *hochresistenten Hospitalkeimen* wie ORSA oder VRE werden folgende Maßnahmen empfohlen:

- Die Patienten sind mit frischer Körperwäsche und frischen Laken zu versehen; besiedelte Wunden sind frisch zu verbinden. Der Patient soll seine Hände desinfizieren und erhält ggf. einen MNS.
- Für den Mitarbeiterschutz genügen Einmalhandschuhe und Händedesinfektion, beim Absaugen usw. zusätzlich MNS und ggf. Einmalkittel (kein Overall erforderlich).
- Nach dem Transport ist das Einmalmaterial zu entsorgen und alle Materialien und Flächen mit Patientenkontakt einer Scheuer-Wisch-Desinfektion zu unterziehen.

> Beim und nach dem Transport von Patienten der *Gruppe 3* sind spezielle infektionsprophylaktische Maßnahmen zu beachten und die Schutzvorkehrungen auf den Einzelfall abzustimmen:

- Wichtigste Basismaßnahme ist auch hier das Tragen von Einmalhandschuhen, insbesondere beim Kontakt mit Blut, Sekreten oder Ausscheidungen.
- Je nach Erkrankung ist das Tragen partikelfiltrierender Halbmasken (FFP; filtering face piece) verschiedener Filterleistung (FFP 1–3) – auch für den Patienten – sowie einer Schutzbrille bis hin zum Vollschutz (flüssigkeitsdichter Einmaloverall) erforderlich. Die FFP-Masken der Mitarbeiter – aber nicht die der Patienten – sollen über ein Ausatemventil verfügen.
- Laufende Desinfektion aller Sekrete und Ausscheidungen.
- Nach dem Transport Schutzkleidung wechseln oder entsorgen.
- Schlussdesinfektion von Krankenraum mit Trage und Ausrüstung als Scheuer-Wisch-Desinfektion; im Einzelfall zusätzliche Raumdesinfektion des Fahrzeugs.

> Im *Extremfall* kann eine unbekannte allgemeingefährliche Infektionskrankheit oder ein terroristischer Anschlag mit einem B-Kampfstoff vorliegen.

- Es wird wahrscheinlich um die Verhinderung der Übertragung auf dem Luftweg gehen, da eine fäkal-orale Übertragung oder die durch Insekten oder andere Vektoren in unseren Breiten unwahrscheinlich ist.
- Beim Transport sind alle Möglichkeiten des Mitarbeiterschutzes zu nutzen und Einmalhandschuhe, FFP-3-Masken, Schutzbrille, Einmaloverall sowie ggf. ABC-Schutzmaske oder umluftunabhängiger Atemschutz zu tragen.

Literatur

Adams HA. Hygiene und Infektionstransporte. In: Adams HA, Flemming A, Ahrens J, Schneider H, Hrsg. Kursbuch Notfallmedizin – Fibel für angehende Notärzte. Berlin: Lehmanns Media; 2009: 363–369

Arbeitskreis „Krankenhaus- und Praxishygiene“ der AWMF. Leitlinie „Hygienemaßnahmen beim Patiententransport“. Stand 02/2004. http://www.uni-duesseldorf.de/AWMF/ll/029-029.htm

Internetseiten des Robert-Koch-Instituts: www.rki.de

Abb. 1.7.6 Hygienemaßnahmen am Patienten
Auch bei der eiligen Venenpunktion nicht auf Hautdesinfektion verzichten

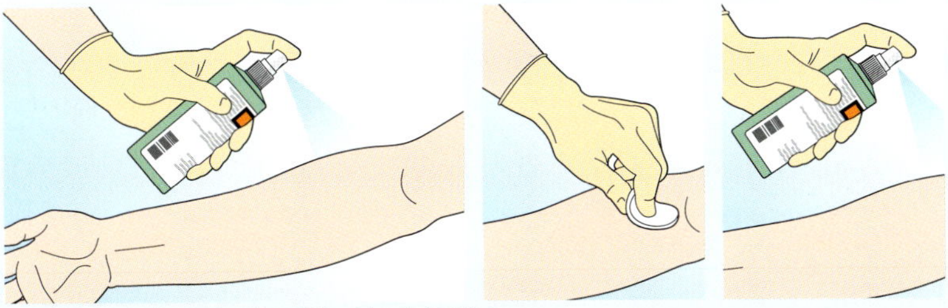

Sprühen – Wischen – Sprühen (Einwirkzeit 15-30s)

Abb. 1.7.7 Periphervenöser Zugang

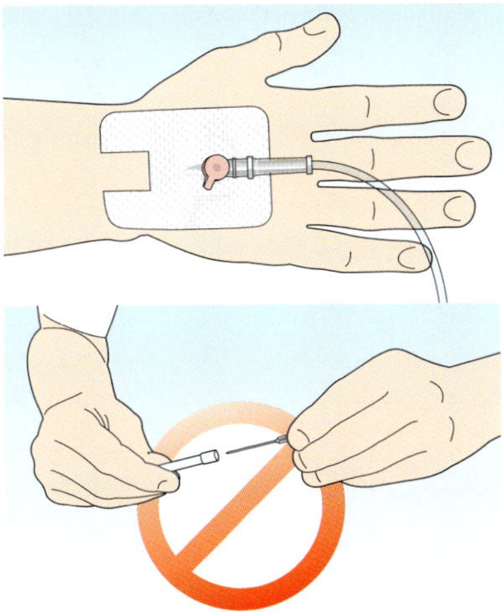

Der periphervenöse Zugang ist die Visitenkarte des Notarztes

- Hautdesinfektion
- Venenpunktion mit Verweilkanüle
- Stahlkanüle sofort in durchstichsichere Box entsorgen
- Einstichstelle steril abdecken
- Verweilkanüle sicher fixieren

- Kanüle nicht in Schutzhülle zurückstecken
- Infusionsverbindung mit Schleuderbewegung blutfrei herstellen
- Dreiwegehahn durch Würgen und Schrauben sicher fixieren

Abb. 1.7.8 Sachgerechtes Anreichen von sterilem Einmalmaterial – Ziehen statt Drücken

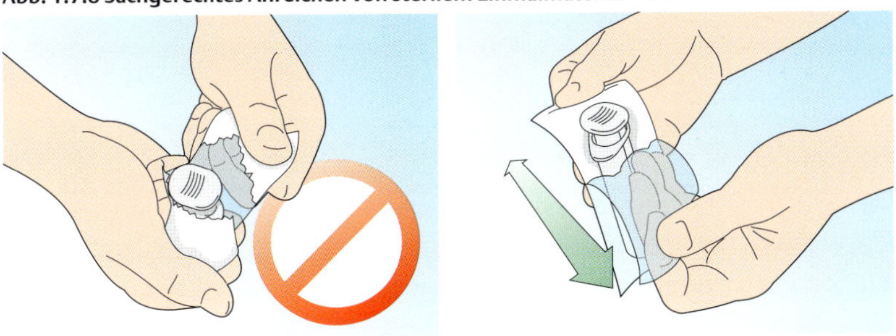

Abb. 1.7.9 Infektionstransporte

Gruppe 1:
Patienten ohne Anhalt für das Vorliegen einer Infektionskrankheit

Gruppe 2:
Patienten mit **Infektionskrankheiten**, die durch beim Transport übliche Kontakte nicht übertragen werden können

Transport der **Gruppen 1 und 2: Unfallverhütungsvorschrift Gesundheitsdienst** beachten

- Impfschutz der Mitarbeiter
- Desinfektionsmittel
- Einmalhandtücher
- Einmalhandschuhe
- Ggf. Schutzkleidung
- Kontaminierte Flächen sofort desinfizieren
- Mehrfach verwendbare Artikel desinfizierend reinigen

Transport von **Patienten mit hochresistenten Hospitalkeimen**:
- Frische Körperwäsche und Laken
- Wunden verbinden und abdecken
- Händedesinfektion des Patienten
- Ggf. Patient mit MNS versehen

Für den Mitarbeiterschutz:
- Einmalhandschuhe
- Händedesinfektion
- Beim Absaugen MNS und ggf. Einmalkittel

Nach dem Transport:
- Einmalmaterial entsorgen
- Alle Materialien und Flächen mit Patientenkontakt einer Scheuer-Wisch-Desinfektion unterziehen

Gruppe 3:
Patienten mit **hochkontagiösen** und **gefährlichen Infektionskrankheiten**

Beim **Transport der Gruppe 3** sind **spezielle infektionsprophylaktische Maßnahmen** zu **beachten** und die Schutzvorkehrungen auf den Einzelfall abzustimmen

- Einmalhandschuhe
- FFP-Maske auch für den Patienten
- Schutzbrille und ggf. Vollschutz (Einmaloverall)
- Laufende Desinfektion aller Sekrete und Ausscheidungen
- Nach dem Transport Schutzkleidung wechseln oder entsorgen

Nach dem Transport:
- Schlussdesinfektion von Krankenraum mit Trage und Ausrüstung als Scheuer-Wisch-Desinfektion
- Im Einzelfall zusätzliche Raumdesinfektion

Im Extremfall kann eine unbekannte allgemeingefährliche Infektionskrankheit oder ein terroristischer Anschlag mit einem B-Kampfstoff vorliegen

2 Spezielle Notfallmedizin

2.1 Innere Medizin

Akutes Koronarsyndrom

Definition und Epidemiologie

Das „Acute Coronary Syndrome" (ACS; akutes Koronarsyndrom) ist eine häufige Einsatzindikation im Rettungsdienst – täglich sind etwa 14 Menschen pro eine Million Einwohner betroffen. Unter dem Begriff ACS werden folgende Diagnosen subsumiert (Abb. 2.1.1):

- STEMI (ST-Elevation Myocardial Infarction); akuter Myokardinfarkt mit ST-Hebung,
- NSTEMI (Non-STEMI); akuter Myokardinfarkt ohne ST-Hebung,
- instabile Angina pectoris.

Nach den CPR-Leitlinien 2010 des ERC werden der akute Myokardinfarkt ohne ST-Hebung (NSTEMI) und instabile Angina pectoris auch als Non-STEMI-ACS zusammengefasst.

Durch rasche Diagnosestellung und Therapie konnte die Mortalität in den letzten Jahren gesenkt werden, allerdings versterben – bezogen auf die Gesamtmortalität – zahlreiche dieser Patienten in der Prähospitalphase, davon die meisten in der ersten Stunde nach Symptombeginn. Ursache ist häufig ein Kreislaufstillstand infolge Kammerflimmern.

Pathogenese und Pathophysiologie

Meist führen atherosklerotische Veränderungen zu Stenosen der Herzkranzgefäße und damit – meist belastungsabhängig – zu einem Missverhältnis zwischen Sauerstoffbedarf und -angebot im Myokard (Abb. 2.1.2).

> Die AP ist durch eine prinzipiell reversible Myokardischämie gekennzeichnet, während es beim Myokardinfarkt zur ischämischen Myokardnekrose kommt.

Letzter Auslöser ist häufig eine Plaqueruptur mit konsekutivem thrombotischem Verschluss in einem peripheren Abschnitt des betroffenen Koronargefäßes.

Eine seltene Form der AP ist die „Prinzmetal-Angina", der eine koronare Spastik zugrunde liegen soll.

> Präklinisch ist eine sichere Differenzierung zwischen einer instabilen AP und einem Myokardinfarkt (NSTEMI) häufig nicht möglich.

Übergangsformen werden auch als „Präinfarkt-Syndrom" oder „Crescendo-Angina" bezeichnet.

Ein akuter Myokardinfarkt kann in kurzer Zeit zu weiteren schwersten Komplikationen führen. Dazu zählen ein Linksherzversagen mit Lungenödem, der kardiale Schock sowie maligne Herzrhythmusstörungen.

> Grundsätzlich ist jeder Patient mit ACS in ärztlicher Begleitung und unter engmaschiger Überwachung der Vitalfunktionen in ein geeignetes Krankenhaus zu transportieren.

Anamnese

Zunächst wird der Patient kurz nach Art, Dauer, Intensität, Lokalisation und evtl. Atemabhängigkeit der Beschwerden befragt. Weiter ist gezielt nach kardialen Vorerkrankungen, einer entsprechenden Medikation (Nitrate, ASS usw.), operativen Eingriffen am Herzen und Katheterinterventionen (PCI) zu fragen. Als weitere Hinweise sind kardiovaskuläre Risikofaktoren wie Fettstoffwechselstörungen, arterielle Hypertonie, Diabetes mellitus oder Nikotinkonsum zu werten.

Symptomatik und Befunde

Allgemeine Symptomatik

Die Symptome eines ACS können sehr unterschiedlich sein und schnell an Dramatik gewinnen. Im Rahmen der klinischen Basisuntersuchung werden zunächst die Vitalparameter Bewusstsein, Atmung und Kreislauffunktion bewertet.

> Regelhaftes, jedoch nicht obligates Symptom der AP ist die Stenokardie, das thorakale Engegefühl. Diese bildet sich bei einer AP nach Nitrat-Gabe zurück, während dies bei einem akuten Myokardinfarkt nicht der Fall ist.

Die typische atemunabhängige *Schmerzmanifestation* ist retrosternal bis linksthorakal – ggf. mit Ausstrahlung in die linke Schulter bzw. den Armbereich – lokalisiert (Abb. 2.1.3). Es kommen auch rechtsseitige Schmerzprojektionen sowie Ausstrahlung in den Unterkiefer und das Epigastrium sowie lumbagoähnliche Schmerzen vor. Eine vegetative Begleitsymptomatik (Schwitzen, Übelkeit, Erbrechen) ist häufig. Bei Patienten mit diabetischer Polyneuropa-

Abb. 2.1.1 Von der asymptomatischen koronaren Herzkrankheit zum akuten Koronarsyndrom

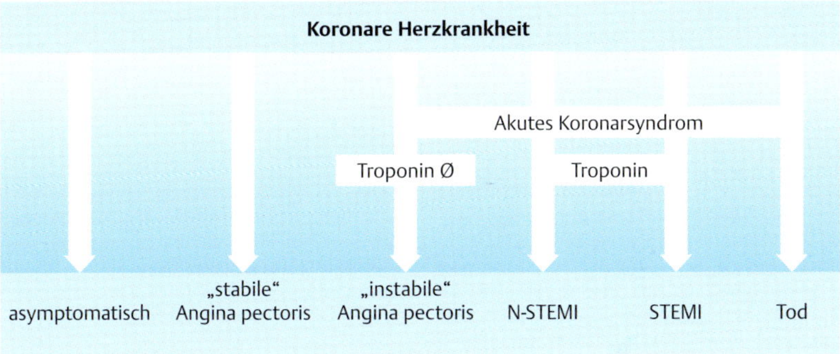

STEMI = ST-Elevation Myocardial Infarction (akuter Myokardinfarkt mit ST-Hebung)
N-STEMI = Non-STEMI (akuter Myokardinfarkt ohne ST-Hebung)
Ø = keine pathologische Troponin- bzw. CK-MB-Erhöhung

Abb. 2.1.2 Koronare Herzkrankheit (Pathophysiologie)

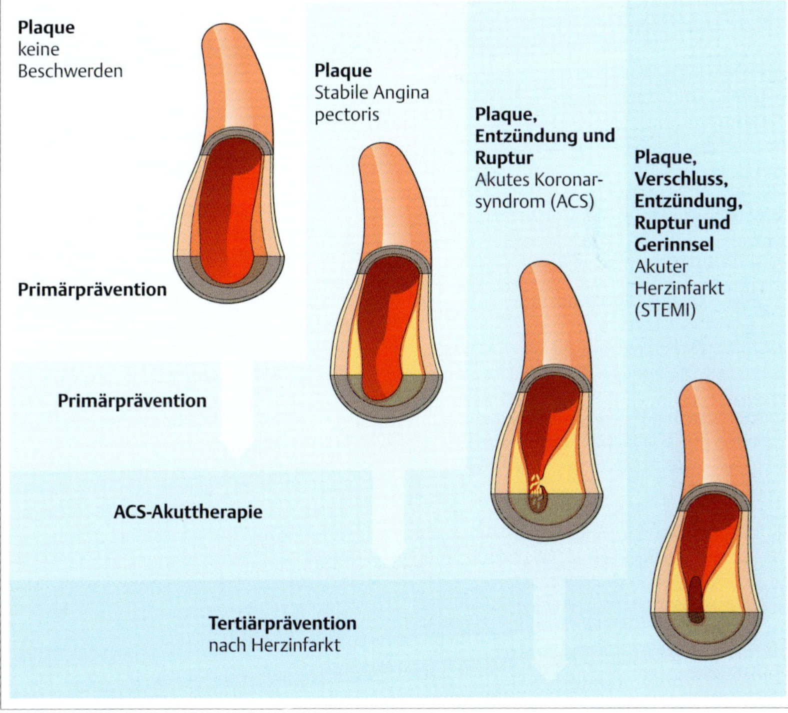

thie, Frauen und älteren Patienten kann die Symptomatik atypisch oder maskiert sein.

> Beim Myokardinfarkt tritt häufig ein lang (> 20 min) anhaltender retrosternaler Vernichtungsschmerz mit Atemnot, Unruhe und Todesangst auf, der im Gegensatz zur AP nitratresistent ist (Abb. 2.1.4).

Bei Ausbildung eines *kardialen Schocks* ist die Haut des Patienten häufig kaltschweißig, blass und marmoriert; die Extremitäten sind kühl und zyanotisch. Bei Rechtsherzbelastung sind die Halsvenen auch bei Oberkörperhochlagerung gestaut. Ein manifestes *Linksherzversagen* führt zum *Lungenödem*. Auskultatorisch finden sich dabei basal feuchte Rasselgeräusche; im fulminanten Verlauf ist bereits ohne Stethoskop ein Distanzrasseln wahrzunehmen. Bei der kardialen Auskultation können abgeschwächte Herztöne, Galopprhythmus und Geräusche weitere Hinweise ergeben. Es kann sowohl eine arterielle Hypotonie als Folge eines Pumpversagens als auch eine Hypertonie mit folgender koronarer Symptomatik vorliegen.

EKG-Ableitung

> Zur Abgrenzung eines STEMI von anderen Formen des ACS und den daraus folgenden Therapieentscheidungen ist die Ableitung eines 12-Kanal-EKG erforderlich. Neben den Infarkt- ist auch auf Ischämiezeichen zu achten (Abb. 2.1.5).

Das EKG ist unverzüglich abzuleiten; als Zeichen des STEMI gelten:

- ST-Streckenhebung von ≥ 0,1 mV in mindestens zwei zusammenhängenden Extremitätenableitungen oder
- ≥ 0,2 mV in mindestens zwei zusammenhängenden Brustwandableitungen oder
- Linksschenkelblock mit infarkttypischer Symptomatik.

Die Spezifität geringer ST-Hebungen (0,1–0,2 mV) kann durch Berücksichtigung von *ST-Senkungen* in den gegensinnigen Ableitungen verbessert werden. Auch das Auftreten ausgeprägter ST-Senkungen anstelle der ST-Hebungen ist möglich.

Die *Infarktlokalisation* (Abb. 2.1.6–2.1.8) lässt sich anhand der Korrelation der ST-Hebungen mit den betroffenen Ableitungen des 12-Kanal-EKG ermitteln:

- Hinterwand: II, III, aVF,
- posterolateral: II, III, aVF, V_5, V_6,
- Vorderwand: V_1-V_6, I, aVL,
- kleine Vorderwandinfarkte anteroseptal V_1-V_3; anterolateral V_4-V_6.

> Nicht alle Infarktpatienten weisen typische EKG-Veränderungen auf (NSTEMI) – ein „normales EKG" schließt daher einen Infarkt nicht aus.

Da das EKG als Grundlage der Verlaufsbeobachtung dient, ist es zu archivieren. Weiter ist das EKG kontinuierlich abzuleiten, um rechtzeitig Rhythmusstörungen wie Tachykardien bis zum Kammerflimmern oder hämodynamisch wirksame Bradykardien zu erkennen.

Therapie

Allgemeine therapeutische Maßnahmen

- Es ist beruhigend auf den Patienten einzuwirken und das Vorgehen zu erläutern.
- Der Patient muss jegliche Anstrengung vermeiden (kein Aufstehen).
- Zur Vorlastsenkung und Verminderung der myokardialen Pumparbeit wird der Patient halbsitzend – nur bei ausgeprägter Hypotonie flach – gelagert.
- Die apparative Überwachung erfolgt mit kontinuierlicher EKG-Ableitung, Pulsoxymetrie und engmaschiger Blutdruckmessung.
- Es wird ein periphervenöser Zugang mit kristalloider Infusion angelegt.
- Es wird Sauerstoff (mindestens 5 l/min) über Maske oder auch Nasensonde appliziert.
- Bei schwerem Lungenödem oder kardialem Schock können Intubation und Beatmung (FiO_2 1,0) erforderlich werden.

Spezielle Therapie

- Bei Patienten mit einem SAP > 90 mmHg und ohne Anhalt für ein Rechtsherzversagen (keine gestauten Halsvenen oder höhergradiger AV-Block) können im Rahmen der Schmerztherapie 1–2 Hübe zu je 0,4 mg *Glyceroltrinitrat* (Nitrolingual Pumpspray) sublingual verabreicht werden. Bei Besserung der Symptomatik und langer Transportzeit kann eine Infusion mit 1–6 mg/h über Spritzenpumpe erfolgen.
- Zur Hemmung der Thrombozytenaggregation werden bis 500 mg *ASS* i. v. gegeben, im Einzelfall auch als Kautablette per os. KI sind intestinale Blutungen und eine zuvor bestehende Therapie mit oralen Antikoagulanzien (außer ASS).

Abb. 2.1.3 Klinische Zeichen beim akuten Myokardinfarkt

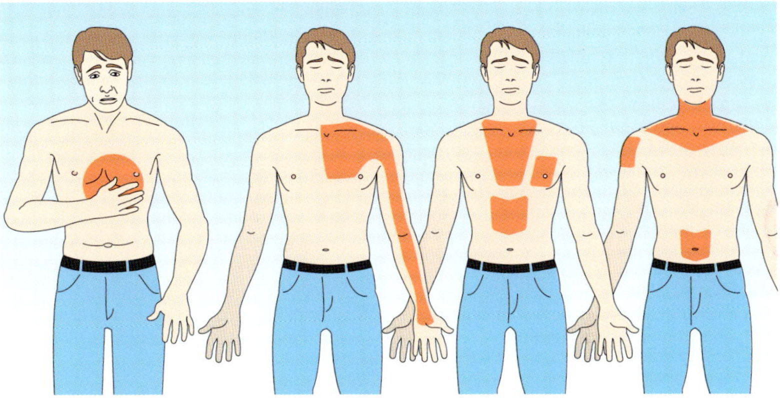

Abb. 2.1.4 Vasodilatanzien: Nitrate

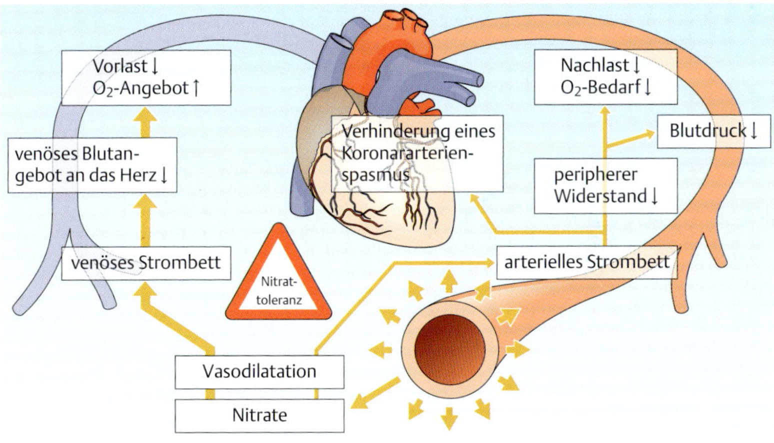

Abb. 2.1.5 Ischämie und Infarktzeichen

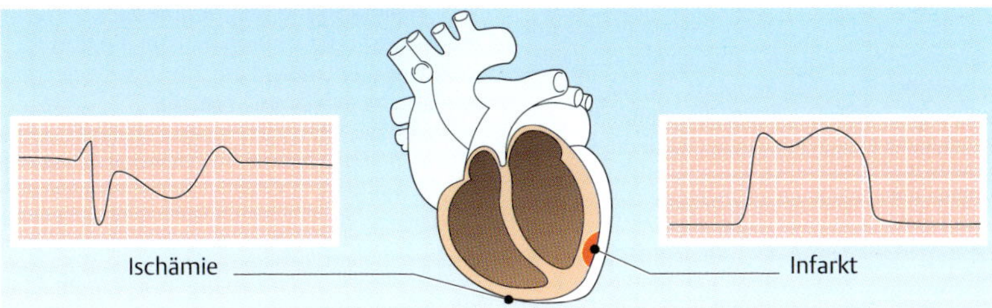

- Zur weiteren Antikoagulation kann ein Bolus von 60 IE/kg KG (RDE 5000 IE) unfraktioniertem *Heparin* (Liquemin) i. v. appliziert werden.
- Bei tachykarden (Schmalkomplex) und hypertonen Patienten ohne Zeichen der Herzinsuffizienz kann zur sympathoadrenergen Abschirmung und Ökonomisierung der Herzarbeit 5 mg *Metoprolol* (Beloc) langsam i. v. titrierend injiziert werden. KI sind Bradykardie, Hypotonie, Herzinsuffizienz, höhergradiger AV-Block und Asthma bronchiale.
- Nach Sicherung der Diagnose wird *Clopidogrel* (Iscover, Plavix) – je nach Transportzeit nicht zwingend präklinisch – in Dosen von 300–600 mg per os appliziert.

> Die prophylaktische Gabe von Antiarrhythmika ist nicht indiziert.

Bei Infarktpatienten ist eine suffiziente Analgesie – ggf. mit zusätzlicher Sedierung – erforderlich:

- Die Analgesie erfolgt mit *Morphin* in einer Einzeldosis von 0,05–0,1 mg/kg KG (RDE 4–8 mg) i. v.
- Zur Sedierung wird *Midazolam* (Dormicum) in Boli von 1–2 mg titrierend i. v. injiziert. Die Gesamtdosis beträgt je nach AZ 0,025–0,05 (–0,1) mg/kg KG; entsprechend 2–4 (–7,5) mg.

Zur Therapie des kardialen Schocks siehe 1.5 Schock und Schockbekämpfung.

Besonderheiten

Wahl der Zielklinik

> Auf Basis der regionalen Infrastruktur (Kliniknetzwerk) ist zu entscheiden, ob der Patient mit STEMI innerhalb 90 min in eine aufnahmebereite Klinik mit PCI-Labor verbracht werden kann (primäre PCI) oder eine präklinische Lyse erforderlich ist. Der Transport ist wegen der potenziellen Gefahr lebensbedrohlicher Komplikationen (z. B. Kammerflimmern) notärztlich zu begleiten.

- Für *STEMI-Patienten* ist die primäre PCI Methode der Wahl, sofern das genannte Zeitfenster eingehalten werden kann. Bei absehbar längerem Intervall bis zur PCI ist die präklinische Lyse indiziert, wobei der Patient möglichst auf eine kardiologische Fachabteilung mit PCI-Möglichkeit zu verbringen ist.
- Patienten mit ACS ohne persistierende ST-Hebung können auf eine allgemeine Innere Abteilung gebracht werden und sind dort intensivmedizinisch zu überwachen (Chest Pain Unit). Bei bestimmten Risikomerkmalen wie Troponin-Erhöhung, ST-Senkung, hämodynamischer Instabilität, refraktärer AP, Diabetes mellitus sowie (insbesondere bei Frauen vorkommender) atypischer Symptomatik ist eine Herzkatheteruntersuchung im Verlauf indiziert.
- Bei Patienten mit STEMI und kardialem Schock oder Kontraindikationen für eine Lysetherapie ist die primäre PCI unabhängig vom Zeitfenster die Strategie der Wahl.

Präklinische Lyse

Absolute KI für eine Lysetherapie – unter kritischer Abwägung der Gesamtumstände – sind:

- Schlaganfall in den letzten 6 Monaten, bei ICB zeitunabhängig,
- Trauma, Operation, Kopfverletzung innerhalb der letzten 3 Wochen,
- Neoplasma oder neurologische ZNS-Erkrankung,
- Magen-Darm-Blutung innerhalb des letzten Monats
- bekannte Blutungsdiathese,
- dissezierendes Aortenaneurysma.

Relative Kontraindikationen sind:

- TIA in den letzten 6 Monaten,
- orale Antikoagulatientherapie,
- Schwangerschaft,
- nicht komprimierbare Gefäßpunktionen,
- therapierefraktäre Hypertonie (> 180 mmHg),
- aktives Ulkusleiden,
- floride Endokarditis,
- fortgeschrittene Lebererkrankung,
- traumatische Reanimationsmaßnahmen.

Zur präklinischen Lyse sind mehrere fibrinspezifische Präparate verfügbar:

- Reteplase (Rapilysin) wird in einer Dosis von 2 × 10 E im Abstand von 30 min i. v. injiziert.
- Tenecteplase (Metalyse) wird gewichtsadaptiert in einer Dosis bis 0,5 mg/kg KG (bis 10.000 U/50 mg) i. v. injiziert.
- Alteplase (Actilyse) wird als Bolus mit 15 mg i. v. injiziert, gefolgt von 0,75 mg/kg über 30 min, dann 0,5 mg/kg über 60 min.

Abb. 2.1.6 EKG und Infarktlokalisation (akuter Hinterwandinfarkt)

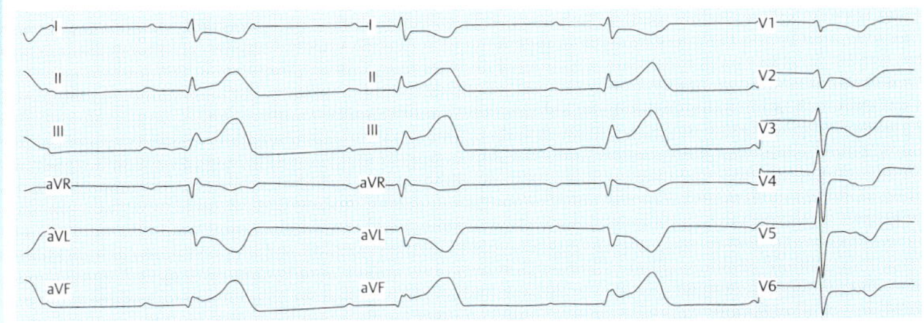

V1	V2	V3	V4	V5	V6	V7	V8
						●	●

aVL	I	II	aVF	III	aVR
		●	●	●	

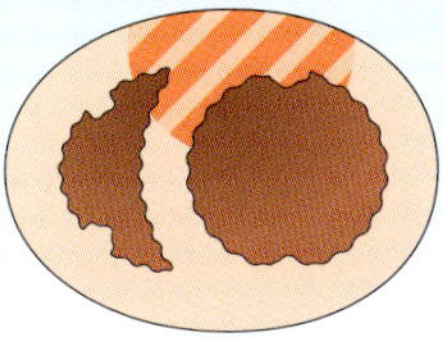

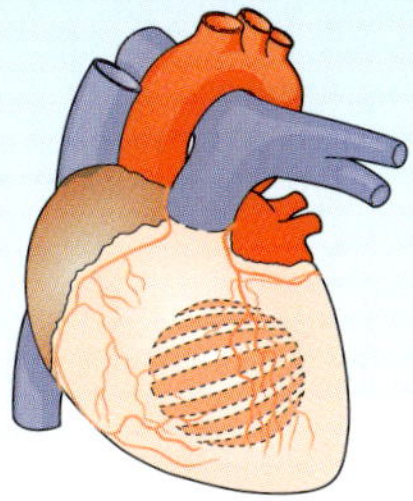

Abb. 2.1.7 Großer Vorderwandinfarkt (VWI) oder Vorderwandspitzeninfarkt

V1	V2	V3	V4	V5	V6	V7	V8
◗	●	●	●	●	◖		

aVL	I	II	aVF	III	aVR
●	●	●			

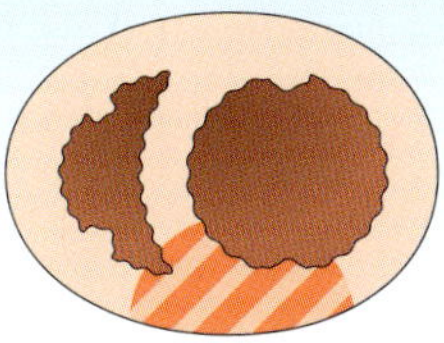

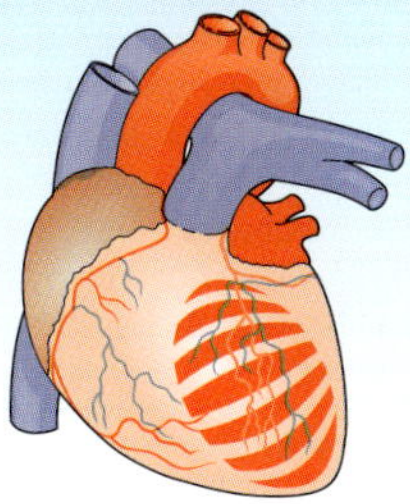

Abb. 2.1.8 Ausgedehnter Infarkt

V1	V2	V3	V4	V5	V6	V7	V8
◗	●	●	●	●	●	◖	◖

aVL	I	II	aVF	III	aVR
●	●	●	●	●	

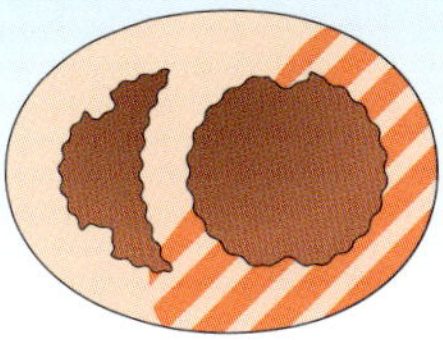

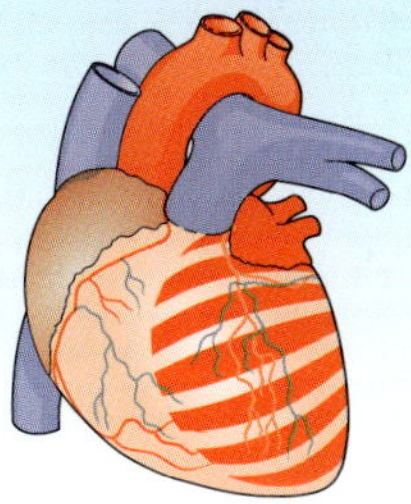

- Ein Bolus von 0,6 mg/kg KG (50 mg) Alteplase i. v. wird zur Ultima Ratio-Lyse unter CPR benutzt.

Insgesamt ist das akute Koronarsyndrom durch eine wechselnde und oft untypische Symptomatik sowie hohen zeitlichen Handlungsdruck gekennzeichnet.

Differenzialdiagnose

Differenzialdiagnostisch ist ein *Trauma* meist schon anamnestisch auszuschließen. Es ist jedoch zu bedenken, dass ein ACS ursächlicher Auslöser eines Unfallereignisses sein kann.

Schwieriger ist die Abgrenzung von einer *Lungenarterienembolie*, einer *Aortendissektion* und anderen Krankheitsbildern.

- Bei der *Lungenarterienembolie* finden sich häufig Hinweise auf eine Immobilisation oder venöse Thrombose.
- Bei der *thorakalen Aortendissektion* tritt ein plötzlicher, starker reißender thorakaler Schmerz auf, der häufig nach dorsal oder in die unteren Extremitäten ausstrahlt. Differenzen der Extremitätenpulse können wegweisend sein.
- Bei überwiegend abdomineller Schmerzausstrahlung sind Erkrankungen aus dem Bereich des *gastrointestinalen Notfalls* einschließlich der abdominellen Gefäße zu erwägen.
- Die *kokaininduzierte Myokardischämie* ist selten; Thoraxschmerzen sind jedoch ein häufiges Einweisungssymptom in dieser Patientengruppe.

Herzrhythmusstörungen

Pathogenese und Pathophysiologie

Herzrhythmusstörungen sind Störungen der Erregungsbildung und/oder -leitung mit einer vom normalen Sinusrhythmus abweichenden Schlagfolge.

Die Störungen können sich auf das Reizleitungssystem beschränken oder auf das gesamte Myokard übergreifen (z. B. Myokardinfarkt mit Kammerflimmern). Insbesondere beim älteren oder kardial geschädigten Patienten sind chronische Rhythmusstörungen nicht selten; die KHK ist eine der häufigsten Ursachen.

Zur Beurteilung einer Rhythmusstörung ist die Kenntnis des normalen Erregungsablaufs und der wichtigen pathologischen Veränderungen des EKG-Kurvenverlaufs unverzichtbar (Abb. 2.1.9). Der Ursprungsort bestimmt die Pathophysiologie der Rhythmusstörung.

Anamnese

Anamnestisch berichten manche Patienten über Palpitationen im Sinne von „Extraschlägen“ oder über ein „Herzrasen“. Andererseits verursachen viele Rhythmusstörungen keine oder schwache Symptome, und die Anamnese ist leer. In einigen Fällen ist eine Begleitsymptomatik wie Übelkeit oder Schwindel zu ermitteln.

Weitere Hinweise sind eine Vormedikation mit Antiarrhythmika sowie Erkrankungen wie KHK, Kardiomyopathie, Vitien oder arterielle Hypertonie.

Jede nicht eindeutig zuzuordnende Synkope (z. B. bei Hypoglykämie) ist auf eine – ggf. intermittierende – Rhythmusstörung verdächtig und deshalb klinisch abklärungsbedürftig.

Befunde

Allgemeines

Zur Differenzierung einer Herzrhythmusstörung muss ein EKG (möglichst 12 Ableitungen) aufgezeichnet und analysiert werden. Darüber hinaus ist eine klinische Basisuntersuchung (Auskultation von Herz und Lunge, Blutdruckmessung, Pulsoxymetrie) erforderlich.

Zur Beurteilung des EKG hat sich folgendes systematische Vorgehen bewährt (Tab. 2.1.1):

- Herzfrequenz bestimmen,
- Vorhofaktion und Koppelung analysieren (Abb. 2.1.10–2.1.13),
- Arrhythmie erkennen,
- QRS-Komplex analysieren.

Hiernach ergibt sich folgende Einteilung der Herzrhythmusstörungen:

- bradykard oder tachykard,
- rhythmisch oder arrhythmisch,
- Breit- oder Schmalkomplex (Abb. 2.1.14–2.1.16),
- Extrasystolie.

Eine vital bedrohliche pulslose Rhythmusstörung (Kammerflimmern [Abb. 2.2.17], Asystolie, PVT, PEA) muss klinisch erkannt und unverzüglich behandelt werden (1.4 Kardiopulmonale Reanimation).

Abb. 2.1.9 EKG-Kurve

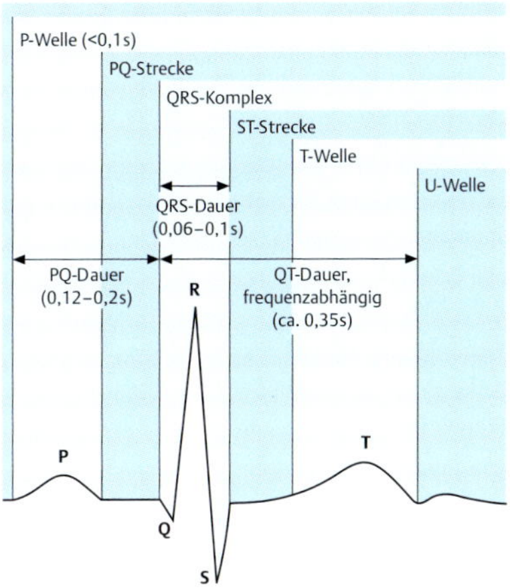

Tab. 2.1.1 Notfall-EKG-Befund (3-Kanal)

1. **Frequenz**
   - Bradykardie vs. Tachykardie
2. **Rhythmus**
   - Sinusrhythmus?
   - Abnorme Zacken, Pausen und Unregelmäßigkeiten
3. **QRS-Komplex**
   - Breitkomplex vs. Schmalkomplex
4. **Infarkt**
   - negative T-Welle oder ST-Senkung
   - ST-Hebung
   - ggf. 12-Kanal-EKG

Abb. 2.1.10 Monomorphe ventrikuläre Extrasystolen

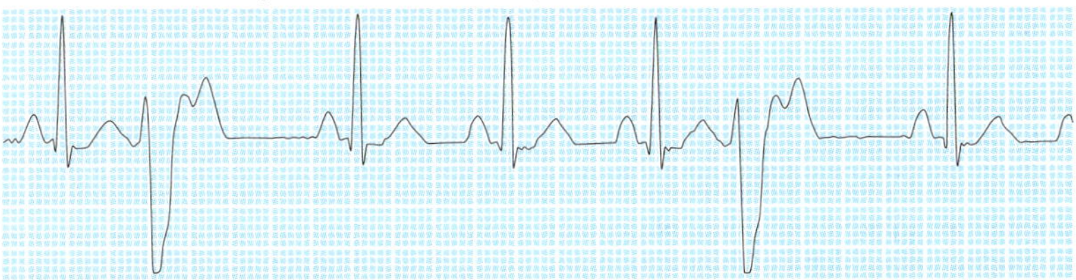

Abb. 2.1.11 AV-Block III. Grades

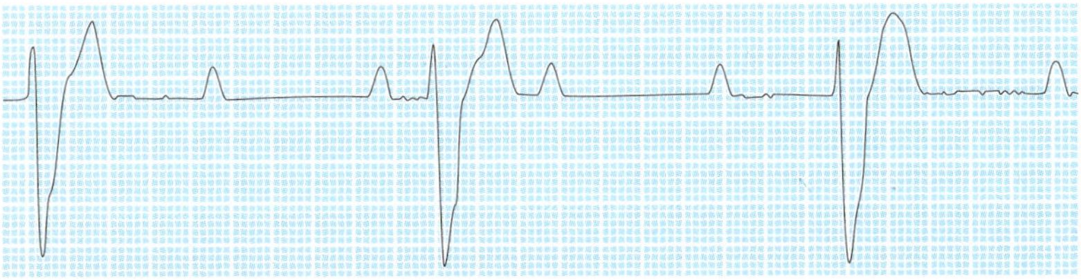

Abb. 2.1.12 AV-Block II. Grades, Typ Wenckebach

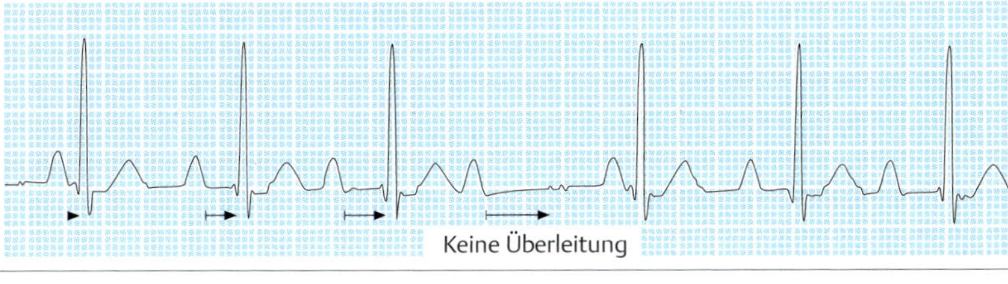

Bradykarde Rhythmusstörungen

Eine Herzfrequenz unter 60/min wird als Bradykardie bezeichnet, ohne dass diese pathologisch sein muss. Ursache für eine ausgeprägte Bradykardie (< 40/min) kann z. B. ein drittgradiger AV-Block sein.

Tachykarde Rhythmusstörungen

Tachykarde Rhythmusstörungen werden nach der Morphologie des Kammerkomplexes in Schmal- und Breitkomplextachykardien unterteilt.

- *Schmalkomplextachykardien* (Abb. 2.1.14–2.1.15) entstehen immer supraventrikulär und werden regelmäßig oder unregelmäßig übergeleitet (z. B. Tachyarrhythmia absoluta). Die Diagnose des Vorhofflimmerns ist meist unproblematisch. Allerdings kann Muskelzittern des Patienten die Vorhofaktivität überlagern und bei arrhythmischen QRS-Komplexen ein Vorhofflimmern vortäuschen.
- *Breitkomplextachykardien* (Abb. 2.1.16) entstehen meist ventrikulär; bei aberrierender Erregungsleitung (Schenkelblock) können sie jedoch auch supraventrikulärer Genese sein. Die Differenzierung kann schwierig sein. In einigen Fällen hilft der Hinweis auf eine vorbestehende Herzerkrankung weiter, da dann mit höherer Wahrscheinlichkeit von einer ventrikulären Tachykardie ausgegangen werden kann. Im EKG kann eine AV-Dissoziation ebenso wie eine QRS-Verbreiterung über 140 ms auf einen ventrikulären Ursprung hinweisen.

> Falls eine Unterscheidung nicht gelingt, ist von einer ventrikulären Tachykardie auszugehen. Die Notfalltherapie orientiert sich deshalb an der Morphologie des QRS-Komplexes.

Therapie

Allgemeines

> Eine Rhythmusstörung soll präklinisch grundsätzlich nur bei strenger Indikation (Kreislaufinsuffizienz mit Bewusstseinstrübung, Angina pectoris oder Schock) behandelt werden. Insbesondere ist die Kombination verschiedener Antiarrhythmika wegen der im Einzelfall nicht abschätzbaren Interaktionen zu vermeiden. Ein Transport muss in Arztbegleitung erfolgen.

Chronische Rhythmusstörungen (z. B. Vorhofflimmern) ohne Zeichen der akuten Herzinsuffizienz bedürfen präklinisch meist keiner speziellen Therapie.

Zur Basisversorgung gehören:

- Überwachung mit EKG-Ableitung, Pulsoxymetrie und Blutdruckmessung,
- Anlage eines periphervenösen Zugangs,
- Sauerstoffzufuhr (mindestens 5 l/min) über Maske oder auch Nasensonde.

Die weitere Notfalltherapie hat zum Ziel, die Herzfrequenz zu normalisieren und damit eine ausreichende Kreislauffunktion zu sichern. Dies geschieht entweder elektrisch oder medikamentös.

Bradykarde Störungen

> Bei klinisch manifester Kreislaufinsuffizienz (z. B. bei HR < 40/min) wird initial 0,5 mg *Atropin i.v.* appliziert.

Beim Erwachsenen wird eine komplette Vagolyse mit 3 mg Atropin erreicht – deshalb kann bei Erfolglosigkeit bis zu dieser Dosis gesteigert werden.

> Ist die Atropin-Zufuhr erfolglos, wird *Adrenalin* in niedriger Dosis (2–10 µg/min i. v.) eingesetzt.

Dazu wird eine Ampulle mit 1 mg Adrenalin mit 0,9 % NaCl auf eine Konzentration von 10 µg Adrenalin/ml verdünnt (z. B. 1 mg Adrenalin in 100 ml 0,9 % NaCl). Ggf. wird die Frequenz mit einer Dauerinfusion stabilisiert.

> Bei weiter kritischer Kreislaufsituation ist eine transkutane Schrittmacherstimulation erforderlich.

Im Rettungsdienst wird mit Kombinationsgeräten aus Defibrillator, EKG und Schrittmacher über großflächige Klebeelektroden stimuliert. Die Klebeelektroden werden bevorzugt anterior-posterior oder wie bei der Defibrillation positioniert (Abb. 2.1.18):

- Haut rasieren und trocknen,
- Elektroden befestigen und konnektieren,
- Stimulationsfrequenz und -modus (Demand, Fix) festlegen,
- Stimulationsenergie steigern, bis Erfolg im EKG sichtbar *und Puls tastbar*,
- ggf. Energiereduktion bis zur Reizschwelle.

Abb. 2.1.13 AV-Block II. Grades, Typ Mobitz

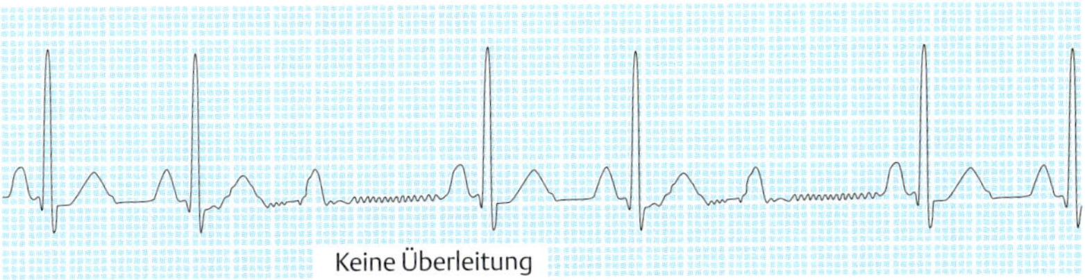

Abb. 2.1.14 Schmalkomplex-Tachykardie (regelmäßig)

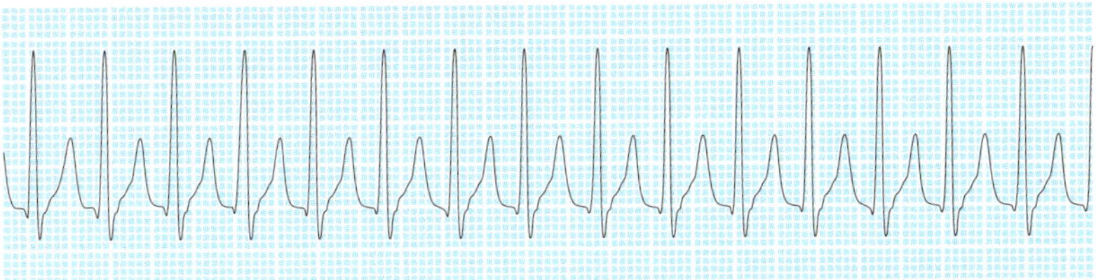

Abb. 2.1.15 Schmalkomplex-Tachykardie (unregelmäßig, z.B. bei Vorhofflimmern)

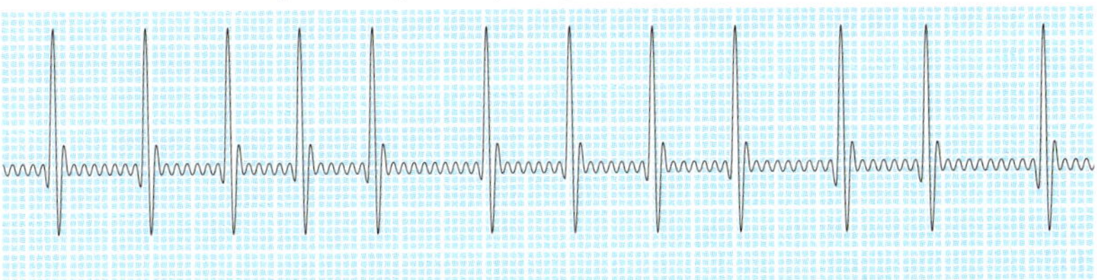

Abb. 2.1.16 Breitkomplex-Tachykardie

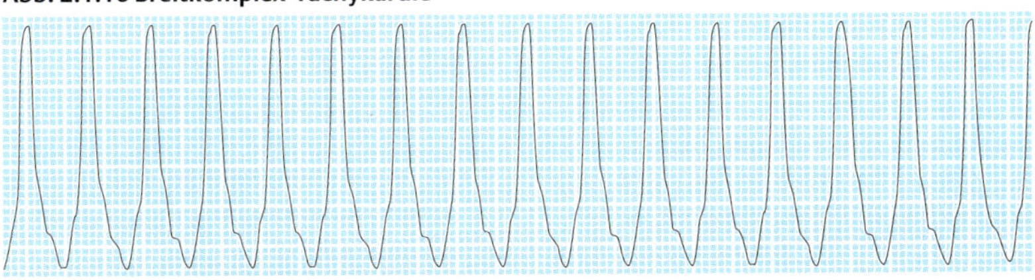

Abb.2.1.17 Kammerflimmern

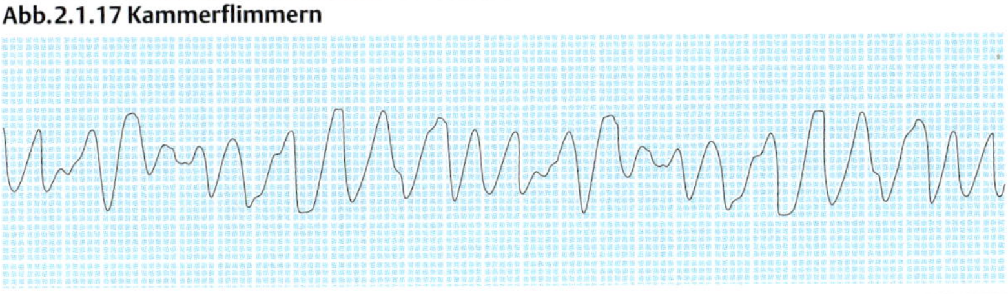

Grundsätzlich ist der „Demand-mode" zu bevorzugen, der die vorhandene elektrische Aktivität detektiert. Damit wird vermieden, dass eine eigene Herzaktion zeitgleich mit einer Schrittmacherstimulation ausgelöst wird und sich daraus ein Kammerflimmern entwickelt. Beim „Fix-mode" erfolgt eine starre Stimulation ohne Detektion – damit kann auch bei Patienten mit defektem Herzschrittmacher, der trotz elektrischer Aktivität keine Kontraktion mehr auslöst, eine externe Stimulation erfolgen.

Die transkutane Stimulation löst Muskelkontraktionen aus, die schmerzhaft sein können – dies erfordert ggf. eine Analgosedierung (z. B. mit geringen Dosen von Midazolam und Morphin oder Esketamin i. v.).

Tachykarde Störungen

Vitalbedrohliche Tachykardien

Bei bedrohlicher *Tachykardie* (sowohl bei SVT mit schmalen oder auch breiten sowie bei VT mit breiten Kammerkomplexen) wird in Kurznarkose mit z. B. 0,3 mg/kg KG Etomidat i. v. und aufsteigender Energiemenge kardiovertiert (1.4 Kardiopulmonale Reanimation).

- Bei SVT initial 70–120 J biphasisch bzw. 100 J monophasisch.
- Bei VT initial 120–150 J biphasisch bzw. 200 J monophasisch.
- Danach 300 mg Amiodaron über 10–20 min.
- Erneute Kardioversion mit erhöhter Energiemenge.
- Ggf. 900 mg Amiodaron über 24 h als Infusion i. v.

Regelmäßige Schmalkomplextachykardie

Beim Auftreten einer regelmäßigen Schmalkomplextachykardie sind zunächst extrakardiale Ursachen differenzialdiagnostisch auszuschließen. Zu den Ursachen dieser sog. Bedarfstachykardien zählen Schmerz, Angst, Fieber, Hypoxie und Hypovolämie.

Bei fehlender extrakardialer Ursache und manifesterm Behandlungsbedarf wird zunächst eine Vagusstimulation (z. B. Vasalva-Manöver) durchgeführt. Eine einseitige Massage des Karotissinus kann insbesondere beim älteren Menschen zum Ablösen atheromatöser Plaques mit zerebraler Embolie führen.

Bei ausbleibendem Erfolg wird ein *Adenosin*-Bolus (Adrekar; RDE 6 mg) *rasch i. v.* injiziert, gefolgt von bis zu zwei Boli zu je 12 mg.

Unregelmäßige Schmalkomplextachykardie

Bei Vorhofflimmern mit Kammerfrequenzen kann eine Frequenzkontrolle mit ***Verapamil*** (Isoptin; RDE 5–10 mg i. v.) erreicht werden. Ebenso ist die Applikation eines β-Blockers wie ***Metoprolol*** (Beloc; RDE 5 mg i. v.) möglich. Eine fortbestehend kritische Situation wird wie eine vital bedrohliche Tachykardie – z. B. mit Amiodaron – behandelt.

Breitkomplextachykardie

Insbesondere hämodynamisch tolerierte Breitkomplextachykardien sollen präklinisch nur durch einen mit Antiarrhythmika – wie Amiodaron – vertrauten Notarzt behandelt werden, da sich die Situation durch die medikamentöse Therapie verschlechtern kann. Eine fortbestehend kritische Situation wird wie eine vital bedrohliche Tachykardie behandelt.

Besonderheiten

Notfälle bei Herzschrittmacherpatienten

Defekte Schrittmacher können zu lebensbedrohlichen Ereignissen führen. Das implantierte System wird über den Schrittmacherausweis ermittelt (Abb. 2.1.19). Der Ausweis muss mit in die Klinik genommen werden.

Zunächst wird analysiert, ob der Schrittmacher regelrecht arbeitet. Hierzu ist die Ableitung eines EKG sowie die Kenntnis über den Stimulationsablauf der verschiedenen Schrittmachersysteme erforderlich, die nach ihrem „Sensing"- und „Pacing"-Ort sowie dem Stimulationsmodus eingeteilt werden.

Insbesondere bei Zeichen der akut aufgetretenen Instabilität (Schwindel, Synkope, Hypotonie, Herzinsuffizienz) muss eine Therapie erfolgen, wobei wiederum bradykarde und tachykarde Störungen zu unterscheiden sind.

An therapeutischen Optionen stehen zur Verfügung:

- Magnetauflage (damit meist Umschalten in eine starrfrequente Stimulation von 85–100/min),
- externe Stimulation (transkutan),
- externe Kardioversion,
- medikamentöse Therapie.

Falls die Rhythmusproblematik nach der Magnetauflage weiter besteht, muss medikamentös bzw. mit transkutanem Schrittmacher therapiert werden.

Abb. 2.1.18 Elektrodenposition anterior – posterior

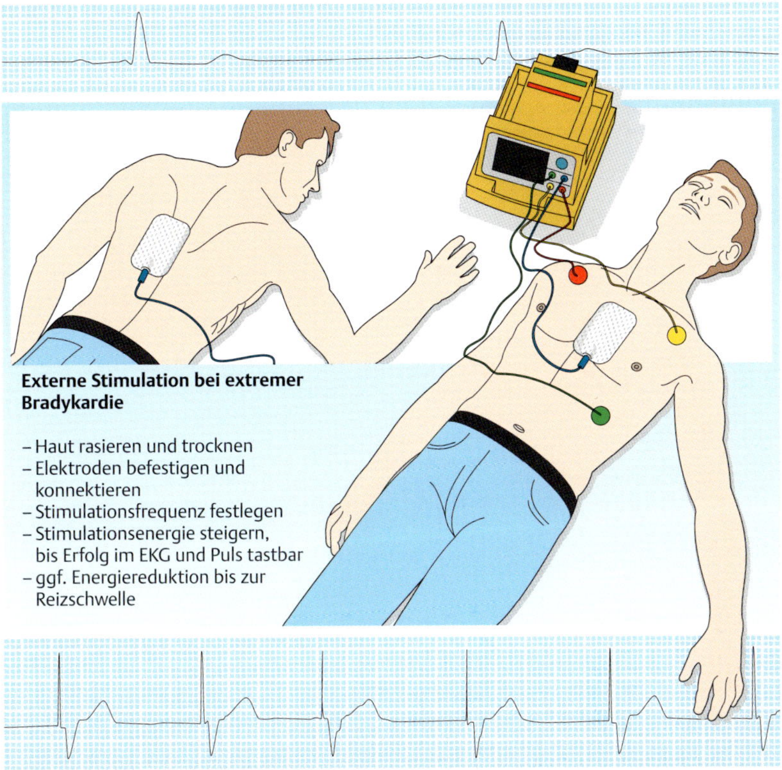

Abb. 2.1.19 Typen von permanenten Herzschrittmachern (revidierter NASPE/BPEG-Code)

Stelle	**1.**	**2.**	**3.**	**4.**	**5.**
Bedeutung	Stimulationsort	Wahrnehmungsort	Betriebsart	Frequenzadaption	Multifokale Stimulation
Inhalt	0 (keiner)	0 (keiner)	0 (keine)	0 (keine)	0 (keine)
	A (Atrium)	A (Atrium)	T (getriggert)	R (adaptiv)	R (adaptiv)
	V (Ventrikel)	V (Ventrikel)	I (inhibiert)		
	D (Dual A+V)	D (Dual A+V)	D (Dual T+I)		
	S (Single A/V)	S (Single A/V)			

Schrittmacherträger mit bedrohlicher Rhythmusstörung oder CPR

Bei Patienten mit Herzschrittmacher wird die CPR nach den gültigen Algorithmen (1.4 Kardiopulmonale Reanimation) durchgeführt. Auch die Behandlung lebensbedrohlicher Rhythmusstörungen folgt den bereits vorgestellten Empfehlungen.

> Bei Defibrillation oder Kardioversion empfiehlt sich der Einsatz von Klebeelektroden in a.-p. Position, was jedoch die schnellstmögliche Defibrillation nicht verzögern darf. Die Elektroden sollen mindestens 8 cm Abstand zum Aggregat einhalten.

Damit soll die Gefahr einer Schädigung des Aggregates und die unkontrollierte Energieableitung über die implantierte Sonde zum Myokard verhindert werden.

> Eine externe Schrittmacherstimulation soll starrfrequent („fix mode") erfolgen, damit der implantierte Schrittmacher den externen Schrittmacher nicht inhibiert.

Notfälle bei Patienten mit AICD

Eine zunehmende Zahl von Patienten ist mit einem automatischen implantierten Kardioverter/Defibrillator (AICD) versorgt. Die Systeme wirken sowohl antitachykard als auch antibradykard.

Akute Ereignisse beruhen häufiger auf einer geräteunabhängigen Verschlechterung der Herzinsuffizienz als auf einer AICD-Fehlfunktion. In diesen Fällen muss die kardiale Grunderkrankung mit entsprechender Einschränkung der Pumpfunktion wie bei Patienten ohne AICD behandelt werden.

Bei einer Fehlfunktion des AICD sind die inadäquate oder fehlende indizierte Schockabgabe bzw. der Ausfall der antibradykarden Funktion relevant. Das klinische Bild und das EKG erlauben meist eine entsprechende Einordnung der Störung.

> Therapeutisch sollen überflüssige Schocks verhindert und fehlende Schocks bzw. Schrittmachertätigkeit ersetzt werden.

Der Patient wird jedoch auch eine indizierte Schockabgabe spüren. Beim „Erstereignis" oder Synkope nach Implantation ist der Patient in einer Klinik vorzustellen. Weitere Indikationen zur notfallmäßigen klinischen Behandlung sind: Rezidivierende Schockabgaben in kurzer Zeit, anhaltenden Tachykardie sowie neu auftretende oder verschlimmerte Herzinsuffizienz.

> Nicht indizierte Schocks lassen sich durch Magnetauflage auf den AICD ausschalten, wobei die antibradykarde Funktion erhalten bleibt.

- Diese Maßnahme darf nur erfolgen, wenn es sich tatsächlich um eine nicht indizierte Schockauslösung handelt und keine entsprechend zu terminierende Rhythmusstörung vorliegt.
- Sicherheitshalber soll der Magnet über dem Aggregat fixiert werden, da er meist nur für die Dauer der Auflage wirksam ist.
- Der Patient ist mit EKG-Monitor zu überwachen, um eine (neue) therapiepflichtige tachykarde Rhythmusstörung sofort erkennen und behandeln zu können.
- Falls eine externe Defibrillation erforderlich wird, ist eine Elektrodenposition wie bei Patienten mit implantiertem Herzschrittmacher einzuhalten.
- Der Patient wird möglichst in ein entsprechendes Zentrum gebracht; der AICD-Ausweis darf nicht vergessen werden.

Hypertensiver Notfall

Definition

> Beim hypertensiven Notfall (früher: hypertensive Krise) handelt es sich um einen akuten, schnell ansteigenden und krisenhaft erhöhten arteriellen Druck, der mit den klinischen Zeichen einer Organschädigung einhergeht.

Meist liegt der SAP über 200 mmHg und der DAP über 115 mmHg.

Pathogenese und Pathophysiologie

Bei etwa 90 % der Hochdruckkranken liegt eine essenzielle (primäre) Hypertonie vor. Trotzdem muss eine sekundäre Hypertonie differenzialdiagnostisch bedacht werden.

> Ein hypertensiver Notfall tritt am häufigsten bei Patienten mit essenzieller Hypertonie auf.

Andere Ursachen sind selten; sie können aber bei sorgfältiger Anamnese ermittelt werden:

- Phäochromozytom,
- Nierenarterienstenose,
- akutes Nierenversagen,
- Absetzen/Nichteinnahme von Antihypertensiva,
- Alkoholentzug,
- Drogenabusus (z. B. Amphetamin).

Anamnese

Durch die Anamnese kann häufig eine antihypertensive Vorbehandlung oder ein entsprechendes Risikoprofil eruiert werden. Es ist gezielt zu fragen, ob der Patient seine Medikation kurzfristig abgesetzt hat. Weiter können sich Hinweise auf ein Entzugssyndrom usw. ergeben.

Befunde

Die klinische Symptomatik betrifft meist die Organsysteme ZNS, Herz, Gefäße (Aorta) und die Nieren (Abb. 2.1.20).

- Bei der häufigen *hypertensiven Enzephalopathie* stehen Kopfschmerzen, weitere neurologische Symptome wie Paresen, Amaurose und Aphasie sowie vegetative Symptome wie Übelkeit und Erbrechen im Vordergrund. Es können alle Grade der Bewusstseinsstörung bis zum Koma auftreten. Eine zerebrale Blutung oder Ischämie kann präklinisch nicht abgegrenzt werden.
- Die *kardiale Manifestation* äußert sich als akutes Koronarsyndrom oder pulmonale Stauung.
- Bei Hypertonie mit thorakaler Schmerzsymptomatik und negativem Ischämienachweis im EKG muss an eine *thorakale Aortendissektion* gedacht werden. Präklinisch kann nur die Verdachtsdiagnose gestellt werden.
- Bei einem *Nierenversagen* können Zeichen der Urämie, Volumenüberladung (Ödeme) oder eine Hämaturie richtungweisend sein.

Bei der weiteren Untersuchung ist zu beachten:

- Die neurologische Untersuchung ist sorgfältig zu dokumentieren, damit eine Verlaufsbeobachtung möglich ist.
- Die Auskultation kann Zeichen der pulmonalen Stauung ergeben.
- Die apparative Überwachung erfolgt mit kontinuierlicher EKG-Ableitung, Pulsoxymetrie und Blutdruckmessung. Der Blutdruck wird initial an beiden Armen gemessen und im Verlauf engmaschig kontrolliert. Bei kardialer Symptomatik ist ein 12-Kanal-EKG abzuleiten.

Therapie

Zur Basistherapie zählen:

- Anlage eines periphervenösen Zugangs,
- Sauerstoffzufuhr (mindestens 5 l/min) über Maske oder auch Nasensonde,
- Immobilisation.

Die spezielle Therapie besteht in der medikamentösen Blutdrucksenkung (Abb. 2.1.21). Diese muss vorsichtig erfolgen, da eine zu schnelle oder unkontrollierte Drucksenkung bei hochdruckadaptierten Patienten zu schweren Komplikationen führen kann.

> Der systolische Druck soll um nicht mehr als 15–20 % gesenkt werden.

Vor allem bei Schlaganfall-Symptomatik darf nur bei ausgeprägter Hypertonie (SAP > 220 mmHg, DAP > 120 mmHg) eine sehr vorsichtige Senkung auf systolische Werte von 180–200 mmHg und diastolische Werte von 100–110 mmHg erfolgen, um eine weitere Ausbreitung einer evtl. bestehenden Ischämie zu verhindern und die zerebrale Perfusion zu erhalten.

Die Auswahl der Medikamente orientiert sich an der Begleitsymptomatik und der zugrunde liegenden Verdachtsdiagnose.

Bei *vorwiegend kardialer Symptomatik* entspricht die Therapie weitgehend der des ACS:

- Initial werden 2 Hübe zu je 0,4 mg *Glyceroltrinitrat* (Nitrolingual-Pumpspray) sublingual verabreicht. Bei langer Transportzeit kann eine Dauerinfusion von 1–6 mg/h mit Spritzenpumpe erfolgen.
- Bei Thoraxschmerz wird *Morphin* in einer Dosis von 0,05–0,1 mg/kg KG (RDE 4–8 mg) i. v. appliziert.
- Bei pulmonaler Stauung werden zusätzlich 20–40 mg *Furosemid* (Lasix) i. v. gegeben.
- Die Gabe von β-Blockern wie Metoprolol (Beloc; RDE 5 mg i. v.) ist insbesondere bei regelmäßiger Schmalkomplextachykardie indiziert.

Ein hypertensiver Notfall *ohne kardiale Symptomatik* wird wie folgt behandelt:

- Der Blutdruck wird durch Bolusgaben von *Urapidil* (Ebrantil; RDE 10–25 mg i. v.) ge-

senkt und die Zufuhr ggf. nach 5 min wiederholt.
- Alternativ können Kalziumantagonisten wie Nitrendipin (z. B. 5 mg Bayotensin akut Lösung sublingual) genutzt werden.
- Bei Verdacht auf Alkohol- oder Opioidentzug wird *Clonidin* (0,15 mg i. v.) injiziert.

Im Gegensatz zum sonstigen Vorgehen muss der Blutdruck bei einer akuten Aortendissektion zügig auf systolische Werte um 120 mmHg gesenkt werden. Dazu wird insbesondere Urapidil (Ebrantil) in Boli von 10–25 mg i. v. eingesetzt.

Ein Transport soll in allen Fällen notärztlich begleitet werden. Für die Wahl der Zielklinik ist die führende Organmanifestation – z. B. Verdacht auf intrazerebrale Blutung oder Myokardinfarkt – entscheidend.

Lungenarterienembolie

Definition

Bei der Lungenarterienembolie (Abb. 2.1.22) handelt es sich um einen akuten Verschluss einer oder mehrerer Pulmonalarterien durch embolisch verschlepptes Material mit nachfolgender Rechtsherzbelastung bis hin zum rechtskardialen Pumpversagen.

Pathogenese und Pathophysiologie

Die Lungenarterienembolie ist eine relativ häufige Todesursache mit der höchsten Inzidenz im klinischen Bereich.

Trotz der hohen Inzidenz wird eine Lungenarterienembolie wegen der wechselnden Symptomatik oft verkannt und erst post mortem bei der Sektion festgestellt.

Auch präklinisch nimmt die Inzidenz wegen der steigenden Zahl ambulant oder kurzstationär operierter sowie bettlägeriger Patienten zu.

Ein Thrombus stammt meist aus dem Becken- und tiefen Beinvenenbereich. Seltenere Ursachen sind die Fett-, Luft-, Tumor- oder septische Embolie. Es bildet sich eine pulmonale Hypertonie mit einer unterschiedlich ausgeprägten Gasaustauschstörung und rechtskardialem Pumpversagen aus. Damit nimmt auch die linkskardiale Füllung ab, und es kann eine zusätzliche Koronarinsuffizienz mit globalem Pumpversagen auftreten.

Anamnese

Wesentliche anamnestische Risikofaktoren sind:
- Immobilisation mit venöser Stase (auch bei Langstreckenflug),
- Schwangerschaft und Geburt,
- maligne Erkrankungen,
- Nikotinabusus,
- Einnahme oraler Kontrazeptiva,
- angeborene Störungen der Hämostase (z. B. AT-Mangel),
- Adipositas,
- Varikosis.

Befunde

Die Symptomatik der Lungenarterienembolie ist vielfältig, unspezifisch und variabel. Insbesondere im Notarztdienst ist eine weitere apparative Differenzierung nicht möglich und es bleibt bei der Verdachtsdiagnose, die sich neben der – oft durchaus typischen – Anamnese auf folgende Symptome und Befunde gründet:
- plötzliche Tachypnoe und Dyspnoe,
- atemabhängiger Thoraxschmerz,
- Husten und Hämoptyse,
- Zyanose,
- Tachykardie,
- Angst bis Todesangst,
- Kreislaufstillstand.

In Oberkörperhochlage gestaute Halsvenen weisen auf die Rechtsherzbelastung hin. Bei fulminanter Embolie liegt eine Hypotonie bis zum Vollbild des kardialen Schocks vor; die $psaO_2$ ist erniedrigt. Manchmal finden sich klinische Zeichen einer Beinvenenthrombose wie ein Druckschmerz im Wadenbereich oder im Adduktorenkanal.

Bei jedem Patienten mit Verdacht auf Lungenarterienembolie soll ein 12-Kanal-EKG abgeleitet werden. Ein unauffälliger Befund schließt eine Lungenarterienembolie jedoch nicht aus.

Zeichen der akuten Rechtsherzbelastung wie SI-QIII-Lagetyp, Rechtsschenkelblock oder Rechtsabweichung der Herzachse untermauern die Diagnose; sie können aber auch fehlen. Insbesondere bei Patienten mit KHK können bei zunehmender Ischämie EKG-Veränderungen bis zum Vollbild des ST-Hebungsinfarkts auftreten.

Abb. 2.1.20 Hypertensiver Notfall

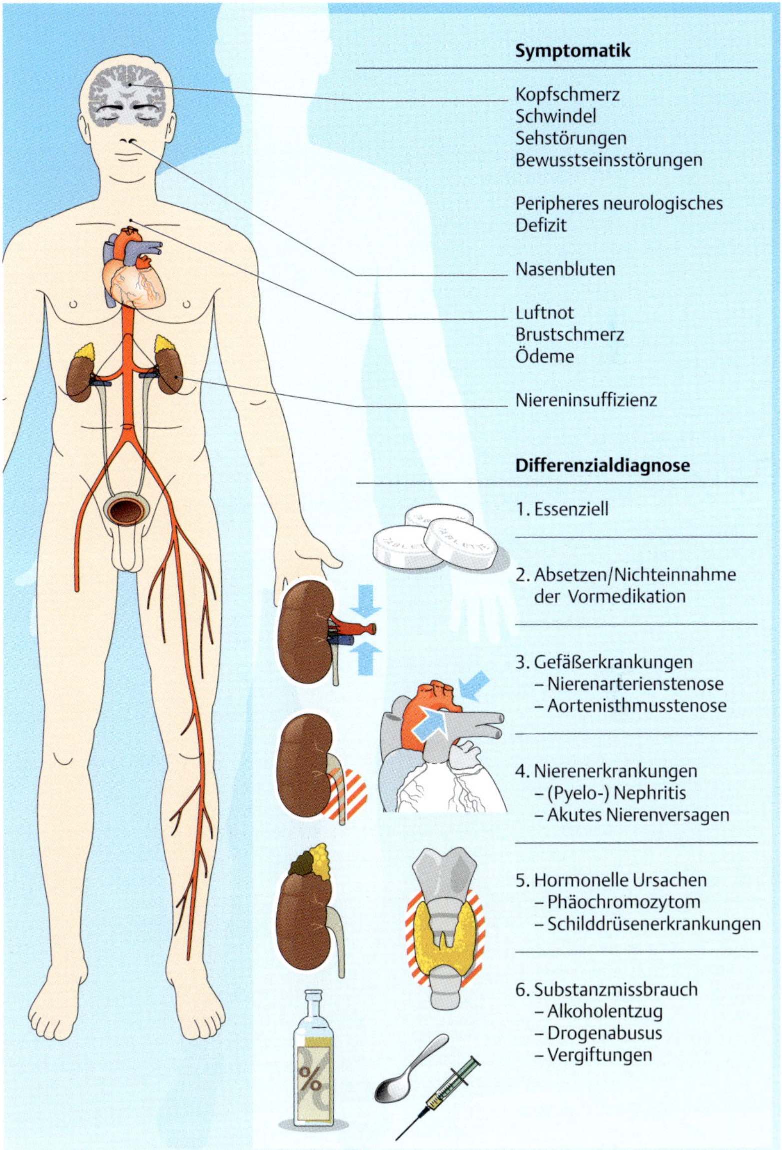

Differenzialdiagnostisch sind insbesondere respiratorische Notfälle (Pneumonie, Asthma bronchiale, Spannungspneumothorax) und andere kardiale Notfälle (Myokardinfarkt, Herzbeuteltamponade) zu beachten.

Therapie

Zur Basisversorgung gehören:

- Beruhigendes Einwirken auf den Patienten und Erläuterung aller Maßnahmen.
- Sitzende Lagerung.
- Apparative Überwachung mit kontinuierlicher EKG-Ableitung, Pulsoxymetrie und engmaschiger Blutdruckkontrolle.
- Anlage eines periphervenösen Zugangs mit kristalloider Infusion.
- Zufuhr von Sauerstoff (bis 15 l/min) über eine Maske).

Je nach Situation schließen sich an:

- Bei fulminanter Lungenarterienembolie Bolusinjektion von 80 IE/kg KG *Heparin* (Liquemin; RDE 6000 IE) i. v., um die Ausbildung von Appositionsthromben zu verhindern. Innerklinisch schließt sich eine Infusion von 18 IE/kg KG/h an, um eine PTT im Bereich des 1,5–2-fachen Normalwerts zu erzielen.
- Zur Analgesie kann *Morphin* in einer Einzeldosis von 0,05–0,1 mg/kg KG (RDE 4–8 mg) i. v. gegeben werden.
- Zur Sedierung kann zusätzlich *Midazolam* (Dormicum) in Boli von 1–2 mg titrierend i. v. injiziert werden.
- Eine ausgeprägte Schocksymptomatik erfordert den Einsatz von Katecholaminen (1.5 Schock und Schockbekämpfung).
- Eine zunehmende respiratorische Insuffizienz mit sinkender $psaO_2$ kann die Narkoseeinleitung (z. B. mit 0,3 mg/kg KG Etomidat i. v.; RDE 20 mg) mit Intubation und Beatmung erfordern. Allerdings wird das kardiale Pumpversagen damit nicht verbessert; die Zufuhr von Anästhetika kann vielmehr zur Verschlechterung der Hämodynamik mit erhöhtem Katecholaminbedarf führen.

> Bei bedrohlicher Schocksymptomatik sowie CPR ist die unverzügliche Thrombolyse zur Rekanalisierung der Lungenstrombahn Mittel der Wahl. Kontraindikationen der Lysetherapie – wie kürzlich stattgehabte Operation – sind bei protrahierter CPR irrelevant.

- Es werden 0,6 mg/kg KG (bis 50 mg) Alteplase (Actilyse), 10 E Reteplase (Rapilysin) oder 0,5 mg/kg KG (bis 50 mg) Tenecteplase (Metalyse) als Bolus i. v. appliziert.

Asthma bronchiale

Definition und Epidemiologie

> Das Asthma bronchiale ist eine akute, anfallsweise auftretende generalisierte Atemwegsobstruktion mit Dyspnoe.

Etwa 5–10 % der Bevölkerung industrialisierter Länder leiden an einem Asthma bronchiale und nehmen häufig eine entsprechende Medikation ein. Ein allergisches Asthma tritt meist vor dem 30. LJ auf, während ein intrinsisches Asthma erst im höheren Lebensalter manifest werden kann.

Pathogenese und Pathophysiologie

Beim akuten Asthmaanfall liegt eine erhebliche Erhöhung der bronchopulmonalen Resistance als Folge einer bronchialen Querschnittsminderung vor (Abb. 2.1.23).

> Führende Pathomechanismen sind die spastische Obstruktion der kleinen Bronchien und Bronchiolen, eine Dyskrinie mit vermehrter Schleimproduktion sowie ein Ödem der Bronchialschleimhaut.

- Ursache des extrinsischen Asthmas ist eine allergische Sofort- oder Spätreaktion.
- Ursachen der intrinsischen Form sind Infektionen sowie chemische, physikalische und andere Irritationen.
- Viele Erkrankungen können zu einer spastischen Begleitreaktion führen. Differenzialdiagostisch sind Pneumonie, Lungenarterienembolie, Thoraxtrauma oder kardiales Lungenödem abzugrenzen.

Anamnese

Die meisten Patienten mit chronisch rezidivierendem Asthma bronchiale kennen die Symptomatik und geben Auskunft über ihre Medikation. Häufig ist auch die Allergieanamnese wegweisend.

Befunde

Im Vordergrund steht die akute Obstruktion mit Orthopnoe, Dyspnoe, verlängerter Exspira-

Abb. 2.1.21 Blutdrucksenkung bei Hypertonie

Blutdrucksenkung bei Hypertonie

Patient mit **neurologischer Symptomatik**

Ziel
RR vorsichtig um 15 – 20 % senken

Behandlung
- Urapidil
- Nitrendipin
- Nitroglycerin (b. begl. kardialer Symptomatik)

Patient mit **essenzieller Hypertonie**

Ziel
RR auf hochnormale Werte senken

Behandlung
- Urapidil
- ß-Blocker (oder Nitrendipin)
- ggf. Nitroglycerin
- ggf. Clonidin

Patient mit **Verdacht auf Aortendissektion**

Ziel
RR zügig senken (SAP ≤ 120 mm Hg)

Behandlung
- Nitroglycerin
- Urapidil
- Morphin (bei Brustschmerz)

Abb. 2.1.22 Lungenarterienembolie, Risikofaktoren und Befund

Risikofaktoren

- Orale Kontrazeptiva
- Nikotinabusus
- AT-Mangel
- Adipositas
- Schwangerschaft und Geburt
- maligne Erkrankungen
- Varikosis
- Bettlägerigkeit

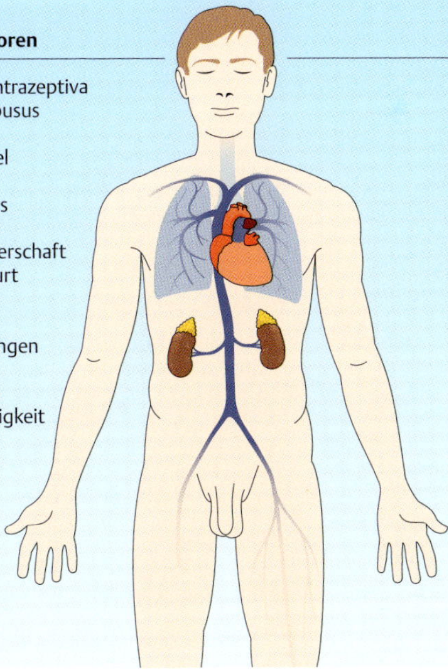

Befunde

- (Todes-)Angst
- Zyanose
- Luftnot
- Hämoptysen
- Brustschmerz
- Tachykardie
- Einfluss-Stauung
- Kreislaufstillstand
- EKG: SI-QIII-Lagetyp

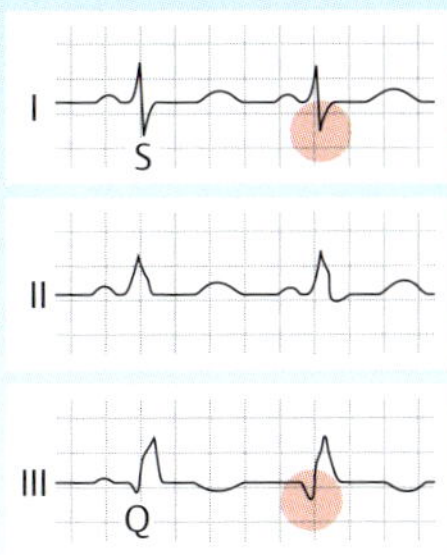

tion und Einsatz der Atemhilfsmuskulatur (Abb. 2.1.24). Die Patienten sind infolge der Stresssituation sowie der evtl. Eigenmedikation mit β_2-Mimetika häufig tachykard.

> Der schwere Asthmaanfall kann in eine respiratorische Erschöpfung mit Hypoventilation und Bewusstseinstrübung münden. Die $psaO_2$ ist erniedrigt; häufig liegt eine Zyanose vor.

Wichtige Warnzeichen sind:
- Äußerungen des Patienten, der noch mit letzter Kraft auf seine Erschöpfung hinweist,
- auskultatorisch immer leiser werdendes Atemgeräusch („silent lung"),
- zunehmende Bewusstseinstrübung.

Therapie

Zur Basisversorgung gehören:
- Überwachung mit EKG-Ableitung, Pulsoxymetrie und Blutdruckmessung,
- Anlage eines periphervenösen Zugangs,
- Sauerstoffzufuhr (bis 10–15 l/min) über Maske,
- Oberkörperhochlagerung.

Die weitere Therapie muss die häufig bereits durchgeführte Eigenmedikation beachten:
- Falls noch nicht erfolgt, werden inhalative β_2-Mimetika wie Fenoterol (z. B. Berotec N 100 µg Dosier-Aerosol; RDE bis 4 Hübe zu 100 µg) appliziert.
- Inhalation von Ipratropiumbromid 0,5 mg (ggf. in Kombination mit β-Mimetikum).
- Bei Erfolglosigkeit wird ein β-Mimetikum wie Reproterol (Bronchospasmin Injektionslösung; RDE 90 µg) langsam i. v. injiziert.
- Darüber hinaus werden etwa 100 mg Prednisolon (Solu-Decortin H) zur Entzündungshemmung i. v. injiziert.
- Additiv kann Theophyllin (Initialdosis 5 mg/kg KG) eingesetzt werden; bei Patienten unter Dauermedikation präklinisch maximal die halbe Dosis. Klinisch soll zuvor eine Bestimmung des Plasmaspiegels erfolgen.
- Beim schweren Asthmaanfall kann die zusätzliche Gabe von 2 g Magnesium die Lungenfunktion verbessern.
- Ultima Ratio bei vital bedrohlicher respiratorischer Insuffizienz ist die fraktionierte i. v. Zufuhr von Adrenalin in Einzeldosen von etwa 50 µg, um neben der Bronchodilatation auch eine Vasokonstriktion mit Abschwellung der Schleimhäute zu erzwingen.

> Die Indikation zur Intubation und Beatmung (1.6 Analgesie, Sedierung und Anästhesie) muss im Einzelfall gestellt werden.

Im Rettungsdienst sind nur die klinischen Zeichen der drohenden Asphyxie erkennbar. Klinisch wird die Indikation durch eine arterielle BGA gestützt; die Entscheidungsfindung soll sich primär nicht nur am paO_2 und $paCO_2$, sondern insbesondere am pH-Wert orientieren.

> Ein erniedrigter pH-Wert belegt in allen Fällen eine anhaltende Dekompensation der Regulationsmechanismen. Unter Beachtung der klinischen Gesamtsituation kann ein pH $<7{,}25$ als Anhalt für die Indikation zur Intubation dienen.

COPD

Definition und Epidemiologie

> Die COPD (chronic obstructive pulmonary disease; chronisch obstruktive Lungenerkrankung oder auch chronisch obstruktive Bronchitis) ist durch eine nicht vollständig reversible Einschränkung des Atemflusses gekennzeichnet. Im weiteren Sinne gehören auch das Emphysem und die chronische Bronchitis zu diesem Krankheitsbild.

Die COPD ist weltweit eine der führenden Todesursachen. Es ist mit einem weiteren Anstieg von Prävalenz, Morbidität und Mortalität zu rechnen.

Pathogenese und Pathophysiologie

Hauptrisikofaktor ist der Zigarettenrauch. Die Atemwegsobstruktion ist typischerweise progredient und mit einer Entzündungsreaktion assoziiert. In der Folge kann sich ein Lungenemphysem entwickeln, das als irreversible Erweiterung und Destruktion der Lufträume distal der terminalen Bronchiolen definiert ist.

Anamnese

Der Patient steht meist in ärztlicher Behandlung und ist medikamentös vorbehandelt; bei höhergradiger COPD wurde ggf. bereits eine Langzeit-Sauerstofftherapie oder eine Heimbeatmung eingeleitet.

Abb. 2.1.23 Veränderungen des Bronchialsystems

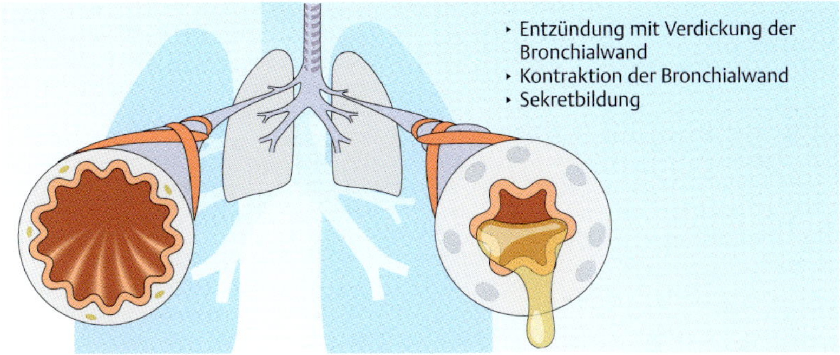

Abb. 2.1.24 Kapnogramm (siehe Grundlagen) Das Kapnogramm zeigt typischerweise einen langsamen CO2-Anstieg in der (verlängerten) Exspiration

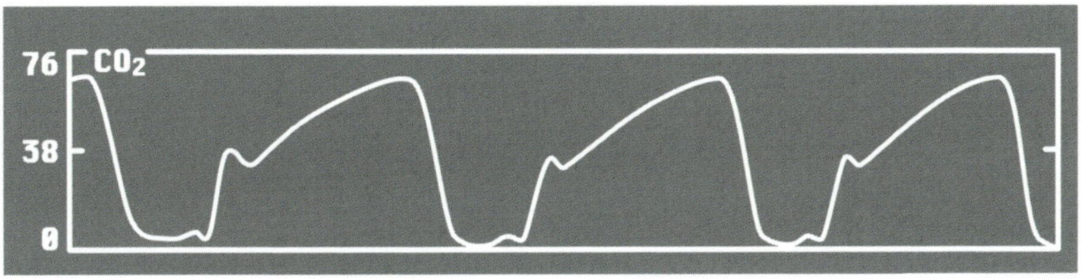

Abb. 2.1.25 Blue bloater, pink puffer

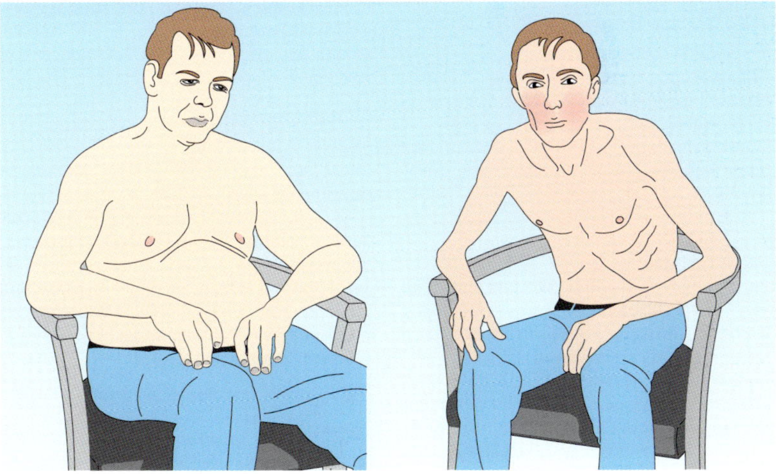

Die Konstitution von Patienten mit chronisch-obstruktiver Lungenerkrankung kann sehr stark – **blue bloater** bis **pink puffer** – variieren

Der Notarzt wird meist bei akuter Exazerbation mit Zunahme von Dyspnoe, Husten und Auswurf alarmiert. Die Patienten sind meist über ihr Krankheitsbild informiert und stellen nicht selten dezidierte therapeutische Forderungen.

Die Exazerbation kann durch akute Infekte oder Umweltnoxen wie Smog ausgelöst werden. Differenzialdiagnostisch sind Pneumonie, Herzinsuffizienz, Lungenarterienembolie, Pneumothorax, Pleuraerguss und Arrhythmien abzugrenzen.

Befunde

Im Vordergrund steht die akute Obstruktion mit Orthopnoe, Dyspnoe, verlängerter Exspiration und Einsatz der Atemhilfsmuskulatur. Bei schwerer Exazerbation liegen darüber hinaus Zyanose, Bewusstseinstrübung sowie Arrhythmien und Ödeme vor.

Klinisch werden die Erscheinungsbilder „blue bloater" (blau Geschwollener) und „pink puffer" (rosa Schnaufer) unterschieden (Abb. 2.1.25). Beim „blue bloater" dominieren Hypoxämie, Hyperkapnie und Rechtsherzinsuffizienz, während beim oft untergewichtigen „pink puffer" die starke Luftnot bei geringer gestörtem Gasaustausch im Vordergrund steht.

Medikamentöse Therapie

Zur Basisversorgung gehören:

- Überwachung mit EKG-Ableitung, Pulsoxymetrie und Blutdruckmessung,
- Anlage eines periphervenösen Zugangs,
- Sauerstoffzufuhr (5–15 l/min) über Maske oder auch Nasensonde (Ziel ist eine $psaO_2$ > 90 %),
- Oberkörperhochlagerung.

Weitere Therapie:

- Inhalation von β_2-Mimetika wie Fenoterol (Berotec N 100 µg Dosier-Aerosol; RDE bis 4 Hübe zu 100 µg) – sofern der Patient diese Option nicht bereits ausgeschöpft hat.
- Inhalation von Ipratropiumbromid; es werden 250–500 µg über Vernebler (Atrovent Fertiginhalat) oder als Dosier-Aerosol (Atrovent N Dosier-Aerosol, bis 20 Hübe zu 20 µg) zugeführt.
- Bei Erfolglosigkeit oder alternativ langsame i. v. Injekton eines β_2-Mimetikums wie Reproterol (Bronchospasmin Injektionslösung; RDE 90 µg).
- Zusätzlich werden etwa 100 mg Prednisolon (Solu-Decortin H) zur Entzündungshemmung i. v. injiziert.
- Additiv kann Theophyllin (Bronchoparat) in einer Dosis von 5 mg/kg KG i. v. injiziert werden; bei Patienten unter Dauermedikation die halbe Dosis.
- Bei peripheren Ödemen und Stauungszeichen (im Sitzen sichtbare Jugularvenen) können bis 40 mg Furosemid i. v. injiziert werden.

Nichtinvasive Beatmung

Die nichtinvasive Beatmung (NIV; Noninvasive Ventilation) erfolgt unter Verzicht auf den Endotrachealtubus über eine spezielle, dicht sitzende Gesichtsmaske – meist als NIPPV (noninvasive positive pressure ventilation; nichtinvasive Beatmung mit positivem Druck). Für dieses Vorgehen sind spezielle Geräte erforderlich, und der Atemweg ist nicht gesichert (Abb. 2.1.26).

Während sich die NIV grundsätzlich nicht zur Behandlung einer akuten respiratorischen Insuffizienz eignet, wird sie zunehmend als Initialtherapie für Patienten mit chronischer respiratorischer Insuffizienz wie der COPD empfohlen.

In vielen Fällen kann die Intubation mit kontrollierter Beatmung verhindert und eine Besserung der respiratorischen Situation erreicht werden.

Infektionen

Definition und Epidemiologie

Infektiologische Notfallsituationen sind im Rettungsdienst selten, da der eher langsame klinische Verlauf den Patienten meist zeitgerecht zum Arzt führt. Trotzdem gibt es Krankheitsbilder, bei denen der Verlauf foudroyant ist und schon initial lebenswichtige Organsysteme schädigt (Tab. 2.1.2). Notfallmedizinisch sind insbesondere Infektionen des ZNS und die schwere Pneumonie relevant.

Pathogenese und Pathophysiologie

Präklinisch ist grundsätzlich keine Unterscheidung von bakteriellen, viralen, Pilz- oder Protozoeninfektionen möglich.

Abb. 2.1.26 Nichtinvasive Beatmung

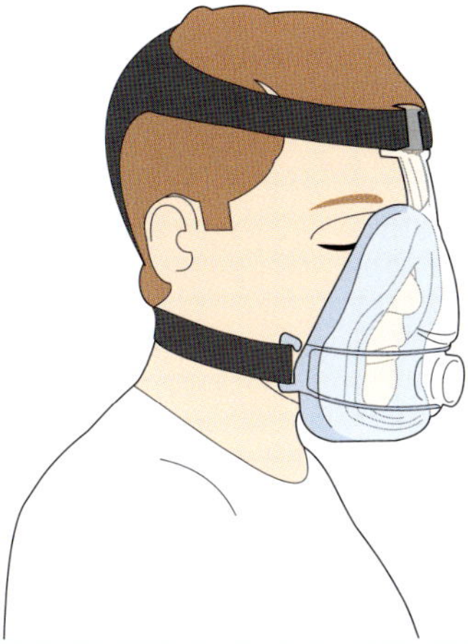

Die nichtinvasive Beatmung (**NIV**; noninvasive ventilation) erfolgt unter Verzicht auf den *Endotrachealtubus* über eine spezielle, dicht sitzende Gesichtsmaske – meist als **NIPPV** (noninvasive positive pressure ventilation; nichtinvasive Beatmung mit positivem Druck). Für dieses Vorgehen sind *spezielle Geräte* erforderlich, und der Atemweg ist nicht gesichert

Während sich die **NIV** grundsätzlich nicht zur Behandlung einer akuten respiratorischen Insuffizienz eignet, wird sie zunehmend als Initialtherapie für Patienten mit chronischer respiratorischer Insuffizienz wie der **COPD** empfohlen

In vielen Fällen kann die Intubation mit kontrollierter Beatmung verhindert und eine Besserung der respiratorischen Situation erreicht werden

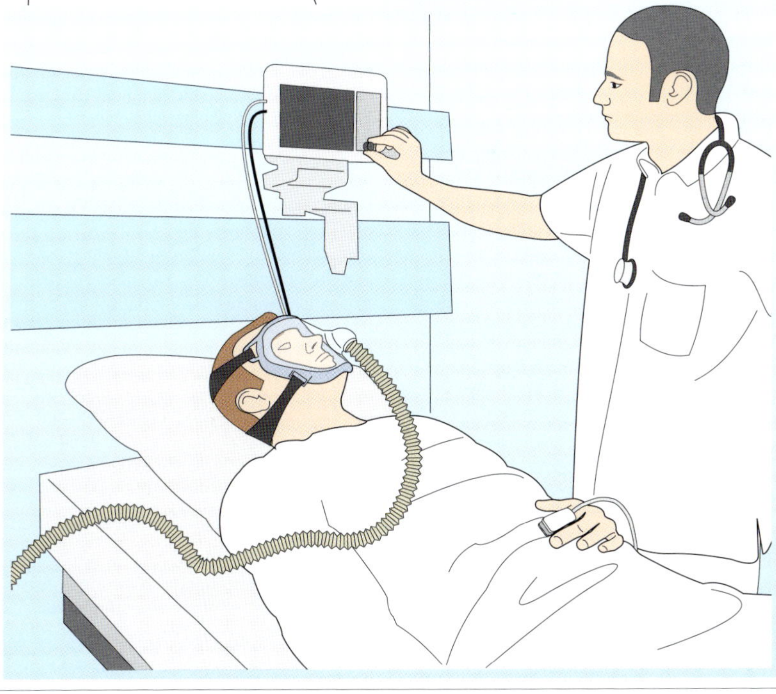

- Akute Infektionen des ZNS manifestieren sich als *Meningitis, Enzephalitis* oder *Myelitis*.
- Das *Waterhouse-Friderichsen-Syndrom* ist eine septische Verlaufsform einer Meningokokken-Infektion, die schnell zum septischen Schock mit MOV und Verbrauchskoagulopathie führt.
- Bei Infektionen der Lunge liegt meist eine *Bronchopneumonie, Lobärpneumonie* oder *atypische Pneumonie* vor; bettlägerige Patienten weisen häufig eine *Aspirationspneumonie* auf.

Anamnese

Anamnestisch muss nach Krankheitsbeginn und -verlauf sowie etwaigen Begleiterkrankungen gefragt werden. Insbesondere die Infektionen des ZNS können sehr schnell zu einem schweren Krankheitsbild führen.

Befunde

Leitsymptome einer *ZNS-Infektion* sind:

- Fieber,
- Kopfschmerzen, Nackensteifigkeit und Lichtscheu,
- neurologische Ausfälle (Paresen, Hyperästhesien, Hirnnervenausfälle),
- Bewusstseinsstörungen.

Beim *Waterhouse-Friderichsen-Syndrom* liegt ein schweres septisches Bild mit petechialen Hautblutungen vor.

Bei einer *Pneumonie* stehen im Vordergrund:

- Fieber,
- Dyspnoe,
- atemabhängige Thoraxschmerzen – starke Beschwerden weisen auf eine (begleitende) Pleuritis hin,
- ggf. gelblich-grünlicher, teilweise blutig tingierter Auswurf.

Auskultatorisch finden sich fein-, mittel- oder grobblasige Rasselgeräusche; ggf. ein im Seitenvergleich abgeschwächtes Atemgeräusch infolge eines Pleuraergusses.

Therapie

Zur Basisversorgung gehören:

- Überwachung mit EKG-Ableitung, Pulsoxymetrie und Blutdruckmessung,
- Anlage eines periphervenösen Zugangs,
- Sauerstoffzufuhr (mindestens 5 l/min) über Maske oder auch Nasensonde.

Zur Analgesie und Antipyrese werden 6–12,5 mg/kg KG Metamizol (Novalgin; RDE 500–1000 mg) i. v. injiziert; bei starken Beschwerden bis 30 mg/kg KG (2,5 g).

> Bei Bewusstlosigkeit und schwerer Ateminsuffizienz ist die Sicherung der Vitalfunktionen mit Intubation und Beatmung erforderlich (Abb. 2.1.27, Tab. 2.1.3).

Der Patient wird arztbegleitet in klinische Intensivbehandlung gebracht.

> Insbesondere bei Meningitis und Enzephalitis sind die Hygienemaßnahmen für Infektionstransporte (1.7 Hygiene und Infektionsschutz) und ggf. Postexpositionsprophylaxe zu beachten.

Endokrine und Stoffwechselerkrankungen

Diabetische Stoffwechselentgleisungen

Epidemiologie

In Deutschland leiden 4–5 % der Bevölkerung an einem Diabetes mellitus, davon der Großteil an einem Typ 2 (s. u.). Die Hypoglykämie ist die häufigste endokrinologische Notfallsituation im Rettungsdienst; das Coma diabeticum tritt wesentlich seltener auf.

Pathogenese und Pathophysiologie

Beim Typ 1-Diabetes liegt ein absoluter Insulinmangel infolge Zerstörung der β-Zellen des Pankreas vor. Beim Typ 2-Diabetes besteht zunächst ein relativer Insulinmangel bei noch erhaltener Insulinsekretion. Ursachen können eine Insulinresistenz oder eine Adipositas usw. sein. Darüber hinaus sind weitere Formen wie der Gestationsdiabetes sowie endokrine und medikamentöse Ursachen usw. bekannt.

> Häufigster Auslöser einer *Hypoglykämie* ist die absolute oder relative Überdosierung von Insulin oder oralen Antidiabetika.

Neben medikamentösen Fehldosierungen liegt häufig eine verminderte Nahrungsaufnahme oder erhöhte körperliche Belastung vor.

> Bei der *Hyperglykämie* werden eine *ketoazidotische* und eine *hyperosmolare* Form unterschieden (Abb. 2.1.28).

Tab. 2.1.2 SIRS *(Systemic Inflammatory Response Syndrome)*

Die systematische inflammatorische Reaktion ist durch das Vorhandensein von mindestens zwei der folgendenden Kriterien charakterisiert:

1. **Temperatur** > 38,0 °C oder < 36,0 °C
2. **HR** > 90/min
3. **Tachypnoe** (Atemfrequenz > 20/min) oder Hypokapnie ($paCO_2$ < 32 mm Hg)
4. **Leukozyten** > 12 000/µl oder < 4 000/µl oder > 10 % unreife Formen

---

Sepsis = SIRS + Infektion

Schwere Sepsis = SIRS + Infektion + Organhypoperfusion

Septischer Schock = SIRS + Infektion + Organdysfunktion + anhaltende Hypotonie

Abb. 2.1.27 Erstversorgung bei Sepsisverdacht

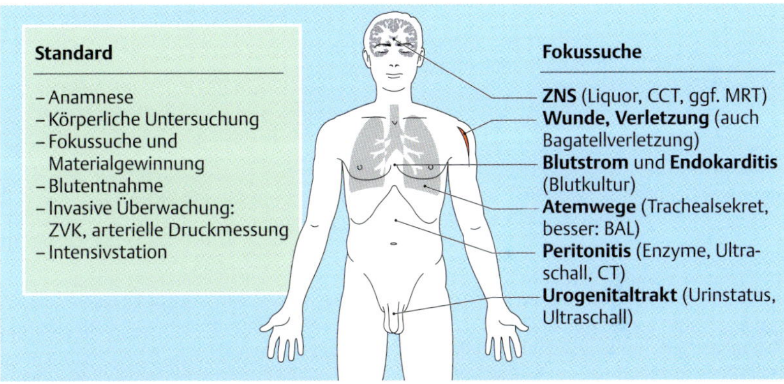

Tab. 2.1.3 Zielgrößen bei der Versorgung septischer Patienten

Zielgröße	Maßnahmen
MAP > 65 mm Hg	Kristalloide (Kolloide) Katecholamine (Noradrenalin, Dobutamin, ggf. Adrenalin)
Zentralvenöse 0_2-Sättigung > 70 %	ZVK
Oxygenierung	O_2-Zufuhr, ggf. kontrollierte Beatmung
Supportive Maßnahmen	Enterale Enährung BZ < 150 mg/dl Hydrocortison bis 300 mg/d beim therapierefraktären septischen Schock

Die *Ketoazidose* tritt bei Patienten mit Typ 1-Diabetes infolge des absoluten Insulinmangels auf. Auslösende Faktoren sind akute Infekte und unzureichende Insulintherapie. Die gesteigerte Lipolyse, die verminderte Glukoseverwertung und die Bildung von Ketonkörpern führen letztlich zur Ketoazidose. Mit der erhöhten renalen Glukoseausscheidung geht eine Polyurie mit Exsikkose und Elektrolytentgleisung einher.

Bei einem relativen Insulinmangel entwickelt sich dagegen eine *hyperosmolare Hyperglykämie*. Hiervon sind meist ältere Patienten mit Typ 2-Diabetes betroffen. Das noch vorhandene körpereigene Insulin supprimiert die Lipolyse und verhindert die Entstehung von Ketonkörpern mit Ketoazidose. Im Vordergrund steht die Polyurie mit ihren Folgen.

Anamnese

Häufig ist ein therapiebedürftiger Diabetes mellitus bekannt; es ist jedoch auch an eine Erstmanifestation zu denken.

Befunde

> Bei jedem Patienten mit Bewusstseinsstörungen oder neurologischen Auffälligkeiten ist unverzüglich eine BZ-Kontrolle durchzuführen (Abb. 2.1.29).

Eine Bewusstlosigkeit entwickelt sich bei der Hypoglykämie sehr schnell, beim hyperglykämischen Koma dagegen nur langsam.

Das diabetische Koma umfasst neben der Hyperglykämie folgende weitere Symptome:

- tiefe Kußmaul-Atmung infolge Azidose,
- Zeichen der Dehydratation wie trockene Zunge und stehende Hautfalten sowie Hypotonie und Tachykardie,
- Bewusstseinstrübung oder Bewusstlosigkeit.

Gelegentlich können bei Hyperglykämie auch abdominelle Beschwerden (Pseudoperitonitis diabetica) auftreten und zur Fehldiagnose „gastrointestinaler Notfall“ führen.

Therapie

Zur Basisversorgung gehören:

- Überwachung mit EKG-Ableitung, Pulsoxymetrie und Blutdruckmessung,
- Anlage eines periphervenösen Zugangs,
- BZ-Kontrolle,
- Sauerstoffzufuhr (mindestens 5 l/min) über Maske oder auch Nasensonde.

> Bei *Hypoglykämie* sowie in allen Zweifelsfällen ist die unverzügliche i. v. Zufuhr von 20–50 ml Glukoselösung 40 % (8–20 g Glukose) erforderlich.

Die orale Zufuhr einer zuckerhaltigen Flüssigkeit (cave Zuckerersatzstoffe) kommt nur ersatzweise bei noch ausreichenden Schutzreflexen infrage. Bei Patienten, die sich zur Eigenmedikation eine Fertigspritze mit Glukagon injiziert haben, ist auf ausreichende Glukosezufuhr zu achten. Der Behandlungserfolg wird mit BZ-Kontrolle dokumentiert.

Eine Hypoglykämie kann unter kritischer Wertung der Gesamtumstände (rasche Restitution des Patienten, geeignetes Umfeld) ambulant behandelt werden. In folgenden Fällen ist die Klinikeinweisung geboten:

- Einnahme oraler Antidiabetika (lange Wirkdauer),
- begleitender Infekt,
- unklare Ursache oder Begleitumstände,
- fehlende Betreuung.

> Bei Hyperglykämie steht präklinisch die Therapie des Flüssigkeitsdefizits mit VEL (etwa 1000 ml/h) im Vordergrund.

Wegen der eingeschränkten diagnostischen Möglichkeiten soll präklinisch keine forcierte Infusionstherapie erfolgen. Die Gabe von Insulin oder die Korrektur einer Azidose kann zu einer schweren Elektrolytentgleisung (insbesondere Hypokaliämie) führen, sodass eine entsprechende Therapie erst unter klinischen Bedingungen erfolgt.

Chronische Niereninsuffizienz

Epidemiologie

In Deutschland werden etwa 60.000 Patienten dialysiert. Es handelt sich immer häufiger um multimorbide Patienten, deren Lebenserwartung auch durch die Begleiterkrankungen begrenzt wird. Bei fortgeschrittener chronischer Niereninsuffizienz sind folgende Komplikationen häufig (Abb. 2.1.30):

- kardial: KHK, Myokardinfarkt, Herzinsuffizienz,
- neurologisch: Enzephalopathie, Neuropathie,
- hämatologisch: Anämie, Blutungsneigung,
- gastrointestinal: Blutung.

Abb. 2.1.28 Komaformen bei Diabetes mellitus

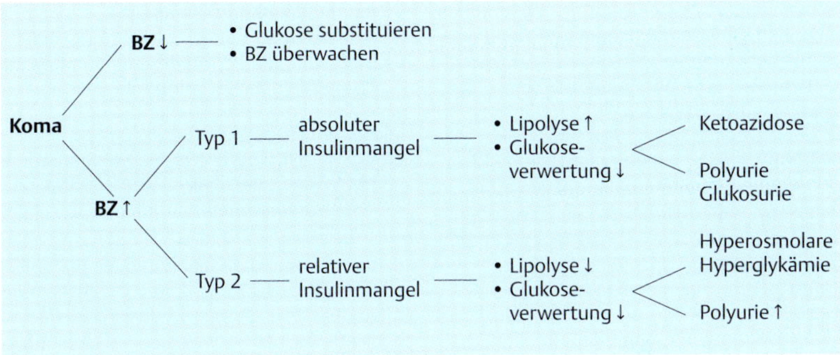

Abb. 2.1.29 Befunde

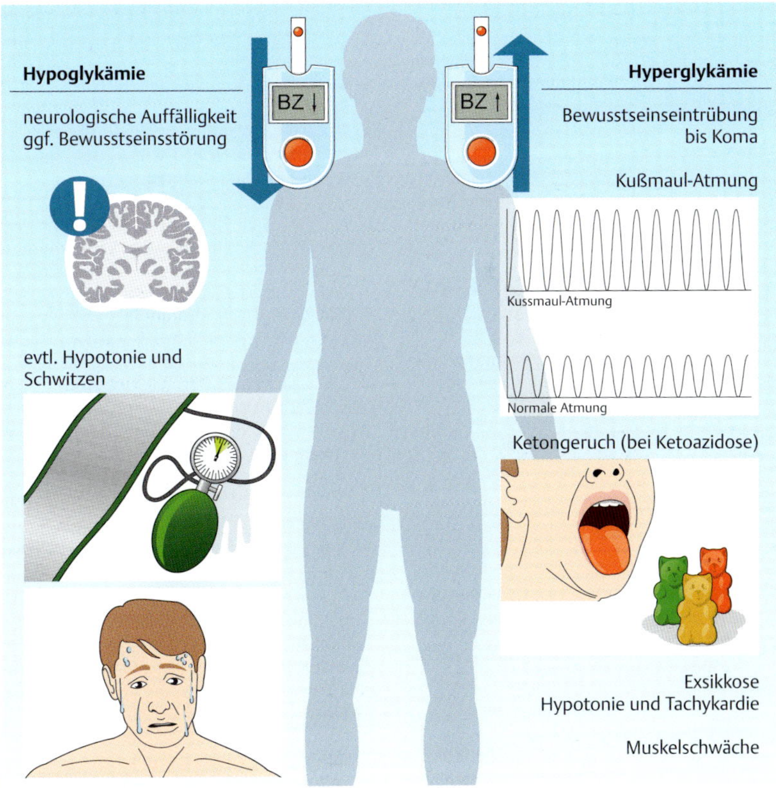

Pathogenese und Pathophysiologie

Eine der häufigsten Ursachen des chronischen Nierenversagens ist die diabetische Nephropathie; weiter kommen insbesondere entzündliche Ursachen (Glomerulonephritiden) in Betracht.

Anamnese

Zur gezielten Anamnese bei einem dialysepflichtigen Notfallpatienten – insbesondere zur orientierenden Bewertung des Volumenstatus – gehören:

- Intervall der Dialysebehandlungen,
- letzte Dialyse,
- Sollgewicht,
- tägliche Trinkmenge,
- restliche Harnausscheidung.

Häufig verfügt der Patient über einen Notfallausweis oder Arztbrief, in dem wichtige Begleiterkrankungen, die Medikation und das behandelnde Dialysezentrum erfasst sind.

Befunde

Insbesondere bei bewusstlosen Patienten ist auf die Zeichen einer terminalen Niereninsuffizienz – wie urämischer Fötor, Gefäßshunt oder Peritonealkatheter – zu achten.

> Da Elektrolytstörungen – insbesondere eine Hyperkaliämie – oder eine Überwässerung häufig sind, muss immer ein EKG abgeleitet sowie auf Zeichen eines Lungenödems (Dyspnoe) geachtet werden.

Typische EKG-Zeichen der Hyperkaliämie sind (Abb. 2.1.31):

- überhöhte T-Welle,
- QRS-Verbreiterung,
- Kammerersatzrhythmus.

> Bei Dialysepatienten muss jede neuaufgetretene Rhythmusstörung an eine Elektrolytstörung denken lassen. Dies gilt insbesondere für eine Reanimationssituation.

Therapie

> Die notfallmedizinischen Maßnahmen dienen lediglich der Überbrückung, bis mit der Dialyse begonnen werden kann. Daher ist grundsätzlich auf einen zügigen Transport zu achten.

Zur Basisversorgung gehören:

- Überwachung mit EKG-Ableitung, Pulsoxymetrie und Blutdruckmessung,
- Anlage eines periphervenösen Zugangs,
- Sauerstoffzufuhr (mindestens 5 l/min) über Maske oder auch Nasensonde.

> Der Shuntarm soll grundsätzlich weder zur Blutdruckmessung noch zur Venenpunktion genutzt werden. Bei vitaler Indikation kann der Shunt dagegen punktiert werden.

Unter präklinischen Bedingungen kann eine *Hyperkaliämie* nur aus dem EKG und ggf. der Anamnese – z. B. längeres dialysefreies Intervall oder erhöhte Zufuhr – eruiert werden. Zur raschen Senkung einer bedrohlichen Hyperkaliämie sind folgende Maßnahmen – auch in Kombination – geeignet (Abb. 2.1.32):

- 10 ml Calciumgluconat 10 % i. v., ggf. wiederholt,
- 50 mmol *Natriumhydrogencarbonat* (= 50 ml 8,4 %) i. v.,
- 10 E Humaninsulin mit 25 g Glukose i. v.,
- ggf. Inhalation oder i. v. Injektion eines β_2-Mimetikums wie Salbutamol.

Calciumgluconat wirkt sofort, die anderen Substanzen nach 15–30 min. Dabei ist auf die Rückbildung der EKG-Veränderungen zu achten.

Komplikationen der Dialysebehandlung

Blutungen aus dem Shunt kommen meist als Folge einer überdosierten Antikoagulation vor.

> Die Shuntblutung wird mit manueller Kompression und Druckverband gestillt; eine Abbindung ist wegen der Gefahr einer Shuntthrombose zu unterlassen.

Nach der Dialyse kann es durch den Volumenentzug zur *Hypotonie* kommen. Insbesondere bei dialyseunabhängiger Hypotonie ist an weitere Ursachen wie Herzinsuffizienz, Perikarderguss, Infekt oder eine gastrointestinale Blutung zu denken. Peritonealdialyse-Patienten können eine Peritonitis, eine Bauchwandhernie oder eine Zwerchfell-Leckage mit Hydrothorax ausbilden.

Abb. 2.1.30 Chronische Niereninsuffizienz

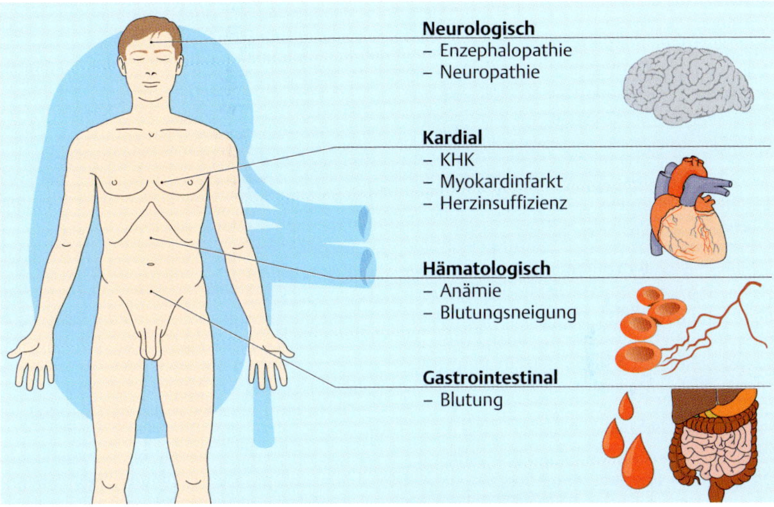

Abb. 2.1.31 Hyperkaliämie

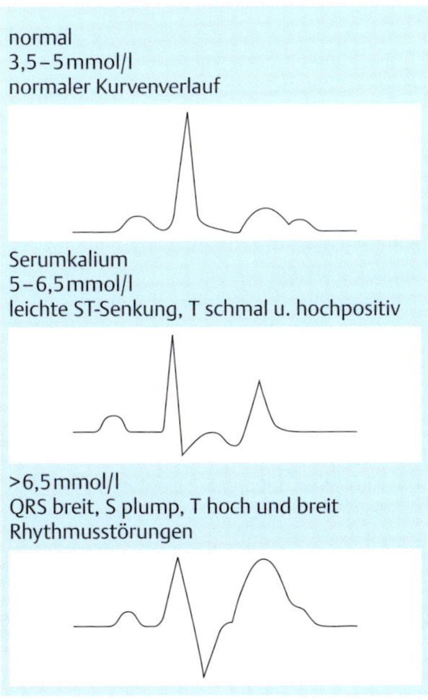

Abb. 2.1.32 Kaliumsenkung

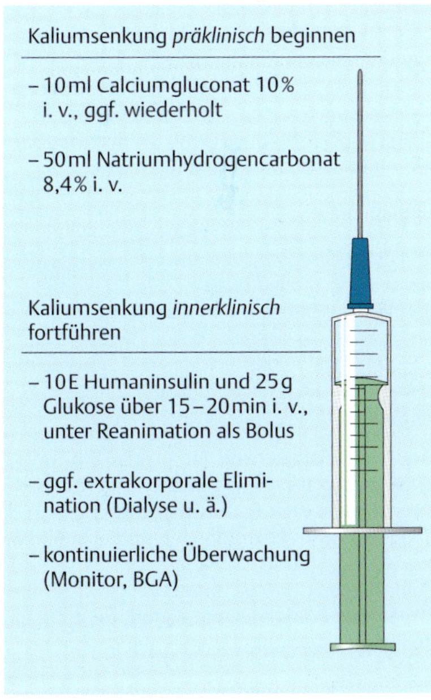

2.2 Chirurgie

Traumatologie

Luxationen

Pathophysiologie

> Die Luxation (Verrenkung) ist eine Verschiebung gelenkbildender Knochen aus der funktionsgerechten Stellung.

Luxationen entstehen nach Gewalteinwirkung besonders bei Kontaktsportarten (traumatische Luxationen) oder bei schwachem Stütz- und Bindegewebe (habituelle Luxationen). Eine Kompression von Gefäßen und Nerven kann distal der Luxation die Durchblutung, Motorik und Sensibilität (DMS) beeinträchtigen. Luxationen können sich spontan reponieren; sie sind nur radiologisch sicher von Luxationsfrakturen zu differenzieren.

Anamnese und Befund

- Zunächst werden der Unfallmechanismus und weitere Beschwerden erfragt.
- Bei der Untersuchung findet sich meist ein fehlgestelltes Gelenk mit schmerzhaft federndem Widerstand.
- Neben der Inspektion und Palpation der Luxation werden die proximalen und distalen Strukturen auf evtl. weitere Verletzungen untersucht. Speziell sind Durchblutung, Motorik und Sensibilität (DMS) der distalen Extremitätenabschnitte zu untersuchen.

Therapie

> Grundsätzliches Behandlungsziel ist die Ruhigstellung und schnellstmögliche Reposition der Luxation. Luxationen und Luxationsfrakturen mit Zeichen der neurovaskulären Kompression oder massiver Weichteilspannung erfordern schon präklinisch einen schonenden Repositionsversuch.

Klassische Beispiele sind die Ellenbogen- oder Kniegelenkluxation mit fehlenden peripheren Pulsen. Ziel ist die Längsausrichtung der Extremität; multiple Repositionsversuche sind zu unterlassen.

- Eine Reposition soll nur unter suffizienter Analgesie erfolgen. Dazu kann Esketamin in einer Dosis von 0,125–0,25 mg/kg KG (RDE 10–20 mg) i. v. injiziert werden. Ggf. kann eine vorangehende Sedierung mit Midazolam (titrierende Zufuhr in Boli von 1–2 mg i. v.) erfolgen.
- Die Reposition in die physiologische Stellung erfolgt unter Zug und Gegenzug.

Die *Patella* luxiert durch eine Drehbewegung meist nach lateral. Zur Reposition (Abb. 2.2.1) wird das Bein im Kniegelenk gestreckt und die Patella gleichzeitig nach medial gedrückt. Nach der – ggf. spontanen – Reposition bleibt die Beweglichkeit im Kniegelenk oft schmerzbedingt eingeschränkt.

Besonders durch Sturz auf den ausgestreckten Arm kann eine *Schulterluxation* entstehen. Je nach Richtung werden in abnehmender Häufigkeit die *Luxatio axillaris*, *erecta*, *subcoracoidea* und *dorsalis* unterschieden. Die Patienten unterstützen den Arm in der luxierten Stellung, und es ist eine leere Gelenkpfanne zu tasten.

Die Luxatio axillaris wird unter Analgesie wie folgt reponiert (Abb. 2.2.2):

- Reposition nach *Hippokrates*: Beim liegenden Patienten wird der Arm des Patienten mit beiden Händen aus der Außenrotation und Abduktion in die Innenrotation und Adduktion gezogen; dabei wird mit dem unbeschuhten Fuß ein Gegendruck in die Axilla des Patienten ausgeübt.
- Bei der Reposition nach *Arlt* wird der Arm über eine Stuhllehne (Hypomochlion) gelagert und durch Zug am rechtwinklig gebeugten Arm reponiert.

Nach der Reposition kann der betroffene Arm mit Dreiecktuch oder Schlauchverband am Körper ruhiggestellt werden.

Patienten mit *Hüftluxation* müssen zur Vermeidung einer Hüftkopfnekrose – analgetisch versorgt – zur umgehenden Reposition in Narkose ins Krankenhaus gebracht werden.

Schnitt- und Weichteilverletzungen

Pathogenese

Durch scharfe oder spitze Gewalt können Haut, Muskulatur, Sehnen, Gefäße und Nerven durchtrennt werden. Stumpfe Gewalt kann insbesondere zu Weichteilquetschungen mit Schwellung und nachfolgender Ischämie sowie zu Frakturen führen. Im Extremfall kommt es zur Amputation.

Abb. 2.2.1 Patellaluxation

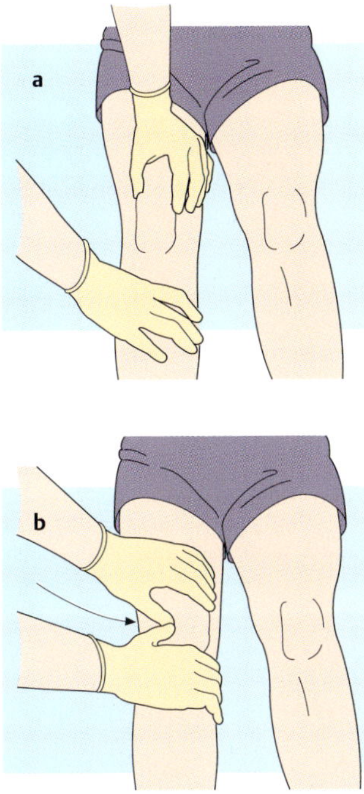

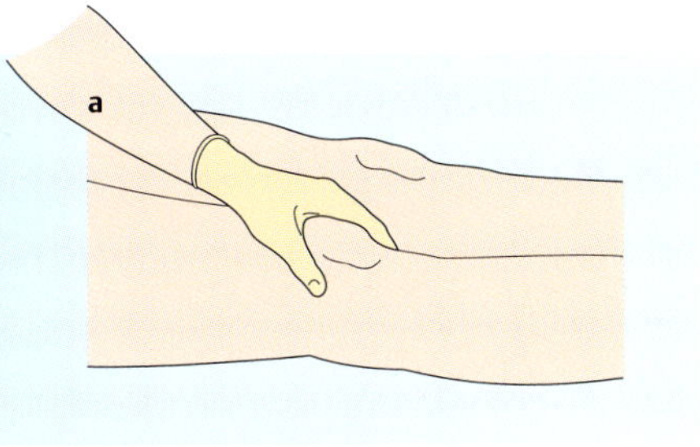

Nach Tasten der Lage der nach lateral luxierten Patella (**a**) wird diese unter Analgesie am gestreckten Bein durch Druck/Zug nach medial reponiert (**b**)

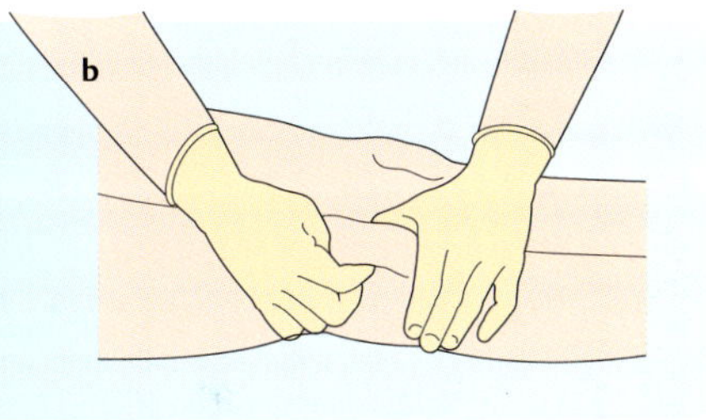

Abb. 2.2.2 Schulterluxation

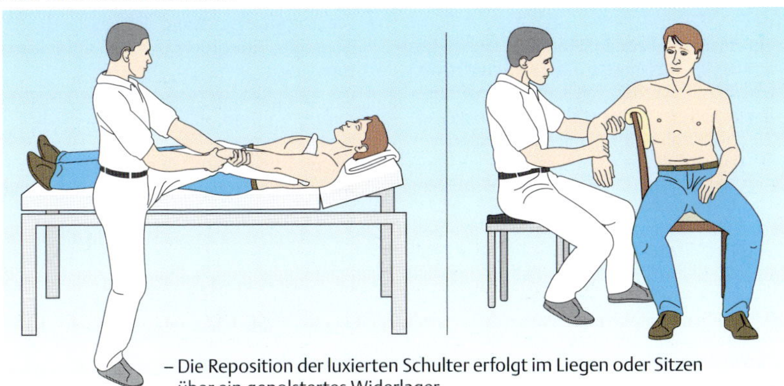

- Die Reposition der luxierten Schulter erfolgt im Liegen oder Sitzen über ein gepolstertes Widerlager
- Der Arm wird aus Abduktion und Außenrotation in Adduktion und Innenrotation bewegt

Anamnese

Durch die Eruierung des Traumamechanismus werden wertvolle Hinweise auf Art und Ausmaß der Verletzung gewonnen. Dabei – sowie bei der eigentlichen Versorgung – ist auf Eigensicherung zu achten:

- Maschinen müssen sicher ausgeschaltet sein.
- Bei Delikten ist frühzeitig die Polizei hinzuzuziehen. Ggf. kann die Versorgung erst nach Sicherung der Einsatzstelle erfolgen.

Befund

Nach Untersuchung von Bewusstsein, Atmung und Kreislauf wird die verletzte Region inspiziert. Distal der Verletzung werden Durchblutung, Motorik und Sensibilität (DMS) untersucht. Bei der anschließenden orientierenden Ganzkörperuntersuchung ist nach begleitenden Verletzungen zu suchen.

Therapie

- Eine Blutung wird mit Druckverband gestillt.
- Die Basisüberwachung erfolgt durch EKG-Ableitung, Blutdruckmessung und Pulsoxymetrie.
- Bei drohendem oder manifestem Schock sind mindestens zwei leistungsfähige Venenzugänge zur Volumensubstitution erforderlich (1.5 Schock und Schockbekämpfung).
- Weiter ist Sauerstoff über Maske oder auch Nasensonde (mindestens 5 l/min) zuzuführen.
- Zur Analgesie kann Esketamin in einer Dosis von 0,125–0,25 mg/kg KG (RDE 10–20 mg) i. v. injiziert werden. Ggf. kann eine vorangehende Sedierung mit Midazolam (titrierende Zufuhr in Boli von 1–2 mg i. v.) erfolgen.

> Eingedrungene Gegenstände sind in situ zu belassen und situationsgerecht zu fixieren; ggf. zu kürzen. Bei Amputationsverletzungen ist der schnellstmögliche Transport in ein Replantationszentrum – ggf. unter Einsatz des RTH – erforderlich.

Frakturen der Extremitäten

Pathogenese

Frakturen (Knochenbrüche) entstehen durch äußere Gewalteinwirkung und – vor allem bei Substanzminderung – auch durch Bagatelltraumen. Perfusionsstörungen, bakterielle Kontamination, Mediatorfreisetzung und Nervenläsionen können sekundäre Schäden verursachen (Abb. 2.2.3).

Anamnese und Befund

Patientenalter, Jahreszeit und sportliche Aktivität gehen gehäuft mit bestimmten Frakturen einher. Weiter sind sowohl eine Fremdeinwirkung als auch internistische oder neurologische Störungen (Synkope, Hypoglykämie) zu erwägen.

> Nach Erhebung der Anamnese wird die verletzte Extremität vorsichtig inspiziert und palpiert, dabei ist insbesondere auf Durchblutung, Motorik und Sensibilität (DMS) zu achten.

Wichtige Frakturzeichen sind Fehlstellung mit schmerzhafter Bewegungseinschränkung sowie ggf. sichtbare Knochenfragmente. Eine abnorme Beweglichkeit und Krepitationen sollen nicht geprüft werden. Innerklinisch muss jeder Frakturverdacht durch bildgebende Diagnostik geprüft werden.

Therapie

- Die Basisüberwachung erfolgt durch EKG-Ableitung, Blutdruckmessung und Pulsoxymetrie.
- Die Patienten werden mit einem venösen Zugang – grundsätzlich nicht an der betroffenen Extremität – versorgt.
- Weiter ist Sauerstoff über Maske oder auch Nasensonde (mindestens 5 l/min) zuzuführen.
- Zur Analgesie kann Esketamin in einer Dosis von 0,125–0,25 mg/kg KG (RDE 10–20 mg) i. v. injiziert werden. Ggf. kann eine vorangehende Sedierung mit Midazolam (titrierende Zufuhr in Boli von 1–2 mg i. v.) erfolgen.

Die präklinische Immobilisierung der Fraktur erfolgt meist mit Schienenmaterial oder auf einer Vakuummatratze.

Abb. 2.2.3 Anhaltswerte für Blutverlust bei geschlossenen Frakturen

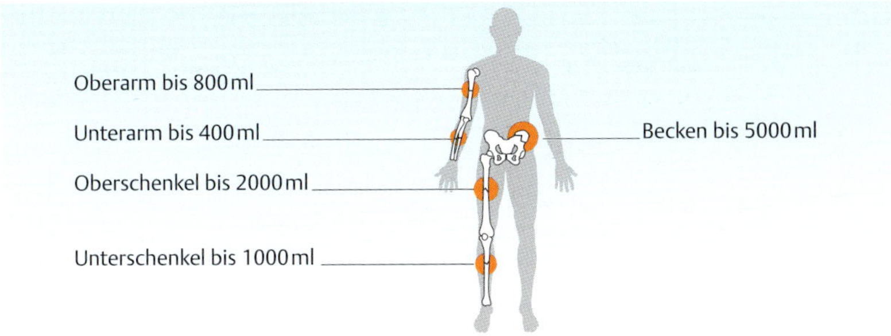

Abb. 2.2.4 Präklinische Polytraumaversorgung

Meldung Polytrauma

Der erste Blick
Unfallstelle absichern

Lagebeurteilung
- Patientenanzahl
- Verletzungen, Lage
- Gefahren

Unfallmechanismus
Verkehrsunfall
- hohe Geschwindigkeit
- Fahrzeugdeformierung >50 cm
- Tod eines Unfallbeteiligten
- eingeklemmter Fahrzeuginsasse
- Überrolltrauma

Sturz aus >6 m Höhe
Verschüttung
Explosion
Verbrennung
Penetrierende Verletzung

Rückmeldung an Rettungsleitstelle (RLS)
Nachfordern
- Rettungsmittel
- Gefahrenabwehr (Feuerwehr/Polizei)
- Ggf. MANV

Ggf. Presse

Vitalparameter prüfen und Vitalbedrohung abwenden
- Bewusstsein/GCS
- Atmung
- $psaO_2$
- Kreislauf

Sichern
- **Oxygenierung**
- **Kreislauf**
- **HWS**
- **ggf. Anästhesie**

Ganzkörperuntersuchung
Begleitumstände nur, wenn ohne Zeitverlust zu erheben
- Vorerkrankungen
- Antikoagulanzien
- Schwangerschaft

2. Rückmeldung an Rettungsleitstelle
- Patientenverteilung
- Ggf. Seelsorger

Polytrauma

Definition

> Bei einem Polytrauma liegen gleichzeitige Verletzungen von mindestens zwei Körperregionen vor, von denen eine oder die Kombination verschiedener Verletzungen lebensbedrohlich ist.

Pathogenese

Polytraumatisierte Patienten entwickeln aufgrund innerer bzw. äußerer Blutverluste einen traumatisch-hämorrhagischen Schock und sind insbesondere durch Hypoxie und Hypovolämie gefährdet. Bei wachen Patienten können die Zeichen des Volumenmangels durch die sympathoadrenerge Gegenreaktion maskiert werden. Nach dem Überleben des unmittelbaren Traumas wird die Prognose mittelfristig durch Infektionen, SIRS sowie Sepsis und MOV limitiert.

Anamnese, Befund und Abwenden einer Vitalbedrohung

Einzelheiten 1.2 Untersuchung und Überwachung". Unter Beachtung der Eigen- und Fremdsicherung ist der Patient zunächst orientierend – mit gleichzeitiger Abwendung von Vitalbedrohungen – zu untersuchen; daran schließt sich im Rettungsmittel ggf. die eingehende körperliche Untersuchung an. Begleitend dazu wird der Unfallmechanismus eruiert (Abb. 2.2.4). Zur Abwendung einer unmittelbaren Lebensbedrohung folgt die Versorgung dem ABCDE-Schema mit

- A = Airway and Cervical Spine Control – Atemwegsproblem
- B = Breathing and Ventilation – Ventilationsproblem
- C = Circulation and Hemorrhage Control – Kreislaufproblem
- D = Disability and Neurological Status – SHT
- E = Exposure and Environment – allgemeine Begleitverletzungen

> Die initiale Analyse der Vitalfunktionen soll innerhalb kürzester Zeit erfolgen.

Therapeutisch kommen zu diesem Zeitpunkt nur folgende akut lebensrettende Maßnahmen in Betracht:

- Freimachen der Atemwege und Stabilisierung der HWS,
- endotracheale Intubation, ggf. alternative Atemwegssicherung,
- Nadeldekompression bei Spannungspneumothorax (fehlendes Atemgeräusch, Dyspnoe, gestaute Halsvenen, Hypotonie, hoher Beatmungsdruck), ggf. durch Thoraxdrainage zu erweitern,
- Blutstillung durch manuelle Kompression oder Druckverband.

> Erstes Ziel ist die Abwendung der Lebensbedrohung – auch ohne definitive Kenntnis von Diagnose und Anamnese des Patienten. Erst *nach* Abwendung der Vitalgefährdung wird der Traumamechanismus evaluiert und die vollständige körperliche Basisuntersuchung durchgeführt.

Therapie

Zur Basisversorgung gehören:

- Überwachung mit EKG-Ableitung, Pulsoxymetrie und Blutdruckmessung,
- Anlage mehrerer leistungsfähiger periphervenöser Zugänge,
- Sauerstoffzufuhr (mindestens 5 l/min) über Maske oder auch Nasensonde,
- Lagerung auf Vakuummatratze oder Wirbelsäulenbrett (Spineboard).

> Polytraumatisierte Patienten sind zur Sicherstellung einer ausreichenden Oxygenierung grundsätzlich zu intubieren und mit einer FiO_2 von 1,0 zu beatmen.

Die Schockbekämpfung erfolgt vorwiegend mit kolloidalen Lösungen (1.5 Schock und Schockbekämpfung). Blutungen werden mit einem Druckverband versorgt und offene Verletzungen steril abgedeckt. Der Patient wird lageabhängig auf dem Boden- oder Luftweg bevorzugt in eine Klinik des lokalen Traumanetzwerks gebracht, die rechtzeitig zu alarmieren ist. Grundsätzlich ist jedoch jedes Krankenhaus zur initialen Stabilisierung des Patienten verpflichtet (Abb. 2.2.5).

Thoraxtrauma

Pathogenese

Thoraxtraumen entstehen durch stumpfe oder spitze Gewalt gegen den Brustkorb und seine Organe. Eine Verletzung von Lungenparenchym oder Atemwegen kann durch Kontusion,

Abb. 2.2.5 Klinische Polytraumaversorgung

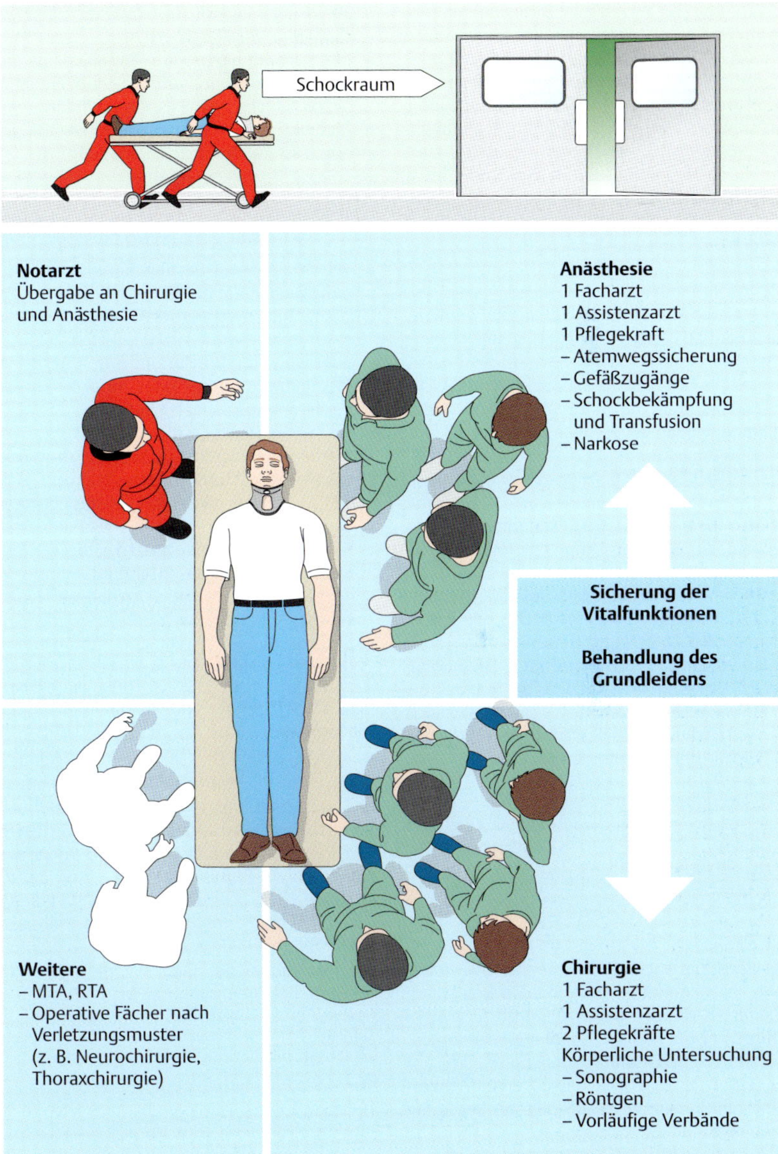

Durchtrennung von Strukturen, Ischämie, Ödem oder inhalative Schädigung zur Einschränkung von Ventilation, Diffusion und Perfusion und in der Folge zum Lungenversagen mit ARDS (Adult Respiratoy Distress Syndrome) führen. Ein Pneumothorax tritt insbesondere bei Patienten mit Rippenfrakturen auf; unter Beatmung bildet sich häufig ein Spannungspneumothorax aus. Das Myokard kann mittelbar durch Hypotonie und Anämie, aber auch direkt durch stumpfe (Contusio cordis) oder scharfe Gewalt (Stichverletzungen) geschädigt werden.

Anamnese und Befund

Der Unfallmechanismus wird eruiert, der Patient zu seinen Beschwerden befragt und körperlich untersucht.

- Prellmarken, „Nachschleppen", ein Weichteilemphysem, tastbare Krepitationen der Rippen sowie abgeschwächtes oder fehlendes Atemgeräusch mit hypersonorem Klopfschall der betroffenen Seite weisen auf einen *Pneumothorax* hin (Abb. 2.2.6).
- Bei einem *Spannungspneumothorax* liegen zusätzlich schwere Dyspnoe, gestaute Halsvenen und Hypotonie vor.
- Bei einem *Hämatothorax* ist das Atemgeräusch ebenfalls abgeschwächt, der Klopfschall jedoch verkürzt (Schenkelschall).
- Eine *Contusio cordis* kann sich in Hypotonie und Arrhythmien zeigen.
- Ein *toxisches Lungenödem* manifestiert sich mit feuchten Rasselgeräuschen sowie ggf. Zeichen der Bronchospastik (Giemen).

> Bei einer Lungenkontusion kann sich – auch nach einer weitgehend asymptomatischen Initialphase – rasch eine respiratorische Insuffizienz entwickeln.

Therapie

Die Basisüberwachung erfolgt mit EKG-Ableitung, Pulsoxymetrie und Blutdruckmessung. Wiederum ist die Anlage mehrerer leistungsfähiger periphervenöser Zugänge erforderlich. Die weitere Behandlung konzentriert sich auf die Sicherung der Oxygenierung unter Vermeidung einer weiteren mechanischen Belastung der Lunge:

- Zunächst erfolgt die Zufuhr von Sauerstoff über eine Maske (mindestens 5 l/min).
- Eine zurückhaltende Analgesie – z. B. mit 0,125–0,25 mg/kg KG Esketamin i. v. (RDE 10–20 mg) – kann die respiratorische Gesamtsituation verbessern.
- Bei spontan atmenden Patienten ist ein *Spannungspneumothorax* unverzüglich durch Nadeldekompression im 2. ICR in der Medioklavikularlinie zu entlasten, die ggf. durch Thoraxdrainage zu erweitern ist.

> Die Indikation zur Intubation und Beatmung ist großzügig zu stellen.

- Bei Verdacht auf *Pneumothorax* oder *Spannungspneumothorax* ist beim beatmeten Patienten die unverzügliche Anlage einer Thoraxdrainage (etwa 24 Ch) indiziert. Sie wird über eine Minithorakotomie im 2. ICR in der Medioklavikularlinie oder im 4. ICR in der vorderen Axillarlinie eingebracht.
- Ein *Hämatothorax* kann durch alleinige klinische Untersuchung nicht sicher diagnostiziert werden. Daher soll eine Drainage (etwa 32 Ch) präklinisch nur bei sonst nicht zu sichernder Ventilation (z. B. steigender Beatmungsdruck, fallende $psaO_2$) gelegt werden. Sie wird über eine Minithorakotomie im 4. ICR in der vorderen Axillarlinie eingebracht (Abb. 2.2.7 und 2.2.8).
- Eingedrungene Fremdkörper sind in situ zu fixieren und allenfalls zu kürzen.

Abdominaltrauma

Pathogenese

Es werden offene und stumpfe Bauchtraumen unterschieden, wobei insbesondere Anprall- und Dezelerationstraumen zu ausgedehnten Verletzungen von Organen und großen Gefäßen führen können. Daraus resultierende intraabdominelle Blutverluste sind schlecht abzuschätzen.

Anamnese und Befund

Die Unfallanamnese kann wichtige Hinweise ergeben. Bei der Inspektion des Abdomens ist besonders auf Prellmarken (Hämatome) zu achten.

Abb. 2.2.6 Thoraxtrauma

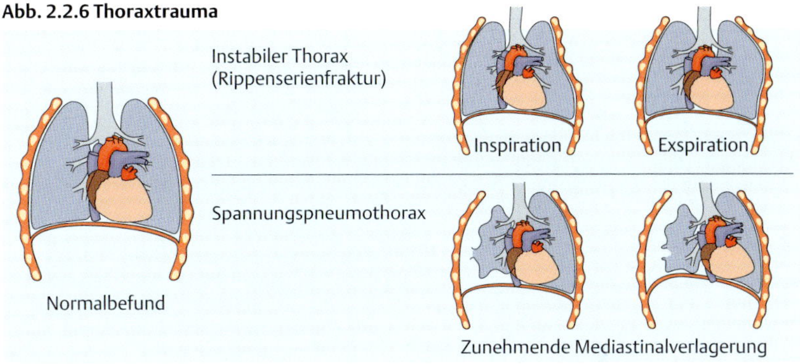

Abb. 2.2.7 Thoraxdrainage: Stichinzision und Präparieren zum Rippenoberrand

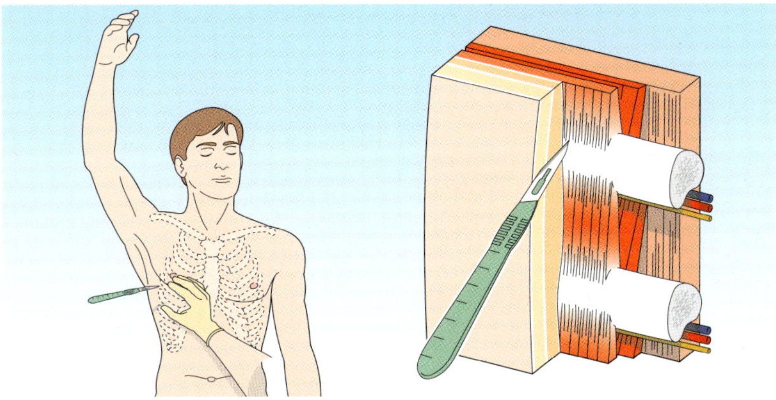

Abb. 2.2.8 Thoraxdrainage: Eröffnen der Pleura parietalis, Einbringen der Drainage

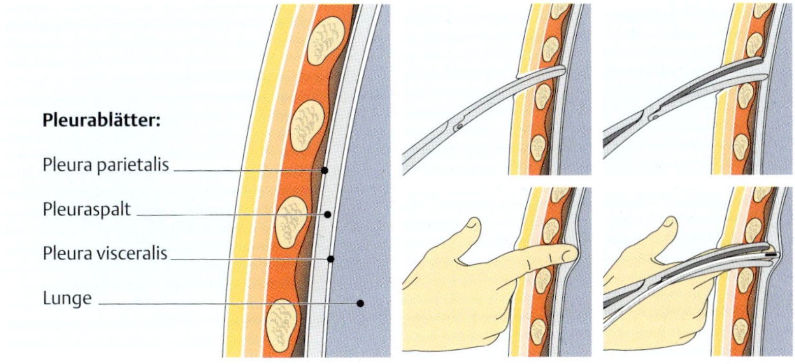

> Eine lokale Abwehrspannung bei Verletzung der Bauchdecken setzt schnell ein, während ein Peritonismus – etwa bei Darmverletzung – sich erst nach gewisser Zeit ausprägt.

Die definitive Abklärung kann nur im Krankenhaus erfolgen, wobei stets auf gleichzeitige Verletzungen anderer Körperregionen zu achten ist.

Therapie

Zur Basisversorgung gehören:
- Überwachung mit EKG-Ableitung, Pulsoxymetrie und Blutdruckmessung,
- Anlage mehrerer leistungsfähiger periphervenöser Zugänge,
- Schockbekämpfung mit kolloidalen Lösungen,
- Sauerstoffzufuhr (mindestens 5 l/min) über Maske oder auch Nasensonde,
- Patientengerechte Lagerung, regelmäßig mit erhöhtem Oberkörper und Knierolle,
- eine Analgesie kann mit 0,125–0,25 mg/kg KG Esketamin i. v. (RDE 10–20 mg) erfolgen,
- eingedrungene Fremdkörper sind in situ zu fixieren und allenfalls zu kürzen.

Beckentrauma

Pathogenese

Schwere Beckentraumen entstehen besonders bei Anprall („dashboard injury"), Sturz oder Überrollen. Neben knöchernen Verletzungen – auch der WS und des Femurs – können Begleitverletzungen an Urogenitaltrakt und Rektum sowie Gefäßverletzungen vorliegen.

Anamnese und Befund

Bei der klinischen Untersuchung ist auf offene Läsionen und Prellmarken sowie Fehlstellungen und Krepitationen zu achten.

> Der Blutverlust wird meist unterschätzt.

Therapie

Zur Basisversorgung gehören:
- Überwachung mit EKG-Ableitung, Pulsoxymetrie und Blutdruckmessung.
- Sauerstoffzufuhr (mindestens 5 l/min) über Maske oder auch Nasensonde; häufig auch Intubation und Beatmung.

Die frühzeitige und energische Schockbekämpfung ist unerlässlich:
- Minimierung weiterer Blutverluste durch Tamponade von Blutungsquellen sowie Grobreposition mit nachfolgender Gurt- oder Tuchfixation (Abb. 2.2.9), was jedoch eine suffiziente Analgesie – regelmäßig eine Narkose – erfordert.
- Anlage von mindestens zwei großlumigen Zugängen und forcierte Volumentherapie mit kolloidalen Lösungen.
- Flach- bzw. Schocklagerung.
- Bei Patienten ohne Allgemeinanästhesie kann im Einzelfall eine Analgesie mit 0,125–0,25 mg/kg KG Esketamin i. v. (RDE 10–20 mg) erfolgen.

Gastrointestinaler Notfall

Pathogenese

> Der gastrointestinale Notfall (früher Akutes Abdomen) ist ein heterogenes Krankheitsbild mit dem führenden Symptom des akuten, schweren Abdominalschmerzes (Abb. 2.2.10).

Ursachen sind entzündliche, ischämische, mechanische, metabolisch-toxische und neoplastische Erkrankungen sowie Traumen und geburtshilflich-gynäkologische Befunde. Auch extraabdominelle Erkrankungen können das Bild eines gastrointestinalen Notfalls auslösen.
- Ösophagus- und Fundusvarizen bei portaler Hypertension können starke Blutungen mit hämorrhagischem Schock auslösen.
- Blutungen aus Ulzera verlaufen selten fulminant.
- Passagehindernisse wie Tumoren, Kompression von außen sowie Verwachsungen oder eine neurogene Störung können einen Subileus oder Ileus auslösen.
- Durch anhaltende Flüssigkeitsverluste, Volumenverschiebungen und mangelnde Flüssigkeitszufuhr können die Patienten einen hypovolämischen Schock im engeren Sinne entwickeln. Besonders Säuglinge und Hochbetagte sind durch Exsikkose gefährdet.

Abb. 2.2.9 Open-Book-Beckenverletzung

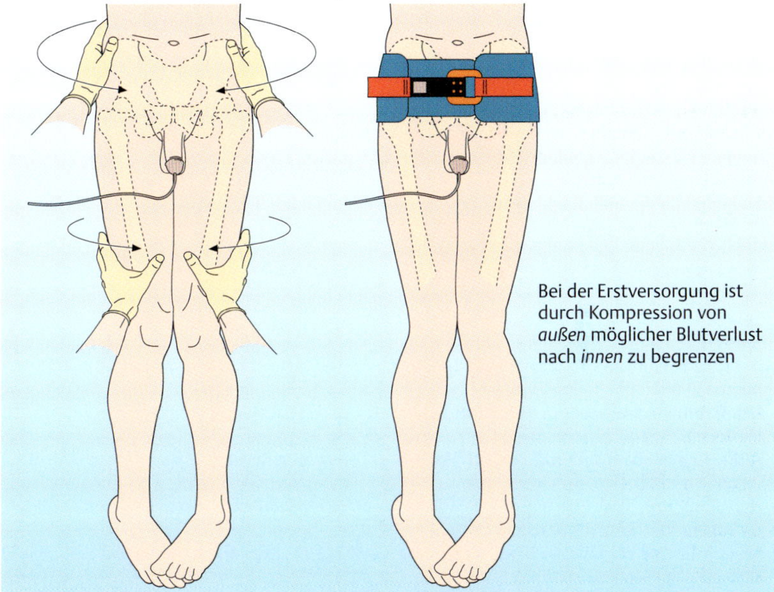

Abb. 2.2.10 Gastrointestinaler Notfall: Schmerzintensität und häufige Diagnosen

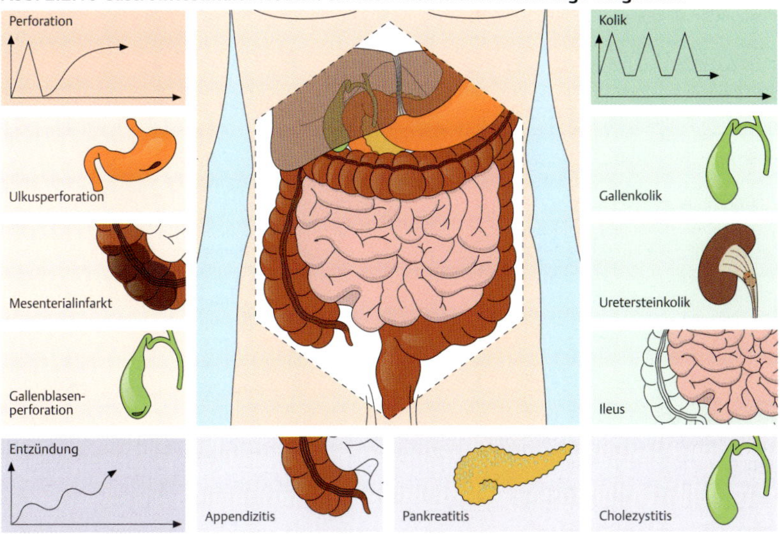

Anamnese

- Charakteristik, Dauer und Lokalisation der Schmerzen werden eruiert, ebenso evtl. Begleitsymptome wie Übelkeit, Erbrechen, Durchfall und Fieber.
- Weiter werden internistische und chirurgische Vorerkrankungen sowie die Vormedikation und der Konsum von Alkohol und Nikotin usw. erfragt.

> Patientinnen im gebärfähigen Alter werden nach der letzten Regelblutung, Kontrazeption und Schwangerschaft gefragt.

Befund

- Es ist auf Foetor ex ore, Schwitzen oder Ikterus zu achten.
- Das Abdomen *einschließlich der Bruchpforten* wird sorgfältig inspiziert, palpiert und auskultiert, wobei insbesondere auf lokale Druckschmerzhaftigkeit, Resistenzen, Abwehrspannung und „hochgestellte“ Darmgeräusche (bei Subileus und Ileus) zu achten ist.
- Eine peritoneale Reizung bzw. eine ausgeprägte Abwehrspannung (Peritonismus) liegt insbesondere bei einer Entzündung oder der Perforation eines Hohlorgans vor. Als Ursachen kommen u. a. perforierte Ulzera, die Appendizitis oder eine Extrauteringravidität infrage.
- Kolikartige Schmerzen werden durch Peristaltikwellen in Hohlorganen, etwa beim Austreiben eines Steins, verursacht. Sie können bei Gallen- und Nierensteinen, aber auch beim Ileus auftreten.

> Extraabdominelle Ursachen des gastrointestinalen Notfalls können insbesondere ein Myokardinfarkt oder ein Aortenaneurysma sein. Auch Erkrankungen von Hoden und Nebenhoden wie Hodentorsion oder Epididymitis sind auszuschließen.

Aus Anamnese und Befund ist eher selten eine sichere Diagnose zu stellen. Die genauere Klärung mit bildgebender und laborchemischer Diagnostik erfolgt im Krankenhaus.

Therapie

Zur Basisversorgung gehören die Überwachung mit EKG-Ableitung, Pulsoxymetrie und Blutdruckmessung, die Sauerstoffzufuhr (mindestens 5 l/min) über Maske oder auch Nasensonde sowie die Analgesie und ggf. Schockbekämpfung.

> Nach der klinischen Untersuchung ist ein Verzicht auf Analgetika nicht zu rechtfertigen. Die Rücksicht auf eine „Verschleierung der Diagnose“ ist bei korrekter Dokumentation des Ausgangsbefundes und angesichts der diagnostischen Möglichkeiten obsolet.

- Bei Kolikschmerz ist vorrangig Metamizol (Novalgin; 12,5–30 mg/kg KG i. v.) indiziert.
- Zusätzlich werden 20–40 mg Butylscopolamin (Buscopan) i. v. injiziert.
- Bei starkem Erbrechen können 10–20 mg Metoclopramid (Paspertin) oder 62,5 mg Dimenhydrinat (Vomex A) als Kurzinfusion gegeben werden.

> Eine evtl. Intubation muss wegen der massiv erhöhten Aspirationsgefahr als Blitzeinleitung erfolgen. Insbesondere bei Ileus oder Subileus ist eine vorherige Entlastung über eine Magensonde dringend geboten.

Gefäßnotfälle

Aortenaneurysma

Pathogenese

Als Aneurysma (Abb. 2.2.11) wird die umschriebene Aussackung der Wand einer Arterie bezeichnet:

- Beim *echten Aneurysma* (Aneurysma verum) sind alle drei Wandschichten (Intima, Media, Adventitia) betroffen.
- Beim *Aneurysma dissecans* kommt es nach einem Riss der Intima zu einer Einwühlung des Blutes in die Gefäßwand.

Bei beiden Formen kann es zur Perforation mit bedrohlicher Blutung kommen. Begünstigende Faktoren sind Atherosklerose und arterielle Hypertonie sowie Erkrankungen des Bindegewebes wie das Marfan-Syndrom.

Abb. 2.2.11 Aneurysma

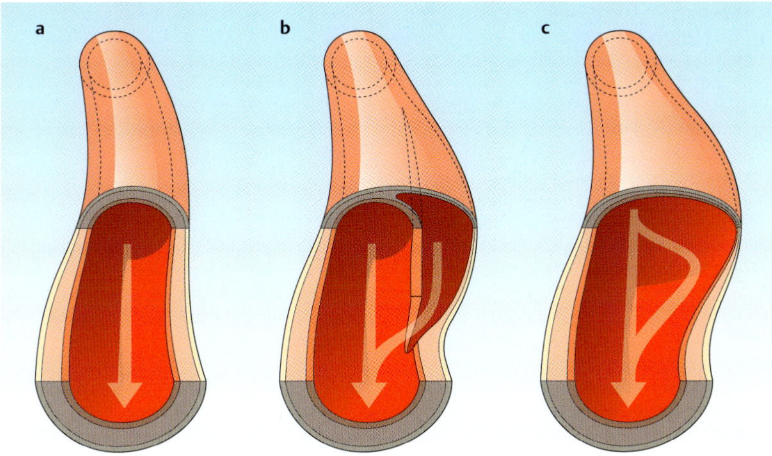

Abweichend vom dreischichtigen Aufbau der Gefäßwand (**a**) sind notfallmedizinisch relevant:
b) das Aneurysma dissecans mit einem oder mehreren Intimadefekten und
c) das Aneurysma verum mit Aussackung aller Wandschichten

Abb. 2.2.12 Stanford-Klassifikation der Aortendissektion

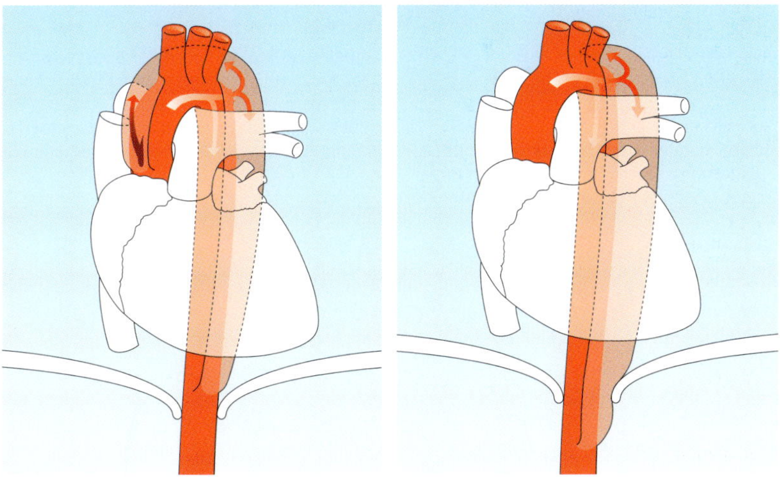

Typ A
Dissektion unter Beteiligung der Aorta ascendens ohne Berücksichtigung der Eintrittstelle

Typ B
Aorta ascendens ist nicht betroffen; die Dissektion kann bis in die abdominale Aorta reichen

Anamnese und Befund

Leitsymptom der *thorakalen* Dissektion (Abb. 2.2.12) oder auch Perforation ist ein plötzlich einsetzender scharfer Schmerz mit Engegefühl und Luftnot, der spontan oder nach punktueller Anstrengung (Heben, Pressen) auftritt. Differenzialdiagnostisch ist insbesondere ein Myokardinfarkt abzugrenzen.

Die *abdominelle* Dissektion (Abb. 2.2.13) oder Perforation kann sich als gastrointestinaler Notfall manifestieren. In seltenen Fällen kann bei einer noch anhaltenden Dissektion ein pulsierender abdomineller Tumor getastet werden.

Therapie

Zur Basisversorgung gehören wiederum:

- Überwachung mit EKG-Ableitung, Pulsoxymetrie und Blutdruckmessung,
- Anlage mehrerer leistungsfähiger periphervenöser Zugänge und Sauerstoffzufuhr (mindestens 5 l/min) über Maske oder auch Nasensonde,
- Analgesie, z. B. mit 0,05–0,1 mg/kg KG Morphin (RDE 4–8 mg) i. v.

> Stets ist der schnellstmögliche Transport in eine gefäßchirurgische Abteilung erforderlich. Die begleitende Blutdruckregulierung und Schockbekämpfung müssen sich am Einzelfall orientieren.

- Sofern bei Verdacht auf fortschreitende Dissektion *ohne Perforation* ein massiver Hypertonus besteht, wird dieser durch Zufuhr von Glyceroltrinitrat (initial 2 Hübe zu je 0,4 mg sublingual) sowie – bei unzureichender Wirkung – durch Bolusgaben von *Urapidil* (Ebrantil; 12,5–25 mg i. v.) behandelt.
- Patienten im hämorrhagischen Schock werden durch zurückhaltende Zufuhr von kolloidalen Lösungen im Sinne der „permissiven Hypotonie“ behandelt (1.5 Schock und Schockbekämpfung).

Arterieller Gefäßverschluss

Pathogenese

Eingeschwemmtes Thrombusmaterial und die Ablösung lokaler Plaques können zum akuten arteriellen Gefäßverschluss führen. Es können praktisch alle endarteriellen Stromgebiete betroffen sein.

Anamnese und Befund

Führendes Symptom ist der ischämiebedingte Schmerz (Abb. 2.2.14). Zwischen dem akuten Verschluss mit punktuellem Schmerzereignis und andauernden Beschwerden kann ein symptomarmes Intervall liegen. Ein ischämischer Extremitätenschmerz wird typischerweise durch Tieflagerung gebessert; die Extremität ist darüber hinaus blass und kalt.

Therapie

Präklinisch kommt neben der Basisversorgung (EKG-Ableitung, Pulsoxymetrie, Blutdruckmessung, periphervenöser Zugang, Sauerstoffzufuhr) nur die Analgesie z. B. mit Metamizol (Novalgin; RDE 500–1000 mg i. v.) in Betracht.

Abb. 2.2.13 Typische Rupturlokalisationen des infrarenalen Bauchaorten-Aneurysmas

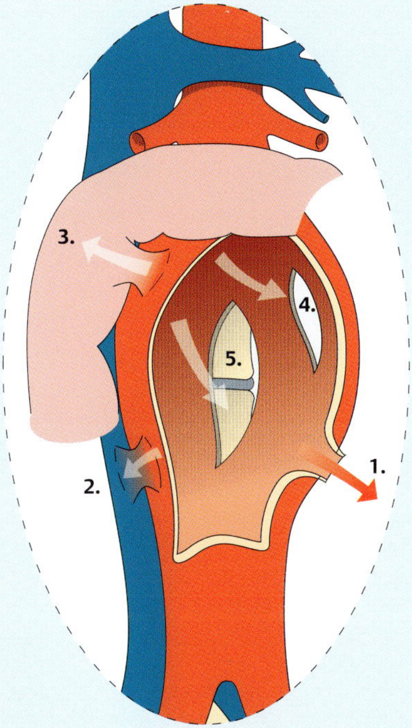

1. Freie Ruptur in die Bauchhöhle

2. Aorto-kavale Fistel

3. Aorto-duodenale Fistel

4. Gedeckte Ruptur ins Retroperitoneum

5. Gedeckte Ruptur um die Wirbelsäule

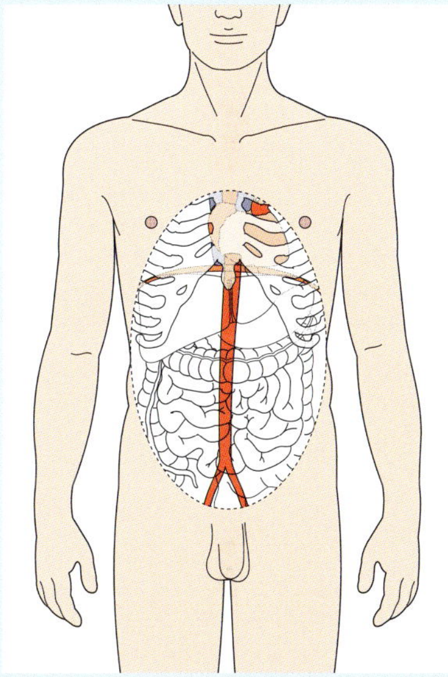

Abb. 2.2.14 Akuter Verschluss einer Extremitätenarterie

Für die unteren und oberen Extremitäten gilt die Regel der **6 großen „P“** nach Pratt:

1.	**Pain**	Schmerz
2.	**Paleness**	Blässe
3.	**Paresthesia**	Gefühlsstörung
4.	**Pulselessness**	Pulslosigkeit
5.	**Paralysis**	Bewegungsunfähigkeit
6.	**Prostration**	Erschöpfung, Schock

2 Spezielle Notfallmedizin

2.3 Neurochirurgie

Grundlagen der Hirnperfusion

Der zerebrale Perfusionsdruck (CPP) wird wie folgt errechnet (Abb. 2.3.1):

CPP = MAP – ICP

Der ICP kann nur invasiv gemessen und nicht geschätzt werden. Der Normalwert beträgt 8–10 mmHg, bei Kindern ist er altersabhängig geringer. Im Extremfall können Systemwerte erreicht werden, womit die Perfusion des Zerebrums aufgehoben ist. Die physiologische Autoregulation des CPP kann insbesondere bei Blutungen, Verletzungen, Schwellung und anderen Störungen aufgehoben sein.

> Zur Sicherung einer ausreichenden Hirnperfusion soll der CPP > 70 mmHg betragen – bei normalem ICP entspricht dies einem MAP > 90 mmHg bzw. einem SAP > 120 mmHg.

Schädel-Hirn-Trauma

Pathogenese und Pathophysiologie

Das SHT wird in eine geschlossene Form mit intakter Dura mater sowie eine offene Form mit defekter Dura mater und entsprechender Infektionsgefahr unterteilt. Häufigste Ursachen sind Stürze, Verkehrsunfälle und Schussverletzungen.

> Neben den unmittelbaren Traumafolgen treten sekundäre Schäden auf, die oft den Verlauf bestimmen (Tab. 2.3.1).

Darunter ist das Hirnödem mit nachfolgend gestörter Hirnperfusion klinisch besonders bedeutsam. Das Gleichgewicht der intrakraniellen Kompartimente für Hirn, Liquor und Gefäße wird aufgehoben, sodass der Anstieg des ICP die Gefäße komprimieren, die zerebrale Durchblutung vital bedrohen und zur Mittelhirneinklemmung und zum Bulbärhirn-Syndrom führen kann. Das Hirnödem tritt häufig erst 24–96 h nach dem primären Trauma auf.

Weitere wesentliche Faktoren einer sekundären Hirnschädigung sind Hyperkapnie, Hyperthermie, Blutzuckerentgleisung, Krampfanfälle und Elektrolytstörungen.

Anamnese

Jegliche Begleitumstände wie Traumamechanismus, Fahrzeug- oder Helmschäden, Einfluss von Alkohol und anderen Drogen sowie die Auffindesituation und Begleitverletzungen können Hinweise auf erlittene Schädelverletzungen geben. Weiter ist zu beachten, dass nicht nur auf der Anprallseite (Coup), sondern auch auf der Gegenseite (Contre-coup) eine intrakranielle Gewalteinwirkung erfolgt sein kann, sodass die klinische Symptomatik nicht immer eine eindeutige Zuordnung erlaubt.

Befunde

> Auf die Prüfung der Vitalfunktionen folgt zwingend eine orientierende neurologische Untersuchung.

Das Vorgehen und damit die Indikation für Intubation und Beatmung orientiert sich neben der initialen Beurteilung der Vitalfunktionen an der Einstufung des Schweregrads mit der GCS:

- 13–15 Punkte: leichtes SHT
- 9–12 Punkte: mittelschweres SHT
- 3–8 Punkte: schweres SHT

Der neurologische Status wird ergänzend wie folgt dokumentiert:

- allgemeine Bewusstseinslage (klar – getrübt – bewusstlos),
- Reaktion auf Schmerzreize (gezielt, ungezielt, Beugung, Streckkrämpfe; mit Seitenangabe),
- Pupillenbefund (eng, mittelweit, weit; negative Lichtreaktion oder Anisokorie mit Seitenangabe),
- Blickwendung mit Angabe der Richtung,
- sonstige Zeichen wie Krämpfe, Amnesie, Übelkeit, Erbrechen und Unruhe.

Weiter ist auf Zeichen eines abgelaufenen Krampfanfalls (Einnässen, Zungenbiss) sowie auf Liquorfluss aus Ohr oder Nase zu achten (ggf. Glukosenachweis mit BZ-Test). Ein Monokelhämatom kann auf eine Verletzung der Schädelbasis und des Mittelgesichts hinweisen.

> Eine drohende Mittelhirneinklemmung ist an den Symptomen des Cushing-Reflexes mit Bradykardie, Hypertonie und Cheyne-Stokes-Atmung zu erkennen.

Eine manifeste Einklemmung ist durch lichtstarre Pupillen, vegetative Störungen und erhöhten Muskeltonus mit Streck- oder Beugeautomatismen gekennzeichnet. Beim Übergang in ein Bulbärhirns-Syndrom wird der Muskeltonus schlaff und die Hirnstammreflexe sind aufgehoben – es kommt zur vegetativen Paralyse.

Abb. 2.3.1 Einflüsse auf den zerebralen Perfusionsdruck (CPP)

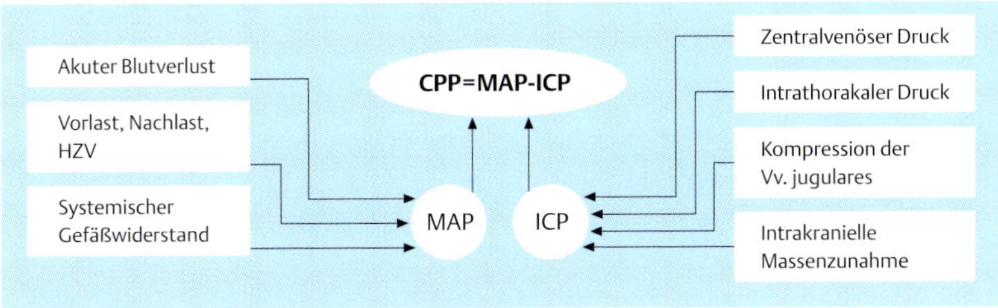

Tab. 2.3.1 Primäre und sekundäre Schädigung nach SHT

Primäre, nicht zu verhindernde **Schädigung**, meist irreversibel	**Penetrierende Verletzung:** Kompression durch Blutung, Verlust von Hirngewebe **Stumpfe Verletzung:** Contusio cerebri, Commotio cerebri (Coup/Contre-coup)
Sekundäre, zu beeinflussende **Schädigung**	**Extrakraniell:** – Hyperkapnie, Hypokapnie – Hypoxämie – Hyperglykämie, Hypoglykämie – Hypotension – Hyperthermie – Hyponatriämie **Intrakraniell:** – Drucksteigerung/Hirnödem (ICP hoch, CPP tief) – Vasospasmus – Krampfanfall – Infektion

Tab. 2.3.2 Differenzialdiagnose der Bewusstseinsstörung

Ätiologie	Beispiel
Trauma	Contusio cerebri (3 Grade); offen vs. geschlossen
Ischämie	Atherosklerose, Dissektion, Sinusthrombose, Blutung
Hypovolämie	Schock jeglicher Ursache, Anämie
Infektion	(Meningo-) Enzephalitis, Sepsis
Zerebrale Erkrankung	Epilepsie (postiktal)
Medikamente	Benzodiazepine, Antidepressiva, Relaxanzien, Analgetika, zentrales anticholinerges Syndrom (ZAS)
Ernährung	Marasmus, Kachexie, Exsikkose
Metabolische Störung	Hypoglykämie, Hyperglykämie, Urämie, Hypothyreose, Addison-Krise
Elektrolytentgleisung	Hypernatriämie
Intoxikation	Alkohol, Drogen, Gifte: Zyanid, Alkylanzien, Kohlenmonoxid
Neoplasie, Agonie	Tumor, Metastase

> Stets sind nichttraumatische Ursachen einer Bewusstlosigkeit auszuschließen (Tab. 2.3.2). Rettungsdienstlich relevant sind vor allem Hypoglykämie und Drogeneinflüsse.

Therapie

> Vorrangiges Ziel der notfallmedizinischen Behandlung ist die Verhinderung sekundärer Schäden, da primäre Schäden vor Ort kaum beeinflusst werden können.

Zur Basisversorgung gehören:
- Überwachung mit EKG-Ableitung, Pulsoxymetrie und Blutdruckmessung,
- Anlage eines periphervenösen Zugangs,
- Sauerstoffzufuhr (mindestens 5 l/min) über Maske oder auch Nasensonde,
- Oberkörperhochlagerung (Abb. 2.3.2),
- Anlage eines HWS-Stützverbandes, da bis zum Beweis des Gegenteils von einer HWS-Verletzung auszugehen ist.

Die ärztliche Transportbegleitung ist auch bei unauffällig scheinenden Patienten indiziert, da es jederzeit zu Eintrübung, Krampfanfall oder respiratorischer Insuffizienz kommen kann. Weiter ist das Aspirationsrisiko stark erhöht.

> Patienten mit einem GCS-Wert anhaltend < 9 sind grundsätzlich zu intubieren und kontrolliert zu beatmen.

- Bei der kontrollierten Beatmung ist Normoventilation ($petCO_2$ 35–40 mmHg) anzustreben und eine FiO_2 von 1,0 zu wählen. Eine forcierte Hyperventilation (< 30 mmHg) ist nur bei drohender Einklemmung indiziert.
- Zur Sicherung eines ausreichenden CPP ist ein SAP > 120 mmHg anzustreben.
- Die Narkoseeinleitung kann mit Etomidat oder auch mit Esketamin und Midazolam erfolgen. Zur weiteren Analgosedierung wird z. B. Fentanyl oder Esketamin in Kombination mit Midazolam verwendet. Während des Transports ist auf ausreichende Narkosetiefe zu achten, um Husten oder Pressen – mit nachfolgendem Anstieg des ICP – sicher zu vermeiden. Die Patienten sind möglichst in eine Klinik mit neurochirurgischer Fachabteilung zu transportieren.

Intrakranielle Blutungen

Vorbemerkung

Intrakranielle Blutungen können sowohl traumatisch als auch spontan entstehen. Zu den Ursachen zählen angeborene (Aneurysma) und erworbene (Atherosklerose) Läsionen der Gefäßwände sowie ein chronisch oder krisenhaft erhöhter Blutdruck. Speziell bei eingeschränkter Blutgerinnung kann ein Hämatom erhebliche Ausmaße erreichen.

> Schon im Verdachtsfall ist der arztbegleitete Transport in ein Krankenhaus mit Neurologie und CT-Ausstattung erforderlich.

Je nach Lokalisation und Verlauf lassen sich verschiedene Blutungstypen voneinander abgrenzen.

Subarachonoidalblutung – SAB

Pathogenese und Pathophysiologie

Intrakranielle Aneurysmen sind oft gestielte Aussackungen der Hirnarterien mit besonders labiler Wand (Abb. 2.3.3); eine Läsion führt zur Einblutung in den Subarachnoidalraum. Seltenere Formen sind die traumatische, mykotische oder tumorbedingte SAB. In der Folge gefährden reaktive Vasospasmen die zerebrale Perfusion.

Die Einteilung erfolgt in die Stadien nach Hunt und Hess (Tab. 2.3.3):
- Stadium 0 - nicht rupturiertes Aneurysma, Zufallsbefund
- Stadium 1 - asymptomatisch, geringer Meningismus
- Stadium 2 - mäßiger bis sehr starker Kopfschmerz
- Stadium 3 - Somnolenz, Desorientiertheit, Herdsymptome
- Stadium 4 - Sopor, Beuge-/Streckautomatismen, vegetative Symptome
- Stadium 5 - Koma, Zeichen der Einklemmung, moribund

Ein Drittel der Patienten verstirbt vor der Aufnahme in ein Krankenhaus.

Anamnese

> Die durch die Blutung ausgelöste starke meningeale Reizung verursacht typischerweise einen blitzartig einsetzenden schwersten Kopfschmerz insbesondere im Okzipitalbereich.

Meist treten Nackensteifigkeit und Bewusstseinsstörungen hinzu. Weiter lässt sich häufig auch ein Ereignis mit punktuell erhöhtem Blutdruck wie Pressen oder Kohabitation zuordnen.

Abb. 2.3.2 Oberkörperhochlagerung (30°)

- Der Kopf ist in Neutralposition zu fixieren
- Bei manifestem Schock kann ggf. Flach- oder Kopftieflagerung durchgeführt werden

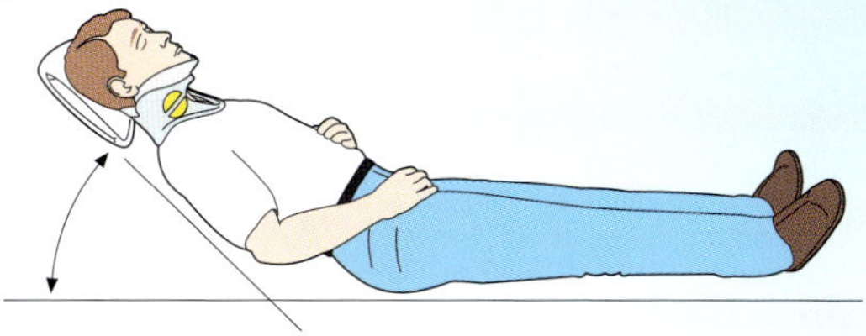

Abb. 2.3.3 Hirngefäßaneurysmen

Aneurysmen der Hirnarterien haben oft ihren Sitz im Circulus arteriosus cerebri

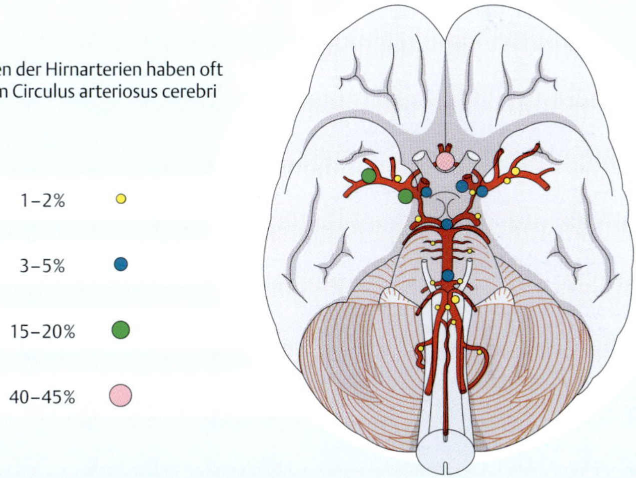

Tab. 2.3.3 Subarachnoidalblutung (SAB), Stadien nach Hunt und Hess

Stadium 0	Nicht rupturiertes Aneurysma, Zufallsbefund
Stadium 1	Asymptomatisch, geringer Meningismus
Stadium 2	Mäßiger bis sehr starker Kopfschmerz
Stadium 3	Somnolenz, Desorientiertheit, Herdsymptome
Stadium 4	Sopor, Beuge- oder Streckautomatismen, vegetative Symptome
Stadium 5	Koma, Zeichen der Einklemmung, moribund

Befunde

- Die Patienten können GCS-Werte von 3–15 aufweisen, die sich im Verlauf erheblich ändern können. Daher sind sie kontinuierlich klinisch und apparativ zu überwachen.
- Die Pupillen können eng, weit und ggf. anisokor sein; der Befund ist im Verlauf wiederholt zu kontrollieren.
- Beim Akutereignis kann es zum Krampfanfall kommen; daher ist auf Zeichen eines abgelaufenen Anfalls (Einnässen, Zungenbiss) zu achten.

Differenzialdiagnostisch sind andere Formen der Bewusstlosigkeit – insbesondere metabolische Störungen und Intoxikationen – relevant.

Therapie

Lokalisation und Ausmaß der Blutung können klinisch nicht abgeschätzt werden; die zügige bildgebende Diagnostik ist unerlässlich.

Zur Basisversorgung gehören:

- Überwachung mit EKG-Ableitung, Pulsoxymetrie und Blutdruckmessung,
- Anlage eines periphervenösen Zugangs,
- Sauerstoffzufuhr (mindestens 5 l/min) über Maske oder auch Nasensonde.

> Bei abnehmender Vigilanz sind die Patienten frühzeitig zu intubieren, um das Risiko der Aspiration sowie der Hypoventilation mit Hyperkapnie und Hypoxämie zu reduzieren. Die Narkoseeinleitung kann z. B. mit Propofol (1,5–2,5 mg/kg KG) oder Etomidat (ca. 0,3 mg/kg KG) erfolgen. Es ist eine eher hohe Dosis zu wählen, um vegetative Reaktionen mit Blutdruckanstieg usw. zu verhindern.

- Es sind systolische Blutdruckwerte von 110–140 mmHg anzustreben, um sowohl eine ausreichende Hirnperfusion (bei ggf. schon einsetzenden Gefäßspasmen) zu sichern als auch eine Zunahme der Blutung zu vermeiden.
- Geeignete Maßnahmen zur Blutdrucksteigerung sind die Volumenzufuhr und die i. v. Zufuhr von Noradrenalin. Dazu wird z. B. 1 mg Noradrenalin (Arterenol) in 250 ml 0,9 % NaCl verdünnt und nach Wirkung titriert.
- Ausgeprägt hypertone Werte sind durch Glyceroltrinitrat (Nitrolingual Pumpspray; RDE 2–4 Hübe zu je 0,4 mg) oder fraktionierte Zufuhr von Urapidil (Ebrantil; RDE 12,5 mg ggf. wiederholt i. v.) zu senken.
- Ein Krampfanfall wird durch i. v. Zufuhr von 10–20 mg Diazepam (Valium) oder 5–10 mg Midazolam (Dormicum) unterbrochen. Beide Benzodiazepine sind auch zur (zurückhaltenden) Sedierung bei Unruhezuständen geeignet.
- Kopfschmerzen sprechen häufig gut auf Metamizol (Novalgin; RDE 0,5–1 g i. v.) an.

Die Versorgung erfolgt operativ oder interventionell in einem neurochirurgisch und neuroradiologisch ausgestatteten Zentrum.

Andere intrakranielle Blutungen

Pathogenese und Pathophysiologie

Es werden chronische und akute Blutungen unterschieden; Ursachen sind insbesondere Traumen (auch Bagatelltraumen), oft begünstigt durch Hypertonie, sowie eine iatrogen herabgesetzte Gerinnungsfähigkeit. Hauptformen (Abb. 2.3.4) sind:

- intrazerebrale Blutung (Abb. 2.3.5),
- epidurales Hämatom (Abb. 2.3.6),
- subdurales Hämatom (Abb. 2.3.7).

Während das epidurale und subdurale Hämatom meist traumatisch bedingt sind, geht der intrazerebralen Blutung häufig eine hypertensive Entgleisung voraus. Bei Hirnatrophie kann ein chronisches subdurales Hämatom weitgehend symptomlos bleiben. In der notärztlichen Versorgung sind diese Diagnosen kaum voneinander abzugrenzen.

Anamnese

Nach einer Blutdruckspitze oder einem Trauma kann ein symptomfreies Intervall folgen, bis das vorhandene intrakranielle Volumen und die Kompensationsmechanismen ausgeschöpft sind und die Hirnperfusion insuffizient wird. Auch ein bekanntes chronisches subdurales Hämatom kann jederzeit zunehmen und akut behandlungsbedürftig werden. Die klinische Manifestation hängt stets von Lokalisation und Ausmaß der Blutung ab:

- Es ist nach Beginn und Art der Symptome, internistischen Vorerkrankungen, Medikamenten (speziell nach Antikoagulanzien) und Traumen (Sturz) zu fragen.
- Bei offensichtlichen Verletzungen ist der Unfallhergang bzw. Sturz- oder Stoßmechanismus möglichst genau zu eruieren.
- Es ist auch auf mögliches Fremdverschulden zu achten.

Abb. 2.3.4 Die Meningen (Dura mater, Arachnoidea, Pia mater)

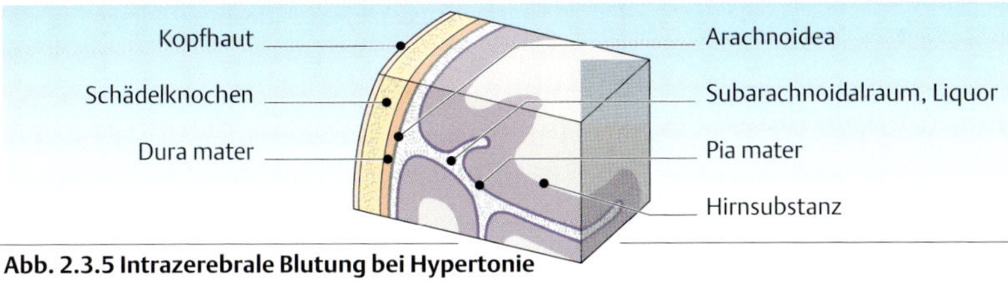

Abb. 2.3.5 Intrazerebrale Blutung bei Hypertonie

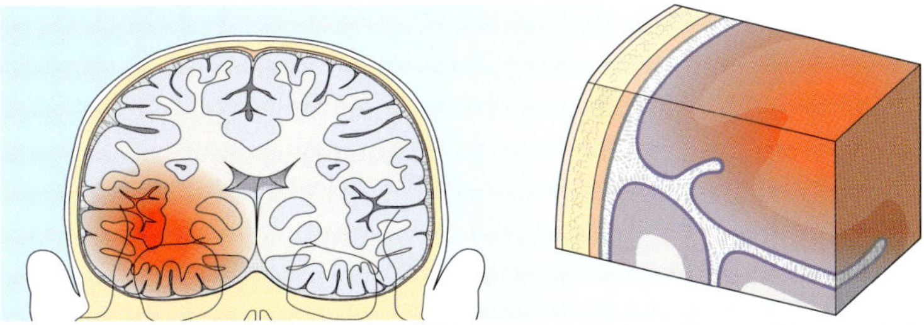

Intrazerebrale Blutungen können praktisch alle Hirnabschnitte betreffen und die anatomischen Grenzen der Hirnstrukturen überschreiten. Auch ein „Einbrechen" in das Ventrikelsystem mit nachfolgendem Liquoraufstau ist möglich

Abb. 2.3.6 Epidurale Blutung nach Schädelfraktur mit Gefäßverletzung

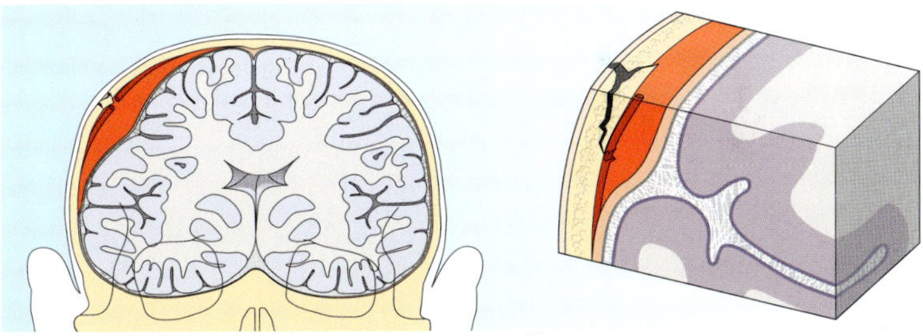

Abb. 2.3.7 Subdurale Blutung infolge einer Verletzung von Brückenvenen

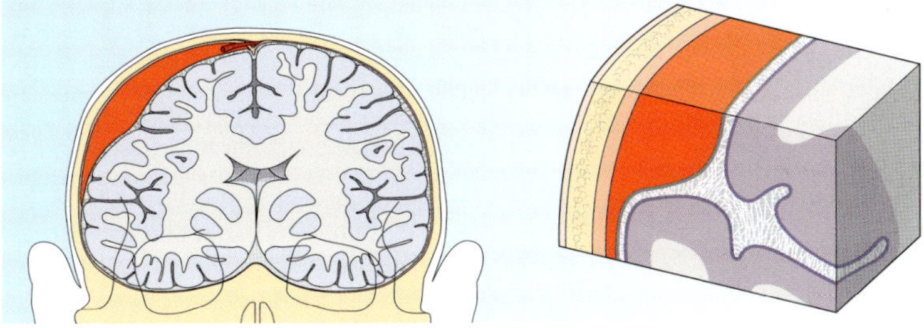

Es ist nicht immer zu klären, ob ein Sturz durch Bewusstseinverlust bei einer intrakraniellen Blutung verursacht wurde, oder eine Blutung zum Sturz geführt hat.

Befund

Neben der Prüfung der Vitalfunktionen ist der Patient neurologisch zu untersuchen.

Weite oder anisokore Pupillen können wegweisend für die Verdachtsdiagnose sein, ein unauffälliger Befund schließt eine schwerwiegende Blutung jedoch nicht aus.

Der GCS-Wert wird im Verlauf wiederholt bestimmt.

Therapie

Ziel der Behandlung ist die Aufrechterhaltung bzw. Wiederherstellung der Perfusion und damit Oxygenierung des ZNS.Zur Basisversorgung gehören:

- Überwachung mit EKG-Ableitung, Pulsoxymetrie und Blutdruckmessung,
- Anlage eines periphervenösen Zugangs,
- Sauerstoffzufuhr (mindestens 5 l/min) über Maske oder auch Nasensonde,
- Oberkörperhochlagerung (etwa 30 °).

Patienten mit GCS-Wert anhaltend <9 sind grundsätzlich zu intubieren und kontrolliert zu beatmen.

- Bei der Beatmung ist Normoventilation ($petCO_2$ 35–40 mmHg) anzustreben und eine FiO_2 von 1,0 zu wählen. Eine forcierte Hyperventilation (<30 mmHg) ist nur bei drohender Einklemmung indiziert.
- Zur Sicherung eines ausreichenden CPP ist ein SAP >120 mmHg anzustreben.
- Der Patient ist in eine neurochirurgische Abteilung zu transportieren, wo über eine operative oder konservative Therapie entschieden wird.

Wirbelsäulentrauma

Pathogenese und Pathophysiologie

WS- und Rückenmarkverletzungen treten selten isoliert auf – bis zum Beweis des Gegenteils ist daher bei allen schwerer verletzten Patienten von einem WS-Trauma auszugehen.

Bei WS- und Rückenmarkverletzungen werden die knöchernen und Weichteilstrukturen sowohl direkt – durch Zerreißung, Zerrung, Stauchung, Blutung oder Kompression – als auch durch das folgende Ödem geschädigt.

Anamnese

Informationen zum Unfallhergang sowie die Schmerzlokalisation geben wichtige Hinweise auf eine Schädigung der WS. Aber auch fehlende Schmerzen – bei Querschnittsyndrom – sind als Hinweis zu werten.

Befund

Nach der Prüfung der Vitalfunktionen erfolgt die neurologische Bewertung von Motorik und Sensibilität im Seitenvergleich (Abb. 2.3.8 und Tab. 2.3.4). Bei führender Wirbelsäulenverletzung ist auf begleitende Verletzungen – insbesondere von Thorax, Abdomen und Becken – zu achten.

Therapie

Ziel ist die Verhinderung von Folgeschäden durch Stabilisierung der WS und Sicherung eines ausreichenden Perfusionsdrucks.

Zur Basisversorgung gehören:

- Überwachung mit EKG-Ableitung, Pulsoxymetrie und Blutdruckmessung,
- Anlage eines periphervenösen Zugangs,
- Sauerstoffzufuhr (mindestens 5 l/min) über Maske oder auch Nasensonde.

Die HWS wird unter achsengerechter Stabilisierung mit Stützverband (Stifneck) versorgt und auch die übrige WS mit geeignetem Material (Vakuummatratze, Spineboard) ruhiggestellt.

Bei respiratorischer Insuffizienz mit unvermeidlicher Intubation soll der Kopf so wenig wie möglich überstreckt werden. Ein bereits angelegter HWS-Stützverband ist zu öffnen, die HWS in der Stützschale zu belassen und durch einen Helfer von kaudal achsengerecht mit Schienengriff zu stabilisieren.

Ein neurogener Schock macht den zügigen Ausgleich der relativen Hypovolämie mit kolloidalen und kristalloiden Lösungen erforderlich (Zielgröße SAP 120 mmHg). Ggf. ist Noradrenalin zuzuführen; dazu wird z. B. 1 mg Noradrenalin (Arterenol) in 250 ml 0,9 % NaCl verdünnt und nach Wirkung titriert.

Grundsätzlich ist der primäre Transfer in ein neurotraumatologisches Zentrum anzustreben. Der Transport kann zügig und erschütterungsarm mit dem RTH erfolgen.

Abb. 2.3.8 Segmentale Innervation der Haut (nach Hansen-Schliack)

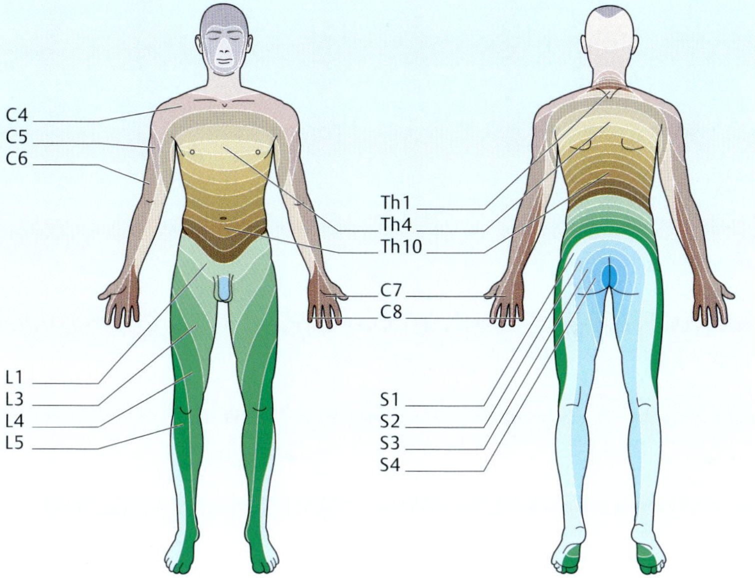

Tab. 2.3.4 Segmentales Niveau und zugehörige Kennmuskeln, Sensibilität und Reflexe

Segment	Kennmuskel	Sensibilität	Reflex
C4	Zwerchfell	Schulter	
C5	Deltoideus	Schulter	Bizepssehnenreflex **(BSR)**
C6	Bizeps	Daumen	Bizepssehnenreflex **(BSR)**
C7	Trizeps	mittlere Finger	Trizepssehnenreflex **(TSR)**
C8	Kleine Handmuskeln	Handkante, kleiner Finger	Trizepssehnenreflex **(TSR)**
T1	Interkostalmuskulatur	Jugulum sterni	
T4	(Atemhilfsmuskulatur)	Mamillen	
T10		Nabel	Bauchhautreflex **(BHR)**
L1		Leiste	
L3	Quadrizeps	Oberschenkelvorderseite	Partellarsehnenreflex **(PSR)**
L4	Quadrizeps	Schienbein	Partellarsehnenreflex **(PSR)**
L5	Fußheber	Fußrücken Großzehe	Tibialis-posterior-Reflex **(TPR)**
S1	Fußsenker	lateraler Fußrand	Achillessehnenreflex **(ASR)**
S2–4	Sphinkter	perianal	Analreflex

2.4 Gynäkologie und Geburtshilfe

Vorbemerkung

Im Rettungsdienst treten hauptsächlich zwei gynäkologisch-geburtshilfliche Notfallsituationen auf: Bei Patientinnen im gebärfähigen Alter ist mit einer *Geburt* oder einer *Schwangerschaftskomplikation* zu rechnen. *Blutungen* oder *Verletzungen* können dagegen Patientinnen jeden Alters betreffen; hier bestimmen Vor- und Begleiterkrankungen das Vorgehen. Grundsätzlich ist die weitere fachärztliche Versorgung indiziert.

Geburtshilfliche Notfälle

Allgemeines

> Die Versorgung einer Gebärenden oder Schwangeren erfordert uneingeschränkte Wachsamkeit, da mit der Mutter noch das (ggf. ungeborene) Kind als zweiter Patient zu berücksichtigen und zu versorgen ist.

Für Rettungsteam wie Patientin und Angehörige ist die Notfallsituation mit Anspannung und Angst verbunden. Sicheres Auftreten und eine ruhige, zugewandte Atmosphäre helfen allen Beteiligten. Stets ist der Transport in eine geburtshilfliche Abteilung anzustreben. Besonders bei Mehrgebärenden kann eine Geburt jedoch derart rasch verlaufen, dass die Versorgung von Mutter und Neugeborenem daheim oder im Rettungsmittel erfolgen muss. Mehrgebärende sind erfahren und können den Verlauf der Geburt oft durchaus abschätzen.

Anamnese

Eine normale Schwangerschaft dauert etwa 270 Tage. Zeichen der bevorstehenden Geburt sind das Platzen der Fruchtblase mit Fruchtwasserabgang, Abgang blutigen Schleims („Zeichnen") sowie eine regelmäßige Wehentätigkeit; weiteres Zeichen – auch bei pathologischer Geburt – kann eine Blutung sein.

> Es ist gezielt nach dem errechneten Geburtstermin, vorhergegangenen Schwangerschaften und Geburten und evtl. Komplikationen zu fragen.

Der Mutterpass soll eingesehen und mitgenommen werden. Unerwartete Geburten sind extrem selten und erfordern besondere Sensibilität im Umgang mit den Patientinnen und den Angehörigen.

Untersuchung

Nach der Inspektion des Abdomens kann versucht werden, über die Palpation des Abdomens und die Leopold-Handgriffe (Abb. 2.4.1) die *Kindslage* zu ermitteln. Eine Auskultation der fetalen Herztöne wird im präklinischen Umfeld kaum gelingen.

> Falls die Fruchtblase gesprungen ist, kann im Einzelfall – z. B. zur Klärung einer Transportentscheidung – die *vorsichtige* vaginale Untersuchung mit sterilem Handschuh erfolgen.

Dabei werden die Größe des Muttermundes, die Konsistenz der Cervix uteri und ggf. das vorangehende Kindsteil (Kopf, Becken, Extremitäten) getastet.

> Bei Placenta praevia, vorliegender Nabelschnur (längliche, feste, pulsierende Struktur) oder vorangehenden Extremitäten ist die Geburt zwingend medikamentös und manuell aufzuhalten.

Farbe und Menge des Fruchtwassers geben Hinweise über den Zustand des Kindes. Das Fruchtwasser soll klar bis gelblich sein; trübes oder grünliches Fruchtwasser weisen auf eine Mangelversorgung des Fetus hin.

Allgemeine Therapie

Basisversorgung der Mutter

Zur Basisversorgung (Abb. 2.4.2) gehören:

- Überwachung mit EKG-Ableitung, Pulsoxymetrie und Blutdruckmessung,
- Anlage eines periphervenösen Zugangs,
- Sauerstoffzufuhr (mindestens 5 l/min) über Maske oder auch Nasensonde.

> Unter der Geburt kann im Einzelfall eine *Analgesie* mit geringen Dosen Esketamin (Ketanest S; 0,125–0,25 mg/kg KG i. v., RDE 10–20 mg) erfolgen. Ggf. wird die halbe Initialdosis nachinjiziert. Die Zufuhr von Benzodiazepinen und Opioiden ist zu vermeiden.

Abb. 2.4.1 Leopold-Handgriffe
Mit den Leopold-Handgriffen können Fundusstand, Rücken, Lage und das vorangehende Kindsteil bestimmt werden

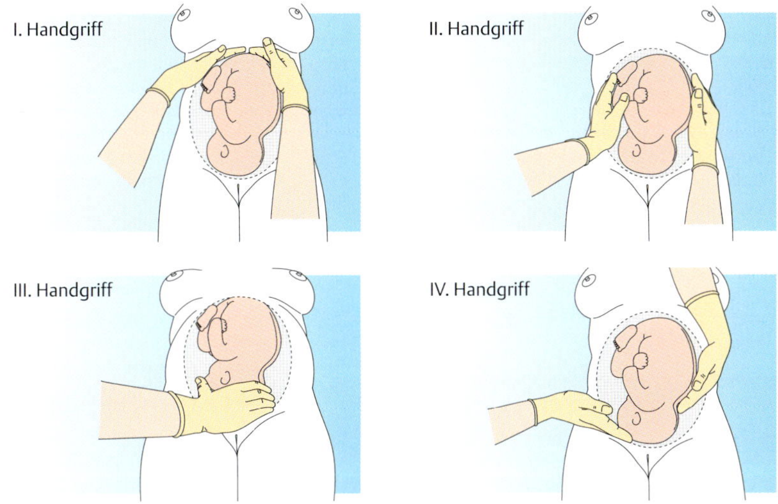

Abb. 2.4.2 Basisversorgung der Schwangeren

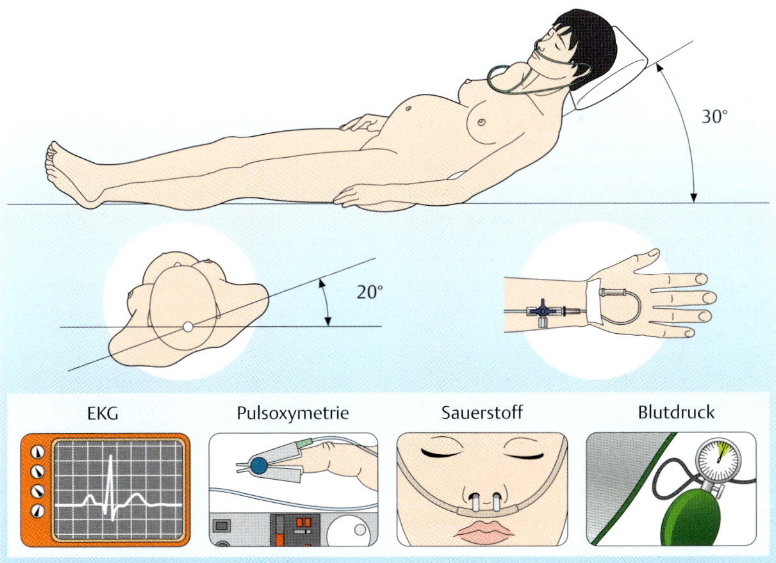

Tokolyse im Rettungsdienst

> Wenn der vorangehende Kindsteil noch nicht sichtbar ist und noch keine Presswehen eingesetzt haben, ist der schnellstmögliche Transport in die nächste geburtshilfliche Abteilung anzustreben, wobei eine Tokolyse mit Fenoterol erfolgt.

- Fenoterol (Partusisten intrapartal Injektionslösungskonzentrat) wird i. v. in einer Dosis bis 25 µg über etwa 5 min fraktioniert gegeben; alternativ auch inhalativ (Berotec N Dosier-Aerosol) mit 2 Hüben zu je 50 µg. Falls erforderlich wird die Gabe wiederholt.
- Der Transport erfolgt liegend in 20°-Linksseitenlage (Abb. 2.4.2) oder halbsitzend zur Vermeidung eines Vena-cava-Kompressionssyndroms.

Regelhafte Geburt und Versorgung des Neugeborenen

Die *Austreibungsperiode* dauert bis zu 30 min, wobei sich die Abstände zwischen den Wehen bis auf 2–5 min verkürzen. Die regelhafte Geburt erfolgt überwiegend aus vorderer Hinterhauptslage (Abb. 2.4.3). Beim Sichtbarwerden des Kopfes am Damm („Einschneiden") und beim Durchtreten des Kopfes („Durchschneiden") muss der Kopf vorsichtig geführt und der Damm manuell geschützt werden. Zur Verhinderung eines Dammrisses kann eine Episiotomie (Dammschnitt) erforderlich werden (Abb. 2.4.4). Zuerst wird die vordere und dann die hintere Schulter entwickelt.

- Zur Episiotomie wird der Damm auf dem Höhepunkt einer Presswehe und bei beginnender weißlicher Verfärbung (Anämie durch starke Dehnung) bei 6 oder 7 Uhr mit einer sterilen Schere nach lateral durchtrennt (Abb. 2.4.4).
- Die Nabelschnur wird nach etwa 1 min zwischen zwei Klemmen durchtrennt, wobei etwa 10–15 cm Nabelschnur am Kind zu belassen sind.

In der *Nachgeburtsperiode* kontrahiert sich der Uterus; dabei werden Plazenta und Eihäute ausgestoßen.

- Der Vorgang wird durch vorsichtigen Zug an der Nabelschnur sowie gleichzeitige Kompression des Uterus über der Symphyse unterstützt. Plazenta und Eihäute müssen asserviert und auf Vollständigkeit geprüft werden.
- Zur Unterstützung der Kontraktion kann Oxytocin (Syntocinon; 3 IE i. v.) verabreicht werden. Die Gabe kann wiederholt werden; zusätzlich kann der Uterus bimanuell komprimiert werden (Abb. 2.4.4).
- Bei fortbestehender starker Blutung und nicht tastbar kontrahiertem Uterus kann eine atonische Nachblutung mit Gefahr von Schock und Verbrauchskoagulopathie vorliegen, die unverzüglicher stationärer Behandlung bedarf.

> Das Neugeborene ist vor allem durch Asphyxie und Hypothermie bedroht.

- Das Neugeborene wird sofort auf Vitalzeichen untersucht und nach 1 sowie 5 und 10 min gemäß Apgar-Index bewertet (Tab. 2.4.1).
- Ggf. werden die oberen Atemwege vorsichtig abgesaugt und Sauerstoff über eine Maske mit Beutel gegeben (Abb. 2.4.5; Weiteres siehe 1.4 Kardiopulmonale Reanimation).
- Zum Schutz vor Auskühlung wird das Kind der Mutter übergeben und zugedeckt.

Pathologische Geburt

Zwillinge

Zwillinge kommen oft vor dem errechneten Termin zur Welt. Die Geburt des zweiten Kindes kann sich aufgrund der massiven uterinen Muskeldehnung und Erschöpfung der Mutter verzögern. Die Austreibung des zweiten Kindes wird ggf. durch manuellen Druck auf den Uterus unterstützt (Handgriff nach Kristeller). Frühzeitig ist Hilfe durch ein zweites Team und die Ankündigung im aufnehmenden Krankenhaus zu organisieren.

Lageanomalien

- Bei einer *Steißlage* ist das Gesäß des Kindes einschließlich der Oberschenkel zu umfassen und das Kind nach dorsal – zum Bauch der Mutter hin – zu drehen (Manualhilfe nach Bracht; Abb. 2.4.6). Bei der Entwicklung des Kopfes nach Veit-Smellie (Abb. 2.4.7) „reitet" das Kind auf dem Arm des Geburtshelfers, der mit einem Finger in die Mundhöhle des Kindes greift und die Entwicklung unterstützt.

Abb. 2.4.3 Geburt aus vorderer Hinterhauptslage

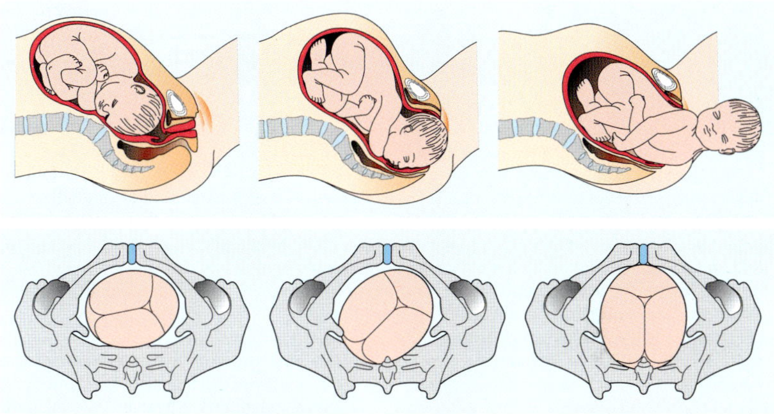

Abb. 2.4.4 Geburtsbegleitende Handgriffe

- **a** Führen des Kopfes bei gleichzeitigem Dammschutz
- **b** Episiotomie (Dammschnitt) in verschiedenen Schnittführungen. Die Sphinktermuskulatur muss geschont werden
- **c** Bimanuelle Kompression bei atoner Uterusblutung

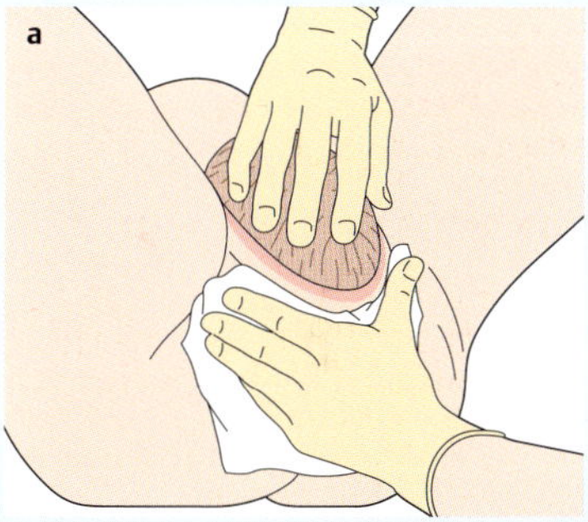

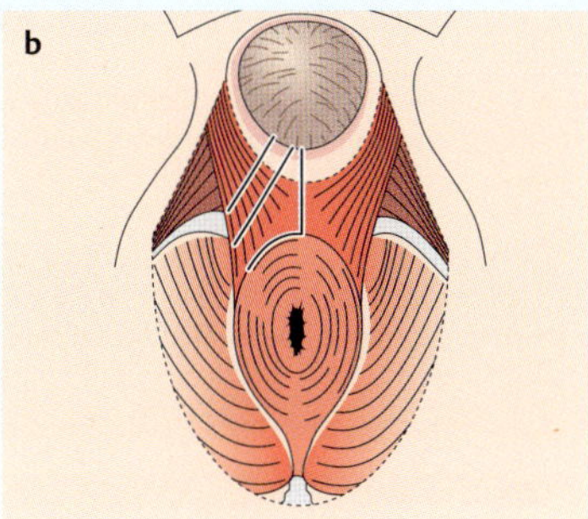

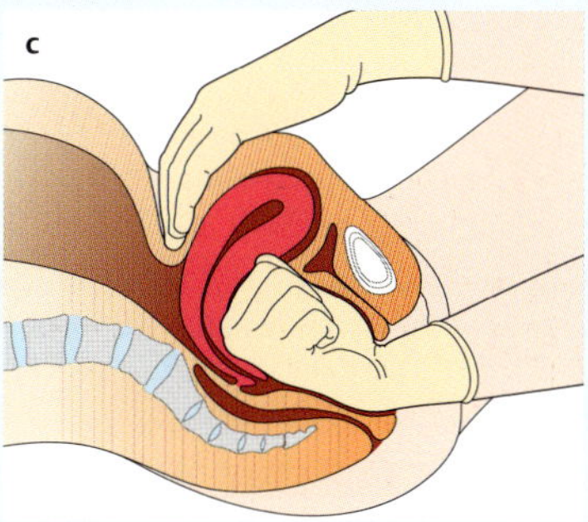

- Bei *Querlage* – ggf. mit vorfallendem Arm – und *Fußlage* ist die vaginale Geburt unmöglich – sie muss bis zur Schnittentbindung medikamentös und manuell aufgehalten werden.
- Beim *Nabelschnurvorfall* (Abb. 2.4.8) drohen dem Fetus durch Kompression der Nabelschnur zwischen Geburtskanal und Fetus Asphyxie und Tod. Auch hier muss die vaginale Geburt durch Zurückdrücken des Fetus in den Geburtskanal aufgehalten werden.
- Eine *Placenta praevia* (Abb. 2.4.9) liegt komplett oder teilweise in den Geburtswegen und kann zu einer starken Blutung nach außen mit vitaler Gefährdung von Mutter und Kind führen. Auch hier muss die Geburt bis zur Schnittentbindung aufgehalten werden.
- Die *vorzeitige Lösung der Plazenta* muss nicht zu einer Blutung nach außen führen; trotzdem kann ein ausgedehntes retroplazentares Hämatom mit hämorrhagischem Schock Mutter und Kind gefährden.
- Während und nach der Geburt kann es zur *Fruchtwasserembolie* kommen, die pathophysiologisch einem anaphylaktischen Schock entspricht (1.5 Schock und Schockbekämpfung).

Sonstige Komplikationen

Fehlgeburt

Eine drohende bzw. beginnende Fehlgeburt (Abortus imminens bzw. incipiens) der noch nicht lebensfähigen Frucht zeigt sich klinisch meist durch eine vaginale Blutung. Die Patientin wird unter Basisüberwachung in eine geburtshilfliche Abteilung gebracht.

Extrauteringravidität

Als Extrauteringravidität (EU) wird die Einnistung eines befruchteten Eis außerhalb des Cavum uteri bezeichnet. Die Regelblutung ist anamnestisch meist ausgeblieben; der β-HCG-Nachweis im Urin ist positiv.

> Leitsymptom der EU sind starke, meist seitenbetonte Unterleibsschmerzen (bis zum Peritonismus) bei kürzlich ausgebliebener Menstruation.

Schmerzbehandlung und Schockbekämpfung erfolgen wie beim gastrointestinalen Notfall. Die weitere Behandlung soll in einem Krankenhaus mit chirurgischer und gynäkologischer Abteilung erfolgen.

Hypertensive Schwangerschaftserkrankung

Definition und Epidemiologie

Es werden drei Formen unterschieden:

- Die *Präeklampsie* mit der Symptomentrias (generalisierte) Ödeme, Proteinurie und Hypertension.
- Die *Eklampsie* mit zusätzlichen Krampfanfällen.
- Das *HELLP-Syndrom* mit der Symptomentrias Hypertension, erhöhte Leberenzyme (elevated liver enzymes) und Thrombopenie (low platelets).

Die Inzidenz beträgt bis 10 % aller Schwangerschaften (HELLP-Syndrom 0,5–1 %). Gefährdet sind insbesondere sehr junge Erstgebärende, Patientinnen mit Diabetes mellitus, adipöse Schwangere sowie Schwangere mit präexistenter Hypertonie. Das Risiko, in einer weiteren Schwangerschaft erneut zu erkranken, ist erhöht.

Pathogenese und Pathophysiologie

Die Pathogenese ist nicht gesichert. Es wird eine generalisierte Endothelerkrankung mit entsprechenden Konsequenzen für den Kreislauf und einzelne Organe diskutiert.

Anamnese

Die Patientinnen können über eine unspezifische Verschlechterung des AZ sowie Unruhe, Schwindel, Kopfschmerzen, Ohrensausen, Augenflimmern und epigastrische Beschwerden klagen.

Befunde

Die klinische Untersuchung ist bis auf einen erhöhten Blutdruck weitgehend unauffällig.

Tab. 2.4.1 Apgar-Index

Punkte	0	1	2
Aussehen	blau oder weiß	Stamm rosig, Extremitäten blau	rosig
Puls	fehlt	schwach (< 100/min)	kräftig (> 100/min)
Grimassen (Reflexe) beim Absaugen	keine	Grimassen	kräftiges Schreien, Husten, Niesen
Aktivität (Muskeltonus)	keine Spontanbewegungen, schlaff	geringe Flexion der Extremitäten, träge	aktive Spontanbewegungen
Respiration (Atmung)	keine	unregelmäßig, schnappend	regelmäßig

Durchführung: Die Bewertung erfolgt 1,5 und 10 min post partum
Wert: 8–10 Punkte = lebensfrisches Kind, 5–7 Punkte = leichte Depression, 0–4 Punkte = schwere Depression

Abb. 2.4.5 Neugeborenenversorgung

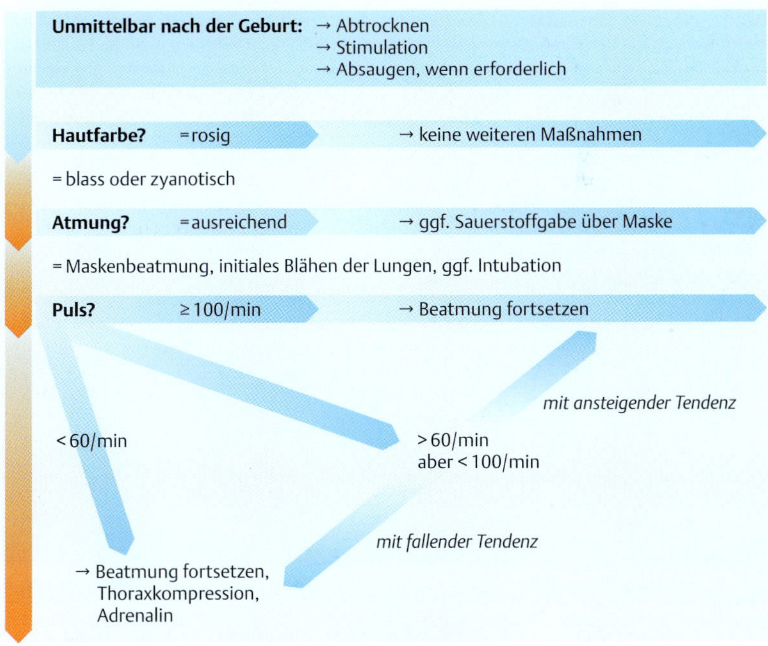

Therapie

Der Verdacht auf eine hypertensive Schwangerschaftserkrankung erfordert den arztbegleiteten Transport in eine geburtshilflichen Abteilung. Ein unbehandelter oder schlecht eingestellter essenzieller Hypertonus ist bei der notärztlichen Versorgung nicht abgrenzbar.

In der präklinischen Versorgung soll nur bei Zeichen einer hypertensiven Krise interveniert werden. Dann kann ggf. eine Blutdrucksenkung mit Urapidil (Ebrantil; 12,5–50 mg i. v.) erfolgen. Der Blutdruck ist engmaschig zu überwachen.

Gynäkologische Notfälle – Blutung und Verletzung

Anamnese

Bei schwangeren Patientinnen kann eine vaginale Blutung Symptom eines Aborts sein. Bei nichtschwangeren Patientinnen handelt es sich meist um einen Tumor oder um eine Verletzung.

Bei der Erhebung der Anamnese wird nach vorhergegangenen ähnlichen Ereignissen sowie nach einer allgemein oder durch Antikoagulanzien erhöhten Blutungsneigung gefragt.

Befunde

Neben der Basisüberwachung wird auch das Abdomen untersucht. Eine vaginale Untersuchung beeinflusst das notärztliche Vorgehen kaum und soll unterbleiben. Schwere Blutverluste können in einen hämorrhagischen Schock einmünden, der entsprechend zu behandeln ist.

Therapie

Jede vaginale Blutung außerhalb des regulären Zyklus muss gynäkologisch abgeklärt werden.

Die Erstversorgung besteht im Wesentlichen in der Stabilisierung des Kreislaufs. Zur Verminderung der vaginalen Blutung wird die Patientin mit gekreuzten Beinen gelagert (Abb. 2.4.10). Der Volumenersatz folgt den Regeln der Schockbekämpfung.

Die Versorgung einer durch ein *Gewaltverbrechen* betroffenen Patientin erfordert besondere Umsicht. Die Patientinnen sind körperlich und seelisch akut und schwer verletzt und dürfen nicht allein gelassen werden.

Gespräch und Untersuchung finden abgeschirmt im Beisein einer dritten, vorzugsweise weiblichen Person statt. Von einer lokalen Inspektion oder Untersuchung ist abzusehen.

Die Patientin soll sowohl gynäkologisch als auch rechtsmedizinisch untersucht werden. Falls noch nicht geschehen, ist die Polizei hinzuzuziehen. Schuldzuweisungen oder eigene Ermittlungen usw. müssen unterbleiben. Über die Begleitumstände ist ein Gedächtnisprotokoll anzulegen, damit später ggf. Auskunft gegeben werden kann.

Abb. 2.4.6 Manualhilfe nach Bracht

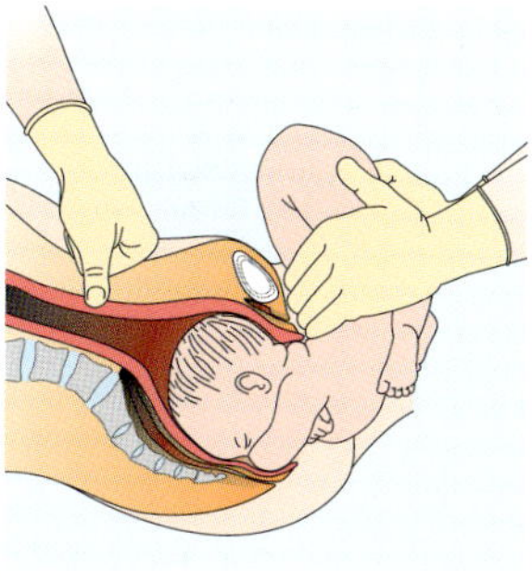

Abb. 2.4.7 Entwicklung nach Veit-Smellie

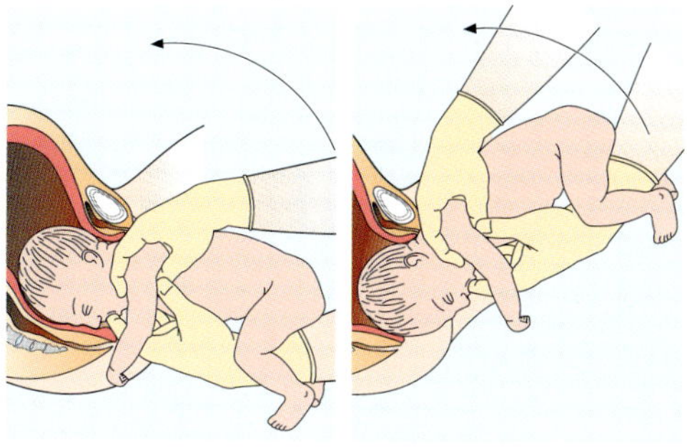

Abb. 2.4.8 Nabelschnurvorfall

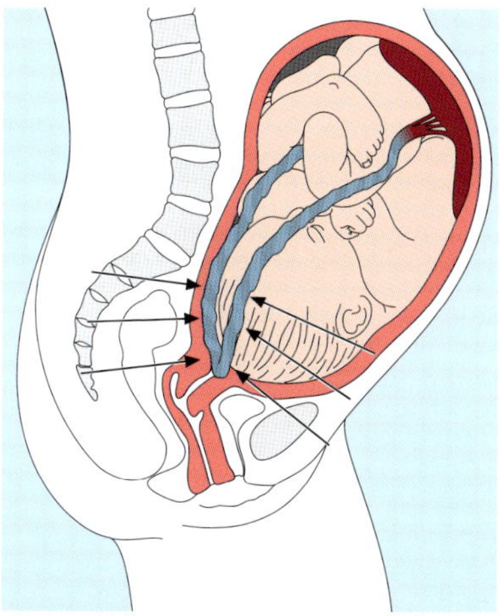

Abb. 2.4.9 Placenta praevia

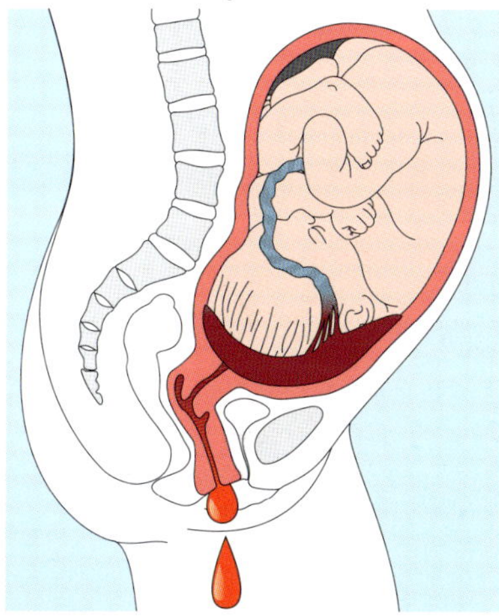

Abb. 2.4.10 Lagerung nach Fritsch

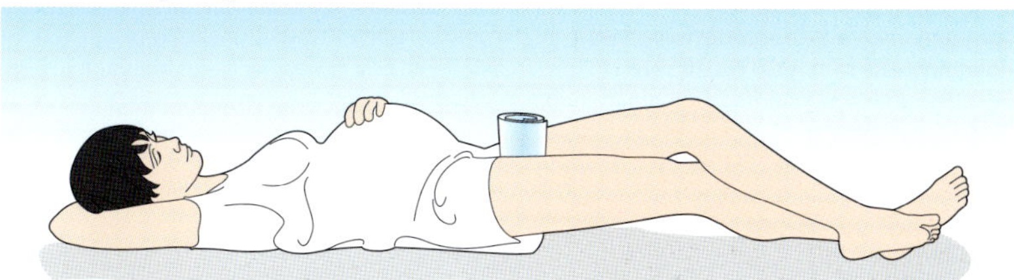

Durch Übereinanderschlagen der Beine in Kombination mit einer sterilen Vaginalvorlage werden Infektionsschutz und Blutungsreduktion angestrebt. Bei Schock kann der Oberkörper tief gelagert werden

2.5 Pädiatrie

Grundlagen

Epidemiologie

Pädiatrische Notfalleinsätze sind eher selten und stellen besondere Anforderungen an das Rettungsteam oder den aufnehmenden Klinikarzt.

> Wegen der meist fehlenden Routine im Umgang mit erkrankten oder verletzten Kindern und dem Erwartungsdruck der evtl. anwesenden Eltern entsteht schnell eine emotionell belastende Situation.

Typische Einsatzindikationen sind:

- Krampfanfälle,
- Schädel-Hirn-Trauma,
- Aspiration,
- Krupp-Syndrom und
- Ingestionen und Intoxikationen.

Bei Todesfällen im Säuglingsalter handelt es sich meist um einen plötzlichen Kindstod.

Anatomie und Physiologie

Allgemeines

Kinder weisen je nach Altersgruppe anatomische und physiologische Besonderheiten auf, deren Kenntnis für die Notfalltherapie unerlässlich ist.

> Kinder sind weder anatomisch noch pathophysiologisch kleine Erwachsene.

- Frühgeborene sind Neugeborene, die vor der abgeschlossenen 37. SSW geboren wurden (teilweise wird ein Geburtsgewicht < 2500 g zur Definition benutzt).
- Neugeborene sind reife, termingerecht geborene Kinder im Alter bis 28 Tage.
- Säuglinge sind Kinder im Alter von 29 Tagen bis 12 Monaten.
- Kleinkinder sind Kinder im Alter von 1–6 Jahren.
- Schulkinder sind Kinder im Alter von 6–14 Jahren.

Respiratorisches System

Die *Atemwege* (Abb. 2.5.1) sind vergleichsweise eng, und die Schleimhäute reagieren – z. B. bei Manipulation oder Entzündung – besonders empfindlich (Ödem, Blutung). Der dadurch abnehmende Durchmesser der Atemwege erhöht den Atemwegswiderstand (Hagen-Poiseuille-Gesetz). Neugeborene sollen daher nur bei strenger Indikation nasal abgesaugt werden.

> Neugeborene und Säuglinge sind obligate Nasenatmer und bei Verlegung des nasalen Atemwegs respiratorisch bedroht. Das sog. Nasenflügeln ist daher in dieser Altersgruppe – neben interkostalen Einziehungen – ein deutliches Warnsymptom.

Darüber hinaus kann die Spontanatmung durch Einschränkung der Zwerchfellbeweglichkeit – beispielsweise durch Meteorismus, Ileus oder Abdominaltrauma – insuffizient werden.

Im Vergleich zum Erwachsenen ist der Kehlkopf hochgestellt und die Epiglottis lang und V-förmig, was die laryngoskopische Einstellung der Stimmritze erschweren kann.

> Die engste Stelle des Respirationstraktes liegt bis zum Schulkindalter subglottisch und nicht in der Stimmbandebene. Die Trachea ist relativ kurz (Neugeborene etwa 4 cm ab Stimmbandniveau) und die Bifurkation etwa gleichwinkelig.

Diese Besonderheiten sind bei der endotrachealen Intubation und der Wahl von Tubusgröße und Einführtiefe zu beachten.

> Die Hypoxietoleranz von Säuglingen und Kleinkindern ist sehr gering.

Kreislaufsystem

Die intrauterin vorhandenen kardiopulmonalen *Shunts* (Foramen ovale und Ductus arteriosus Botalli) verschließen sich während der postpartalen Kreislaufumstellung nur funktionell und erst in den nächsten Monaten definitiv (Abb. 2.5.2).

> Bei einer Hypoxämie mit Druckerhöhung im kleinen Kreislauf kann es zur Wiedereröffnung dieser Shunts kommen.

Eine Hypoxie führt bei Neugeborenen, Säuglingen und Kleinkinder schnell zur *Bradykardie*.

Abb. 2.5.1 Lage der oberen Atemwege

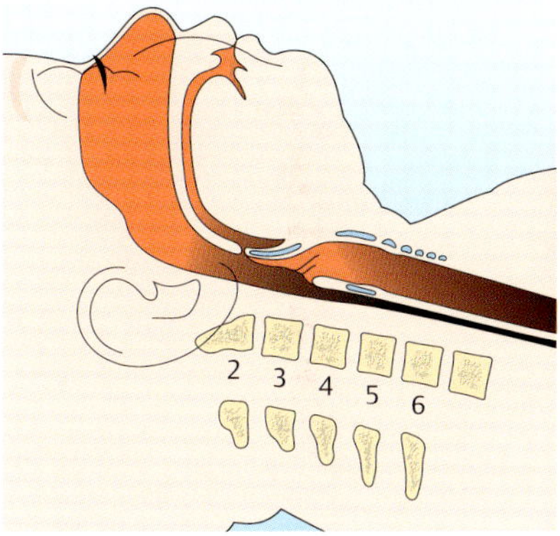

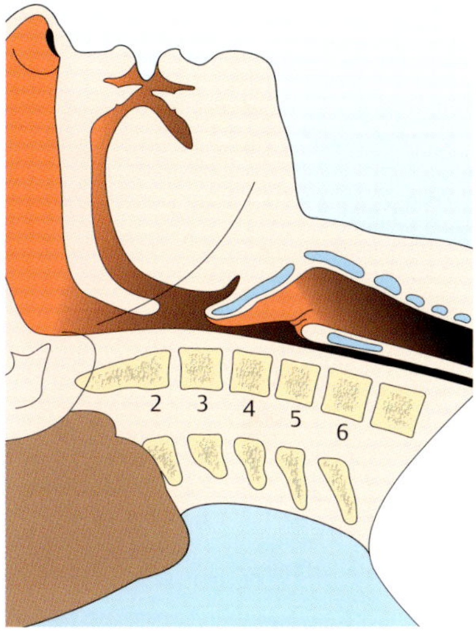

- Der Larynx liegt beim Neugeborenen in Höhe des 2. und 3. Halswirbelkörpers *(links)*, während er beim Erwachsenen weiter kaudal liegt *(rechts)*
- Die Epiglottis ist eher länglich
- Die physiologische Enge ist infraglottisch

Abb. 2.5.2 Postnatale Umstellung des Kreislaufs

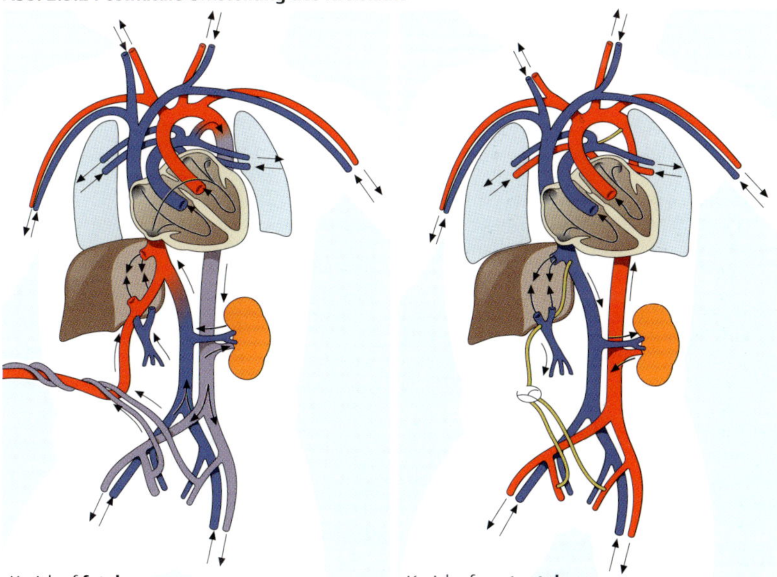

Kreislauf **fetal**   Kreislauf **postnatal**

Bei bradykarden Neugeborenen, Säuglingen und Kleinkindern muss immer an eine ursächliche Hypoxie gedacht und entsprechend kausal behandelt werden.

Weiterhin hängt in dieser Altersgruppe das HZV entscheidend von der HR ab – eine Halbierung der HR entspricht etwa einer Halbierung des HZV.

Neugeborene mit einer HR < 60/min benötigen daher – neben der obligaten Beatmung – Thoraxkompressionen mit hoher Frequenz.

Ein *Volumenmangel* (Abb. 2.5.3 und 2.5.4) wird initial über eine Tachykardie kompensiert und kann im Verlauf schlagartig dekompensieren.

Die Messung des Blutdrucks ist bei Neugeborenen und Säuglingen praktisch erschwert – in der Notfallsituation genügt zunächst die Ermittlung der Pulsqualität und ggf. die Bewertung der Kapillarfüllungszeit.

Ein gut tastbarer Brachialispuls beim Neugeborenen und Säugling bzw. ein gut tastbarer Karotispuls beim Kleinkind belegt eine ausreichende Kreislauffunktion.

Wärmehaushalt

Kinder sind infolge anatomischer und physiologischer Besonderheiten durch Hypothermie bedroht. Bezogen auf das KG ist die KOF bei Kleinkindern dreimal höher als beim Erwachsenen. Der Kopf eines Einjährigen entspricht etwa 18 % der KOF und damit dem doppelten Flächenanteil des Erwachsenen.

Bereits während der präklinischen Versorgung ist strikt auf Schutz vor Auskühlung bzw. auf entsprechende Wärmezufuhr zu achten (Kabine aufheizen usw.).

Nach Verbrauch der endogenen Glykogenreserven drohen bei fortbestehender Hypothermie insbesondere Hypoglykämie und die Entwicklung einer metabolischen Azidose.

Einschätzung des Körpergewichts

Da sich Medikamentendosierungen und Instrumentenauswahl usw. auf KG und Größe des Kindes beziehen, muss eine entsprechende Schätzung erfolgen. Hierzu kann folgende Formel dienen:

KG [kg] = (Alter in Jahren + 4) × 2

Weiter gilt, dass sich das KG in den einzelnen Altersgruppen ungefähr verdoppelt:
- Neugeborenes 3–4 kg,
- Säugling 5–10 kg,
- Kleinkind 10–20 kg,
- Schulkind 20–40 kg.

Epiglottitis

Epidemiologie

Ein Großteil der Kinder mit der Notarztindikation „Dyspnoe“ ist unter 4 Jahre alt. Alle stenosierenden Erkrankungen der Atemwege können zur respiratorischen Insuffizienz mit deletären Folgen führen. In Abb. 2.5.5 ist eine vergrößerte Epiglottis („Thumbprint“-Daumenabdruck) mit drohender Verlegung des Atemwegs radiologisch dargestellt.

Je kleiner das Kind, desto schlechter sind seine Kompensationsmöglichkeiten für respiratorische Notfälle.

Infektionserkrankungen wie eine Epiglottitis (Abb. 2.5.5) können innerhalb kurzer Zeit und aus vollem Wohlbefinden heraus zu einer erheblichen Symptomatik und ggf. Störung der Vitalfunktionen führen.

Pathogenese und Pathophysiologie

Die Epiglottitis (Abb. 2.5.5 und 2.5.6) ist eine bakterielle Infektion (meist mit Haemophilus influenzae). Wegen der öffentlich empfohlenen Impfung ist sie seltener geworden.

Der Altersgipfel der Erkrankung reicht vom 2.–6. LJ; sie kann aber auch jüngere oder ältere Patienten treffen.

Unbehandelt ist der Krankheitsverlauf schnell progredient und kann zum Atem- und Kreislaufstillstand führen.

Abb. 2.5.3 Hypotonie

Eine *arterielle* Hypotonie liegt bei Unterschreiten folgender SAP-Werte vor:

Neugeborene	< 55 – 60 mm Hg
Säuglinge	< 70 mm Hg
Kleinkinder	< 70 mm Hg + 2x das Alter in Jahren
Schulkinder	< 90 mm Hg

Abb. 2.5.4 Einteilung der Dehydratation

Dehydratation	Gewichtsverlust	AZ	HR	RR	Diurese	Kapillarfüllung
leicht	5 %	⇄	⇄	⇄	⇄	⇄
mittel	5 – 10 %	↓	↑	↓	↓	↓
schwer	> 10 %	↓ ↓ (Koma)	↑ ↑	↓ ↓	↓ ↓	↓ ↓

Abb. 2.5.5 Epiglottitis

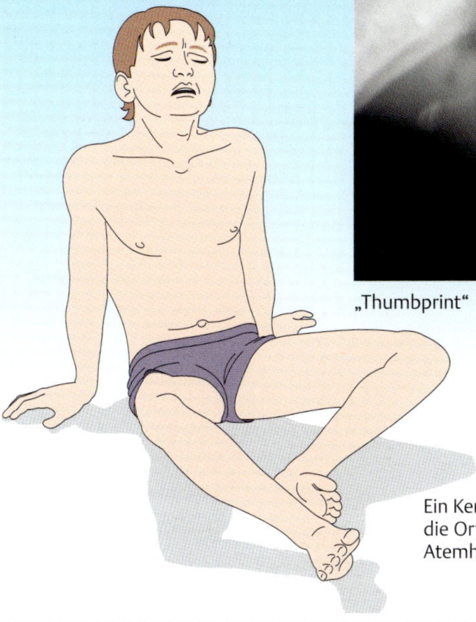

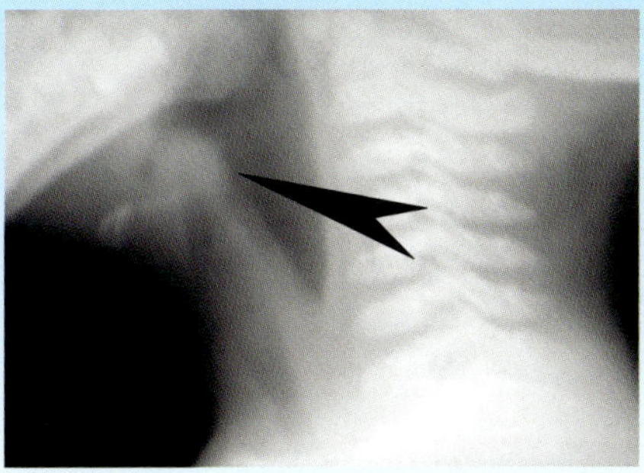

„Thumbprint"

Ein Kennzeichen der Epiglottitis ist die Orthodyspnoe unter Einsatz der Atemhilfsmuskultatur

Anamnese

Anamnestisch wird meist über einen schnellen Krankheitsverlauf mit Halsschmerzen, hohem Fieber und schwerer Atemnot berichtet (Abb. 2.5.6).

Symptome und Befunde

Die Kinder wirken schwer krank und sitzen oft auf dem Arm eines Elternteils, um durch diese Haltung die Atemnot zu lindern (Abb. 2.5.6).

> Die schwere und zunehmende Dyspnoe geht mit einem betont inspiratorischen Stridor einher, der durch die Stenose der oberen Atemwege bedingt ist. Wegen der starken Schluckschmerzen wollen die Kinder nicht trinken und sprechen nicht mehr. Der Speichel wird nicht mehr geschluckt und läuft aus den Mundwinkeln.

Eine „kloßige" Sprache ist selten. Als weiteres wichtiges Symptom findet sich schnell ansteigendes hohes Fieber. Insbesondere Kinder unter zwei Jahren können auch unspezifische Symptome zeigen, z. B. einen für die Epiglottitis nicht typischen bellenden Husten.

Therapie

> Jede Manipulation an den oberen Atemwegen ist gefährlich und kann zur weiteren Schwellung mit kompletter Verlegung führen. Im Vordergrund stehen die Beruhigung von Eltern und Kind, das Vermeiden von weiterem Stress und der unverzügliche Transport in die Kinderklinik.

- Zur Überwachung genügen Pulsoxymetrie und fortlaufende klinische Beobachtung.
- Sauerstoff wird über eine vorgehaltene Maske appliziert, ohne dass das Kind dadurch beunruhigt werden darf.
- Die Anlage eines venösen Zugangs ist nicht zwingend geboten.
- Bei hypoxischer Bewusstseinstrübung ist zunächst mit unterstützender Maskenbeatmung zu beginnen, um die Intubation möglichst zu vermeiden und eine evtl. Transportzeit zu überbrücken.

> Die präklinische Intubation ist die Ultima Ratio und mit erheblichen Risiken (protrahiert hypoxisches Kind, erschwerte Intubationsbedingungen) verbunden.

- Eine fehlgeschlagene Intubation kann die weitere Maskenbeatmung unmöglich machen und zur Koniotomie zwingen.
- Daneben kommt auch die Sauerstoffzufuhr über eine endotracheal platzierte Verweilkanüle infrage.

Wichtig ist die Anmeldung in der Zielklinik, damit dort Vorbereitungen getroffen werden können. Der Transport erfolgt immer in ärztlicher Begleitung.

Laryngotracheobronchitis

Pathogenese und Pathophysiologie

Die akute Laryngotracheobronchitis wird vielfach als „Pseudokrupp" oder akuter infektiöser Krupp bezeichnet und tritt meist bei Kleinkindern auf (Abb. 2.5.6). Auslöser sind meist Viren (Parainfluenzaviren); selten kommen bakterielle Infektionen oder allergisch bedingte Stenosierungen des oberen Respirationstraktes vor. Im Vergleich zur Epiglottitis tritt die Laryngotracheobronchitis zwar wesentlich häufiger auf, ist aber meist nicht vital bedrohlich.

Anamnese

Anamnestisch wird meist über bellenden Husten usw. in den Abend- oder Nachtstunden berichtet. Bei manchen Kindern tritt das Krankheitsbild rezidivierend auf. Oft erfolgt der Notruf aus Unsicherheit der Eltern, was vom Notarzt nicht kritisch bewertet, sondern akzeptiert werden soll.

Symptomatik und Befunde

> Die Kleinkinder zeigen bellenden Husten und inspiratorischen Stridor; sie wirken im Gegensatz zur Epiglottitis jedoch nicht schwer krank und haben keine Schluckbeschwerden.

Die Kinder sind heiser oder aphon. Die KKT ist nur leicht bis mäßig erhöht. Eine Zyanose mit Bewusstseinstrübung zeigt auch bei dieser Erkrankung eine – allerdings selten auftretende – vitale Bedrohung.

Abb. 2.5.6 Epiglottitis oder Laryngotracheobronchitis

Epiglottitis	**Laryngotracheobronchitis**
Erreger bakteriell Kehlkopf	Erreger viral Trachea/Stimmritze
Inspiratorischer Stridor Eher kein Husten Kärchelndes Atemgeräusch Schluckstörung, Speichelfluss Stimme kloßartig, nicht heiser	Inspiratorischer Stridor Bellender, lauter Husten Auffallende Unruhe
Eventuell stilles Weinen Sitzend, nach vorne gebeugt Schwerkranker Eindruck Kurze Anamnese	Stimme heiser Haltung liegend Oft grippaler Infekt vorweg
Fieber>40°C 3. bis 6. Lebensjahr	Fieber 38,5–39,5°C 1. bis 3. Lebensjahr
Rasanter Verlauf (8 bis 16 Stunden)	Tagelange Entwicklung
Ruhe bewahren Kühle, feuchte Luft zuführen *Keine* invasiven Maßnahmen Lebensgefahr	Beruhigen Vitalfunktionen kontrollieren Lagern mit erhöhtem Oberkörper Kalte Getränke Luftfeuchtigkeit erhöhen

Therapie

> Zur Therapie gehört wiederum die Beruhigung von Kind und Eltern sowie die fortlaufende Beobachtung des Kindes.

- Schon ein Dampfbad (bei kooperativen Kindern) oder das Verbringen an die frische Luft kann zur Linderung führen.
- Bei starker Atemnot wird Sauerstoff über Maske appliziert.
- Zur Abschwellung kann Prednison (Rectodelt 100 mg) rektal verabreicht werden.
- Bei schwerer Stenosierung kann Epinephrin (InfectoKrupp Inhal; 7–14 Hübe zu je 0,56 mg) inhaliert werden.
- Eine medikamentöse Sedierung ist meist nicht erforderlich; bei Bedarf wird Diazepam (Diazepam Desitin rectal tube; 5–10 mg rektal) appliziert.

Der Transport ins Krankenhaus erfolgt sitzend – ggf. auf dem Arm eines Elternteils – und in ärztlicher Begleitung.

Differenzialdiagnose

Neben der Differenzierung von Epiglottitis und Laryngotracheobronchitis kommen weitere Erkrankungen mit dem Leitsymptom „inspiratorischer Stridor" in Betracht.

- Hohes Fieber spricht für eine *infektiöse Ursache*.
- Glottis- und Larynxödeme werden häufig auch *allergisch* sowie durch *lokale Traumen* oder *Reizgasinhalation* ausgelöst.
- *Fremdkörperaspirationen* treten innerhalb von Sekunden aus völliger Gesundheit auf und können zur kompletten oder partiellen Verlegung der oberen bzw. unteren Atemwege führen. Der Auskultationsbefund variiert in Abhängigkeit von der Lage des Fremdkörpers.

Fieberkrampf und sonstige Krampfanfälle

Epidemiologie

Der Fieberkrampf (Abb. 2.5.7) ist der häufigste Krampfanfall im Kindesalter, andere Formen wie der epileptische Krampfanfall sind seltener. Meist wird der Notarzt mit der Erstmanifestation konfrontiert, da Angehörige von Kindern mit bekanntem Krampfleiden die Erkrankung kennen und entsprechend selbstständig reagieren.

Pathogenese und Pathophysiologie

Pathogenetisch kommen neben der beim Fieberkrampf erhöhten KKT auch andere Auslöser in Betracht. Dazu zählen:

- Infekte des ZNS (z. B. eine Meningitis),
- Exsikkose,
- Intoxikationen,
- posttraumatische Anfälle (nach SHT),
- metabolische Störungen (insbesondere eine Hypoglykämie).

Die Epilepsie mit rezidivierenden Anfällen ist oft keiner bestimmten Ursache zuzuordnen.

> Der Krampfanfall ist eine uniforme Reaktion des ZNS auf verschiedene Noxen, die abgeklärt werden muss.

Anamnese

Meist werden eindrucksvolle Konvulsionen mit Zyanose und Bewusstlosigkeit beschrieben. Stets ist nach einer Seitendifferenz der Konvulsionen zu fragen. Bei diagnostizierter und behandelter Epilepsie ist darüber hinaus die Medikation festzustellen.

Symptomatik und Befunde

> Nicht jeder Krampfanfall mit Fieber ist ein Fieberkrampf – auch eine Epilepsie kann im Rahmen einer Temperaturerhöhung symptomatisch werden.

Der *Fieberkrampf* verläuft – bei deutlich erhöhter KKT – tonisch-klonisch generalisiert und hält etwa 5–10 min an. Meist trifft der Notarzt das Kind im postiktalen Zustand an. Typischerweise sind Kinder vom 6. Monat bis zum 5. LJ betroffen.

Falls der Anfall länger als 15 min dauert oder außerhalb der genannten Altersgrenzen auftritt, wird er „komplizierter Fieberkrampf" genannt. Auch mehrere Anfälle innerhalb 24 h oder bei zerebraler Vorschädigung werden dieser Gruppe zugerechnet.

Zur Symptomatik des generalisierten tonisch-klonischen Anfalls zählen – neben den Konvulsionen – folgenden Befunde:

- Hypoventilation und Bewusstseinsverlust während des Anfalls,

Abb. 2.5.7 Fieberkrampf und sonstige Krampfanfälle

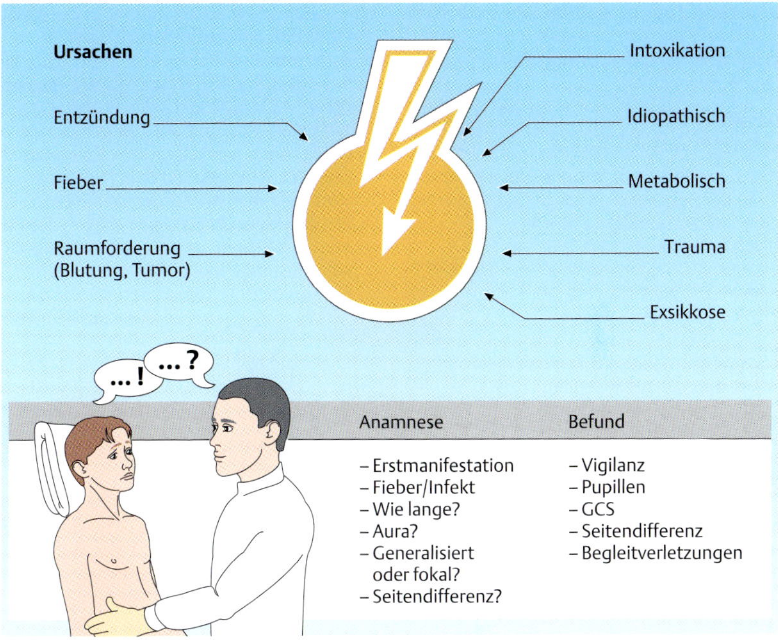

Abb. 2.5.8 Krampfanfall

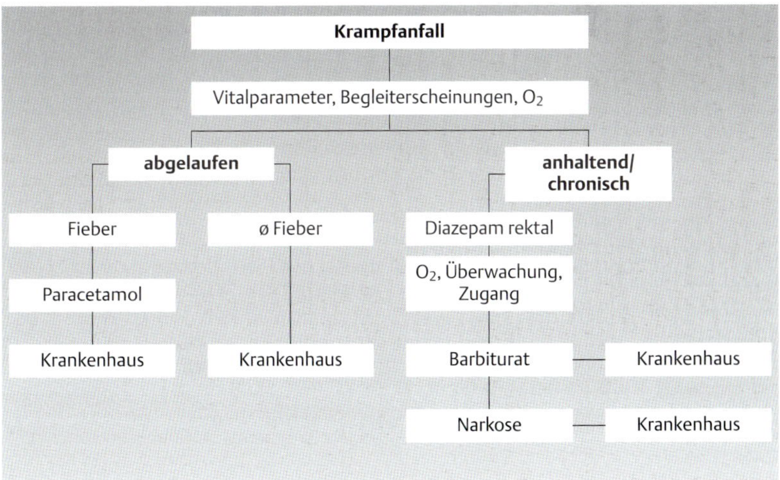

- fakultativ Zungenbiss, Speichelfluss oder Urinabgang, manchmal Stuhlabgang,
- Nachschlaf mit Somnolenz und Verwirrtheit.

Bei anhaltender epileptischer Aktivität liegt ein *Status epilepticus* vor.

Therapie

Unkomplizierter Fieberkrampf

Kinder, die sich nach Sistieren des Krampfanfalls in der postiktalen Phase befinden, werden in die stabile Seitenlage gebracht.

> Ein Fieberkrampf wird grundsätzlich mit einem Antipyretikum und ggf. zusätzlich mit Wadenwickeln behandelt.

Als Antipyretikum wird meist Paracetamol (ben-u-ron) rektal verwendet:
- Säuglinge erhalten 125 mg.
- Kleinkinder erhalten 250 mg.

Dann erfolgt unter klinischer Beobachtung und Pulsoxymetrie der arztbegleitete Transport in eine Kinderklinik. Bei fortbestehender Bewusstseinstrübung ist eine BZ-Kontrolle erforderlich. Eine antikonvulsive Medikation ist wegen der kurzen Dauer des Anfalls regelmäßig nicht erforderlich.

Persistierender Krampfanfall

Kindern mit persistierendem Krampfanfall (Abb. 2.5.8) sind zunächst vor Verletzungen – insbesondere des Kopfes – zu schützen. Am krampfenden Kind dürfen keine Intubationsversuche erfolgen. Das Kind erhält Sauerstoff über eine Maske und wird pulsoxymetrisch überwacht. Die Eltern werden beruhigt und über die Situation aufgeklärt.

> Ein bei Eintreffen des Notarztes anhaltender oder länger als 2 min bestehender Anfall muss medikamentös durchbrochen werden.

- Zunächst wird *Diazepam* (Diazepam Desitin rectal tube) in gewichtsbezogener Dosis (5 mg bei < 15 kg KG bzw. 10 mg bei > 15 kg KG) appliziert.
- Bei fehlendem Erfolg werden 0,2–0,4 mg/kg KG i. v. injiziert.

Damit wird ein Fieberkrampf meist beendet. Bei fortbestehender Symptomatik liegt häufig eine Epilepsie vor. Es können folgende eskalierende Maßnahmen erforderlich werden:
- Barbiturate wie Thiopental (Trapanal; Dosis 5–7 mg/kg KG) und Hypnotika wie Etomidat (Dosis 0,3 mg/kg KG) oder Propofol (Dosis 1–2 mg/kg KG) sind zur raschen Durchbrechung eines persistierenden Krampfanfalls geeignet. Dagegen erreicht Phenobarbital (Luminal) den maximalen Wirkspiegel im ZNS erst nach 20–60 min.
- Ateminsuffizienz und Aspirationsgefahr können Intubation und Beatmung erforderlich machen.

Differenzialdiagnose

Differenzialdiagnostisch müssen eine Hypoxie, Hypoglykämie oder Hypovolämie (Exsikkose) ausgeschlossen und entsprechend therapiert werden.

Plötzlicher Kindstod

Epidemiologie

Als SIDS (Sudden Infant Death Syndrome) ist der plötzliche Tod eines zuvor gesunden Säuglings definiert. Die endgültige Diagnose kann nur über eine Obduktion gesichert werden.

> Die Inzidenz des SIDS liegt bei 0,5–1 ‰ der Lebendgeborenen mit einem Häufigkeitsgipfel zwischen dem 2. und 4. Lebensmonat; es können jedoch auch jüngere Säuglinge sowie junge Kleinkinder betroffen sein.

Falls ein Säugling einen Atemstillstand überlebt, weil zeitgerecht eine entsprechende Therapie begonnen wurde, wird dies als ALTE (Apparent Life Threatening Event) bezeichnet.

Folgende Faktoren sind mit einer erhöhten Inzidenz von SIDS und ALTE assoziiert (Abb. 2.5.9):
- Bauchlage im Säuglingsalter,
- Rauchen in der Familie,
- anamnestisch SIDS oder ALTE in der Familie,
- Säuglinge, die ein ALTE erlitten haben,
- ehemalige Frühgeborene,
- Drogen- und Nikotinabusus in der Schwangerschaft,
- Überwärmung (Kleidung, Raumtemperatur).

Abb. 2.5.9 SIDS = Sudden Infant Death Syndrome, **ALTE** = Apparent Live Threatening Event

Folgende Faktoren sind mit einer erhöhten Inzidenz von *SIDS* und *ALTE* assoziiert

- Bauchlage im Säuglingsalter
- Rauchen in der Familie
- *SIDS* oder *ALTE* in der Familie
- Säuglinge, die ein *ALTE* erlitten haben
- Ehemalige Frühgeborene
- Drogen- und Nikotin-Abusus in der Schwangerschaft
- Überwärmung des Kindes (Kleidung, Raumtemperatur)

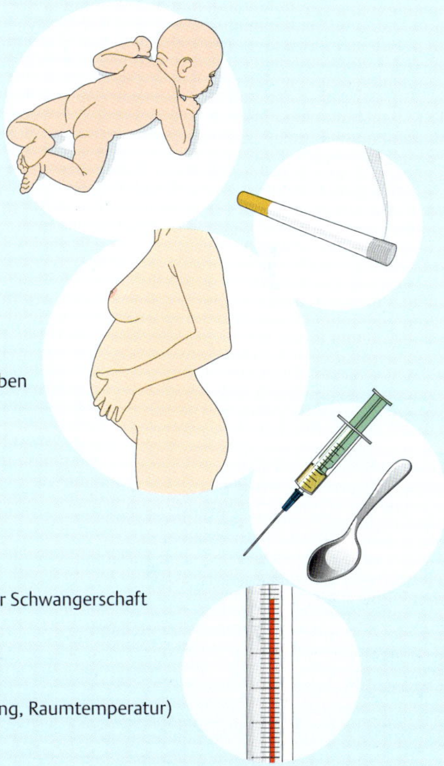

Abb. 2.5.10 Nachsorge bei SIDS

- Notfallseelsorge
- Kriseninterventionsteam
- Selbsthilfegruppe

Pathogenese und Pathophysiologie

Die primäre Apnoe ist das wesentliche pathogenetische Merkmal von ALTE und SIDS.

Die ursächliche Abklärung der Apnoe ist meist nicht möglich. Im Säuglingsalter sind kurze Apnoephasen physiologisch, sofern sie nicht länger als 20 s dauern und nicht mit Zyanose, Hypotonie oder Bradykardie einhergehen. Atemstörungen können auch aufgrund einer ZNS-Erkrankung oder Obstruktion des Respirationstraktes entstehen. Weiter werden Erkrankungen des Herzens – ggf. mit vitalbedrohlicher Rhythmusstörung – sowie Erkrankungen des ZNS und Stoffwechselentgleisungen diskutiert.

Anamnese

Meist wird das bislang gesunde Kind leblos im Bett gefunden. Die Eltern werden von dieser Situation überrascht und haben teilweise schon mit der CPR begonnen.

Symptomatik und Befunde

Beim SIDS findet sich ein bewusstloses Kind mit Atem- und Kreislaufstillstand; meist liegen bereits sichere Todeszeichen (Leichenstarre, Totenflecke) vor. Kinder mit ALTE sind bewusstlos und schlaff und weisen neben einer Apnoe eine Zyanose mit hypoxiebedingter Bradykardie auf. Bei beiden Krankheitsbildern kann eine Aspiration vorliegen.

Therapie

Bei Atem- oder Kreislaufstillstand ohne sichere Todeszeichen ist unverzüglich mit der CPR zu beginnen.

Die Prognose der CPR von Säuglingen mit SIDS ist schlecht, bei ALTE hingegen gut, da hier oft schon einfache Maßnahmen (taktile Reize, Beatmung) ausreichen. Erfolgreich behandelte Kinder werden in notärztlicher Begleitung in eine Kinderklinik transportiert.

Da bei ALTE die Wahrscheinlichkeit eines weiteren Ereignisses erhöht ist, werden die Kinder in Absprache mit den Eltern ggf. mit einem „Heimmonitoring“ nach Hause entlassen. Ein „Heimmonitoring“ der Atem- und Herztätigkeit setzt ein Wiederbelebungstraining der Eltern voraus, damit dem Kind ggf. fachgerecht geholfen werden kann. Weiter sind eine regelmäßige Nachbetreuung des Kindes, eine Auswertung der Alarmsituationen und eine Betreuung der Eltern erforderlich. Häufige Fehlalarme können die Eltern verunsichern.

Besonderheiten

Die CPR im Säuglings- und Kindesalter ist eine außergewöhnlich belastende Einsatzsituation. Zusätzlich wird der Erwartungsdruck der Eltern – bewusst oder unbewusst – auf das Rettungsteam übertragen, das damit einer weiteren emotionalen Belastung ausgesetzt ist.

Bei sicheren Todeszeichen soll grundsätzlich nicht mit der CPR begonnen werden.

Damit wird bei den Eltern die Auslösung von Schuldgefühlen vermieden, die den Tod des Kindes erahnt und keine CPR-Maßnahmen ergriffen haben. Es kann jedoch auch sein, dass die Eltern dieses Vorgehen nicht verstehen und es als Unterlassung empfinden. Dann kann es menschlich geboten sein, mit CPR-Maßnahmen zu beginnen und den Eltern nach einiger Zeit die Erfolglosigkeit zu vermitteln.

Grundsätzlich ist den Eltern eine psychosoziale Unterstützung und Nachbetreuung durch Notfallseelsorger oder ein Kriseninterventionsteam (KIT) usw. anzubieten. Weiterhin sind bundesweit entsprechende Selbsthilfegruppen etabliert (Abb. 2.5.10).

In Abb. 2.5.11 sind die wichtigsten Daten zur Versorgung pädiatrischer Notfälle zusammengestellt.

Weiterführende Literatur

Selbsthilfegruppe GEPS (Gesellschaft zur Erforschung des plötzlichen Kindstodes) e.V., Postfach 1126, D-31501 Wunstorf

Abb. 2.5.11 Pädiatrische Notfallkarte

Endotrachealtubus

Länge oral (cm)	Durchmesser Außen (Charr.)	Durchmesser ID (mm)
22-23	23-34	7,5-8,0
21	30	7,0
21	28	6,5
19	26	6,0
17	24	5,5
15	22	5,0
14	20	4,5
12	18	4,0
12	16	3,5
10	14	3,0

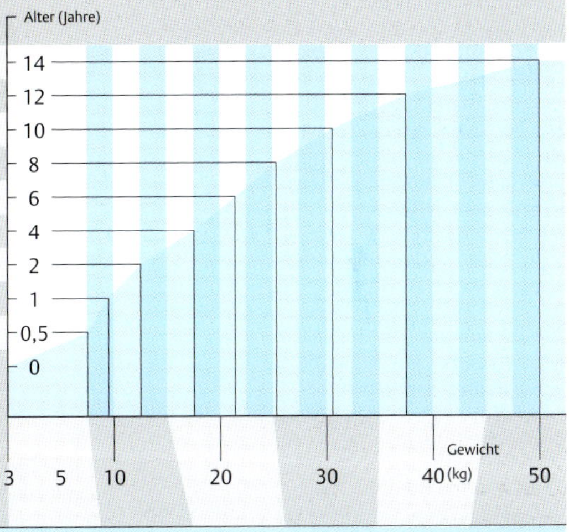

Defibrillation 4 J/kg KG bi-/monophasisch	(J)	20	40	80	120	160	200
Adrenalin i. v. 10 µg/kg KG, endotracheal 100 µg/kg KG	(µg)	50, 500	100, 1000	200, 2000	300, 3000	400, 4000	500, 5000
Amiodaron 5 mg/kg KG i. v.	(mg)	25	50	100	150	200	250
Atropin i. v. 20 µg/kg KG, endotracheal 30 µg/kg KG	(µg)	100, 150	200, 300	400, 600	600, 900	800, 1200	1000, 1500
Natriumhydrogen-carbonat 8,4 % 1–2 mmol/kg KG i. v.	(ml)	5	10	20	30	40	50
Diazepam intravenös/rektal	(mg)	1–2/5	2–5/7,5	2,5– 7,5/10	10/-	10/-	10/-
Volumenersatz kolloidal/kristalloid initial 10–20 ml/kg KG i.v.	(ml)	50– 100	100– 200	200– 400	300– 600	400– 800	500– 1000
Kortikoide z. B. Urbason 2 mg/kg KG i.v.	(mg)	10	20	40	60	80	100
Paracetamol-Supp	(mg)	125	250	500	500– 1000	1000	1000

2.6 Neurologie

Schlaganfall

Definition und Grundlagen

Täglich erleiden etwa 5–6 Menschen pro eine Million Einwohner einen Schlaganfall (apoplektischer Insult, „stroke"), dem verschiedene Ursachen zugrunde liegen können.

Etwa 85 % der Schlaganfälle beruhen auf einem Hirninfarkt mit thrombotisch oder embolisch bedingter zerebraler Ischämie. Dazu zählen

- Thromboembolien der Hirngefäße,
- kardiogene Embolien,
- Vaskulitis (z. B. Arteriits cranialis),
- Hirnvenen- und Sinusthrombose.

In etwa 15 % der Fälle liegt eine nichttraumatische Hirnblutung zugrunde:

- hypertensive Massenblutung,
- intrazerebrales Hämatom,
- SAB,
- venöse Abflussstörung bei Hirnvenen- oder Sinusthrombose.

> Der Schlaganfall ist keine Krankheitseinheit. Eine sichere Differenzierung der Ursache durch eine (prä-)klinische Untersuchung ist nicht möglich.

Symptome

> Die klinische Symptomatik hängt von Lokalisation und Ausmaß der Schädigung ab und ist sehr variabel (Abb. 2.6.1 und 2.6.2).

Typisch sind fokale neurologische Defizite wie Sprach- und Sprechstörung, Hemi- bis Tetraparesen und ggf. Sehstörung und Blickdeviation. Dazu treten häufig eine Vigilanzminderung und weitere Symptome wie Übelkeit, Erbrechen und Menigismus hinzu; bei der SAB der typische Vernichtungs-Kopfschmerz mit oft rascher Minderung der Vigilanz.

> Es ist wichtig, den Symptombeginn ist so gut wie möglich einzugrenzen, weil die differenzierte klinische Therapie des ischämischen Insults mit Lyse oder Stent-Einlage nur in einem bestimmten Zeitfenster Erfolg verspricht.

Therapie

Da eine gezielte Therapie nur nach apparativer Diagnostik (CT, MRT, DSA) – zur Differenzierung von Ischämie und Blutung – möglich ist, beschränkt sich die Notfallversorgung auf die Aufrechterhaltung und Überwachung der Vitalfunktionen. Zur Basisversorgung gehören:

- Überwachung mit EKG-Ableitung, Pulsoxymetrie und Blutdruckmessung,
- Anlage eines periphervenösen Zugangs,
- Sauerstoffzufuhr (mindestens 5 l/min) über Maske oder auch Nasensonde,
- BZ-Kontrolle.

Abb. 2.6.1 Gefäßterritorien der Aa. cerebri anterior, media und posterior
a) Ansicht von lateral und **b**) axiale Schnittebene

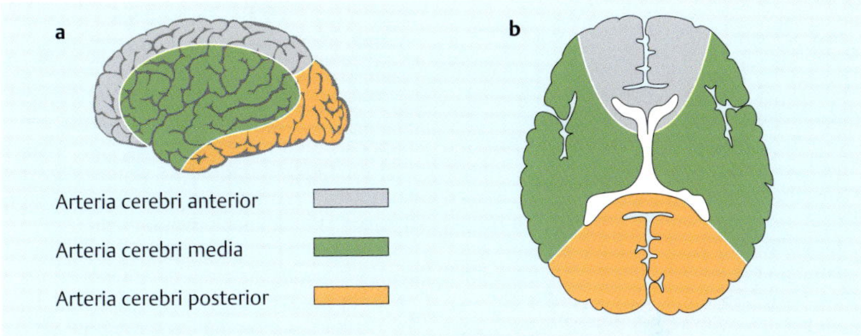

Abb. 2.6.2 Richtungweisende neurologische Ausfälle bei Großhirninfarkten
Die Hirnnerven- und Halbseitensymptomatik manifestiert sich kontralateral zur Läsion

Gefäßregion	neurologische Symptomatik	
A. cerebri anterior	beinbetonte (senso-) motorische Hemiparese 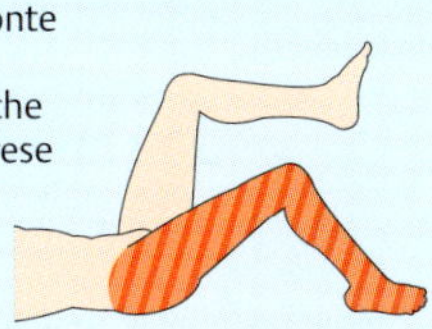	zerebrale Blasenstörung 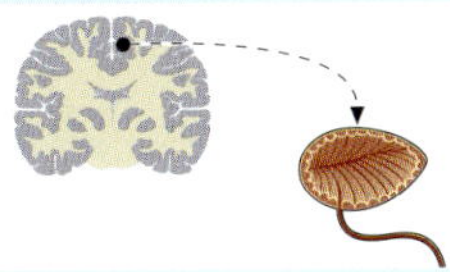
A. cerebri media	brachiofazial betonte (senso-) motorische Hemiparese 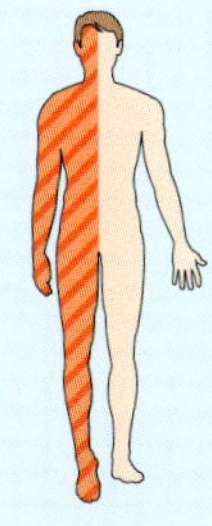	Aphasie (ist die Media-Region der dominanten Hemisphäre betroffen, kommt es zur Aphasie) 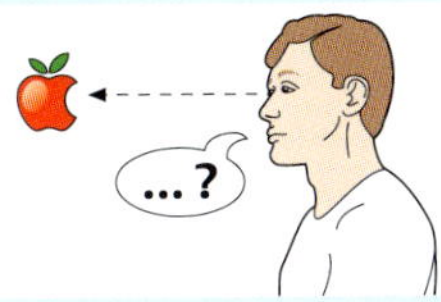
A. cerebri posterior	Hemihypästhesie 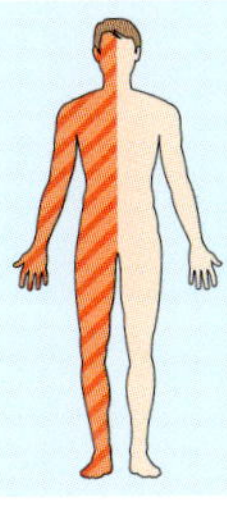	Hemianopsie 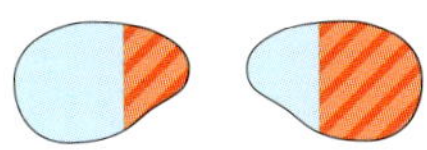

Zur Sicherung der Perfusion der Randareale des Insults, der sog. Penumbra, sind hypertone Werte (SAP bis 220 mmHg, DAP bis 120 mmHg) zu tolerieren und dürfen nicht zu einer medikamentösen Drucksenkung verleiten.

- Bei darüber hinausgehenden Blutdruckwerten und ist darauf zu achten, dass der SAP bei medikamentöser Intervention nicht unter 180 mmHg sinkt.
- Zur Blutdrucksenkung ist Urapidil in titrierenden Dosen von 12,5 mg i. v. geeignet.
- Bei einem SAP < 130 mmHg ist eine Anhebung des Blutdrucks indiziert. Falls die Zufuhr von Kolloiden oder Kristalloiden nicht zum Erfolg führt, wird eine Ampulle mit 2 ml Cafedrin-Theodrenalin (Akrinor) auf 10 ml verdünnt und fraktioniert injiziert, im Einzelfall auch Noradrenalin (Arterenol) in einer Initialdosis von etwa 0,05 µg/kg KG/min infundiert.
- Nach Möglichkeit ist die Vormedikation zu erfassen und eine Rückrufnummer zu notieren.

Wichtig sind die Auswahl einer geeigneten Zielklinik mit CT und Stroke Unit sowie der unverzügliche Transport, um das beim ischämischen Schlaganfall relevante Zeitfenster von etwa 4,5 h – zwischen Symptombeginn und evtl. Lysetherapie oder Stent-Einlage – zu nutzen (Abb. 2.6.3).

Krampfanfall

Definition und Grundlagen

Der Krampfanfall ist eine anfallsartige Funktionsstörung des Gehirns mit exzessiver elektrischer Entladung und unkoordinierter Erregung von Neuronenverbänden. Die Ätiologie ist heterogen und reicht von erblichen Hirnerkrankungen, prä- und perinatalen Hirnschädigungen über Schädel-Hirn-Verletzungen bis zu toxischen, neoplastischen und zerebrovaskulären Ursachen.

Nach Lokalisation und Ausbreitungsmuster werden verschiedene Formen unterschieden (Tab. 2.6.1). Am häufigsten ist der generalisierte tonisch-klonische Grand-Mal-Anfall (Abb. 2.6.4). Häufige Ursache ist ein abrupter Drogen- oder Alkoholentzug.

Ein einzelner Anfall kann zeitlich genau abgegrenzt werden. Bei einer Anfallserie folgen mehrere Anfälle aufeinander, zwischen denen der Patient wieder das Bewusstsein erlangt. Hält ein Grand-Mal-Anfall länger als etwa 5 min an, liegt ein *Status epilepticus* vor.

Symptome des Grand-Mal-Anfalls

Meist geht dem Anfall eine besondere, als *Aura* bezeichnete Empfindung voraus. Der Anfall beginnt meist mit einem tonischen Stadium („Starrwerden"), das in ein klonisches Stadium mit rhythmischen Zuckungen übergeht. Die Augen sind geöffnet, die Pupillen meist weit und lichtstarr. Wegen der begleitenden Asphyxie liegt eine Zyanose vor. Im Anfall ist der Patient durch Sturz und Zungenbiss gefährdet; Einnässen und Einkoten sind typisch.

Nach dem Anfall erschlafft die Muskulatur spontan, die Atmung setzt wieder ein und die Zyanose bessert sich rasch. Der Patient ist meist benommen und desorientiert oder befindet sich in einem postiktalen Dämmerzustand, der mehrere Stunden anhalten kann.

Abb. 2.6.3 Schlaganfall-Algorithmus für den Rettungsdienst

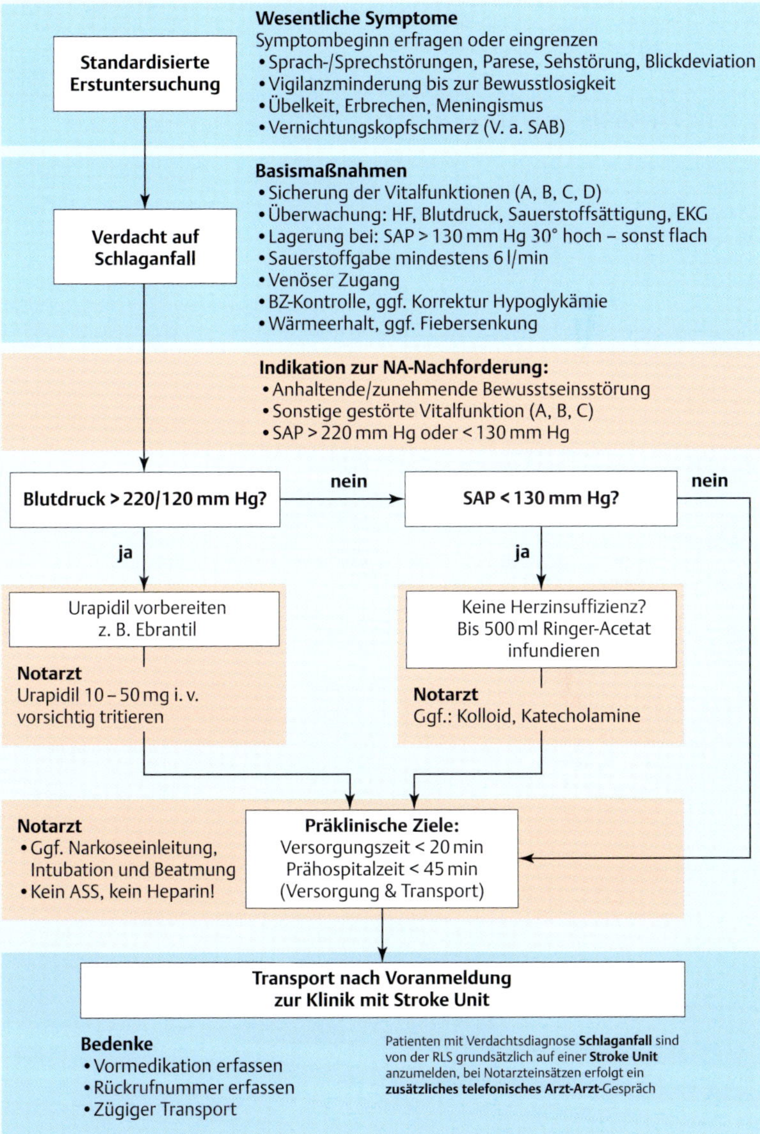

2 Spezielle Notfallmedizin

Therapie

- Stets gilt es, Selbstverletzungen des Patienten zu vermeiden – das Einsetzen eines Beißkeils ist im akuten Anfall jedoch kaum möglich und eher gefährlich.
- Sobald möglich, soll ein venöser Zugang gelegt und sicher fixiert sowie Sauerstoff über Maske oder auch Nasensonde (ca. 5 l/min) zugeführt werden.
- Weiter ist eine BZ-Kontrolle obligat.
- Die „prophylaktische" Gabe von Antikonvulsiva nach dem Anfall ist nutzlos und erschwert die neurologische Beurteilung.

> Sofern bei Eintreffen des Notarztes noch ein Krampfzustand besteht, ist von einem Status epilepticus auszugehen. Dieser ist zwingend zu durchbrechen, um sekundäre zerebrale Schäden durch anhaltende Hypoxie zu vermeiden.

- Mit entsprechender Assistenz ist zunächst zu versuchen, einen venösen Zugang zu schaffen.
- Im Notfalleinsatz ist die Anwendung von *Diazepam* etabliert. Die initiale i. v. Dosis beträgt 0,15 mg/kg KG (RDE 10 mg). Ersatzweise kann *Midazolam* (0,1 mg/kg KG) oder ein sonstiges Benzodiazepin verwendet werden.
- Falls der Status nach einmalig wiederholter Benzodiazepin-Zufuhr nicht sistiert, wird er mit *Thiopental* (5–7 mg/kg KG; RDE 500 mg) oder *Etomidat* (0,2–0,3 mg/kg KG; RDE 20 mg) behandelt.
- Ateminsuffizienz und Aspirationsgefahr können Intubation und Beatmung erforderlich machen.

> Nach einer evtl. Intubation darf der Patient nicht relaxiert werden, damit eine anhaltende Krampfaktivität erkannt und behandelt werden kann.

Diazepam und Midazolam können auch i. m. und rektal zugeführt werden; Midazolam auch nasal. Der Einsatz von Phenytoin ist in der Notfallmedizin wegen seiner trägen Pharmakodynamik nicht sinnvoll.

Grundsätzlich ist jeder Patient nach einem Krampfanfall zur neurologischen Abklärung in eine Klinik zu transportieren, dies insbesondere bei erstmaligem Anfall. Im Einzelfall kann bei Patienten mit bekannter Epilepsie und plausiblem Grund für den Anfall (z. B. unterbrochene Medikation) darauf verzichtet werden, sofern sie neurologisch unauffällig und häuslich versorgt sind.

Tab. 2.6.1 Internationale Klassifikation epileptischer Anfälle der Liga gegen Epilepsie

I. Partielle Anfälle (Anfälle fokalen Ursprungs)

A. Einfache partielle Anfälle (Bewusstsein nicht gestört)

1. mit motorischen Symptomen, z. B. Jackson-Anfälle
2. mit somatosensorischen oder spezifischen sensorischen Symptomen (visuelle oder akustische Halluzinationen, Parästhesien)
3. mit autonomen Symptomen (Erbrechen, Übelkeit, Blässe, Schwitzen, Erröten)
4. mit psychischen Symptomen (kognitive und affektive Symptome)

B. Komplexe partielle Anfälle (mit Störung des Bewusstseins)

1. Beginn als einfach partieller Anfall, gefolgt von einer Störung des Bewusstseins
2. mit einer Bewusstseinsstörung zu Beginn

C. Partielle Anfälle, die sich sekundär zu generalisierten Anfällen, z. B. tonisch-klonischen Anfällen (Grand Mal) entwickeln

II. Generalisierte Anfälle

A. Absencen

1. Typische Absencen
2. Atypische Absencen

B. Myoklonische Anfälle
C. Klonische Anfälle
D. Tonische Anfälle
E. Tonisch-klonische Anfälle (primärer Grand Mal)
F. Atonische Anfälle

III. Unklassifizierbare epileptische Anfälle

Abb. 2.6.4 Typischer Verlauf eines Grand Mal-Anfalls

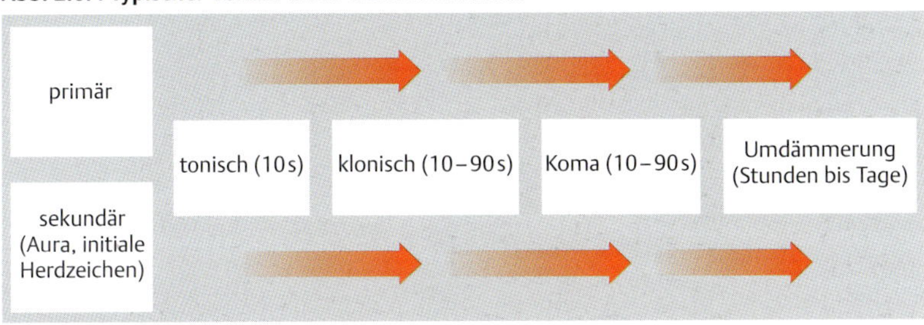

2.7 Psychiatrie

Psychotische Störungen

Definition und Grundlagen

> Der Begriff „psychotische Störung" umfasst eine Gruppe schwerer psychischer Störungen, die mit einem zeitweiligen weitgehenden Verlust des Realitätsbezugs sowie Bewusstseinsveränderungen einhergehen.

In der Notfallsituation (Abb. 2.7.1) werden die psychotischen Störungen anhand ihrer Symptomatik eingeteilt, wobei regelhaft fließende Übergänge vorkommen. Dazu zählen:

- Erregungszustände,
- Verwirrtheitszustände,
- Bewusstseinsveränderungen,
- Reglosigkeit,
- Suizidalität.

Erregungszustände

Symptome und Ursachen

Erregungszustände beruhen häufig auf organischen Ursachen wie einer Intoxikation mit oder dem Entzug von Alkohol, Drogen oder Medikamenten; darüber hinaus auf Hypoglykämien, Schilddrüsenerkrankungen, Hirntumoren oder Subduralhämatomen. Weiter kann es bei zahlreichen psychiatrischen Erkrankungen wie Depression, Manie oder endogener Psychose zu einem Erregungszustand kommen.

Kennzeichnend sind Störungen des Antriebs und der Psychomotorik. Mimik und Gestik drücken die Gespanntheit des Patienten aus; häufig treten motorische Unruhe, Enthemmung mit Kontrollverlust, Misstrauen und Dysphorie auf, die sich ggf. in Gewalttätigkeiten und Zerstörungswut äußern.

> Der Patient ist durch suizidales Verhalten, Desorientierung und zielloses Herumirren gefährdet; andere Personen ggf. durch begleitende Aggressivität.

Therapie

> Im Vordergrund stehen menschliche Zuwendung – unter Beachtung der Eigensicherung – und das beruhigende Gespräch („talk down"). Bei Eigen- und Fremdgefährdung muss frühzeitig die Polizei hinzugezogen werden.

Konfrontatives Verhalten ist zu vermeiden. Führt das Gespräch nicht zum Erfolg, kann eine medikamentöse Therapie erforderlich werden:

- Akute Angstzustände oder „Horrortrips" werden mit Benzodiazepinen (z. B. Midazolam; RDE 5–10 mg i. v.) behandelt.
- Bei vorherrschender psychomotorischer Unruhe werden Neuroleptika wie das niedrigpotente Promethazin (z. B. Atosil; RDE 50 mg i. v.) verabreicht.
- Vor allem bei Alkohol-Entzugssymptomatik wirkt Clonidin (Paracefan; fraktionierte Gabe von 0,15–0,3 mg i. v. oder als Kurzinfusion) vegetativ dämpfend und senkt Blutdruck und Herzfrequenz.
- Trotz rascher Besserung der Symptomatik treten häufig Rezidive auf; meist ist daher eine stationäre Weiterbehandlung erforderlich.

Verwirrtheitszustände

Symptome und Ursachen

Hier liegt bei klarem Bewusstsein eine formale Denkstörung vor. Das Denken ist zerfahren, logische Gedankengänge sind zerrissen, und der Patient weist Gedächtnis- und Konzentrationsschwächen auf. Weitere Zeichen dieser psychotischen Störung können Ich-Störungen mit Gedankeneingebung und -beeinflussung, Wahnerleben und Halluzinationen sein. Es können vielfältige organische Erkrankungen wie metabolische Entgleisungen, Dehydratation, (hohes) Fieber, Epilepsie oder Demenz zugrunde liegen. Häufig ist der Krankheitsverlauf nur durch Fremdanamnese zu erheben.

Abb. 2.7.1 Patient und Arzt im Spannungsfeld psychiatrischer Erkrankungen

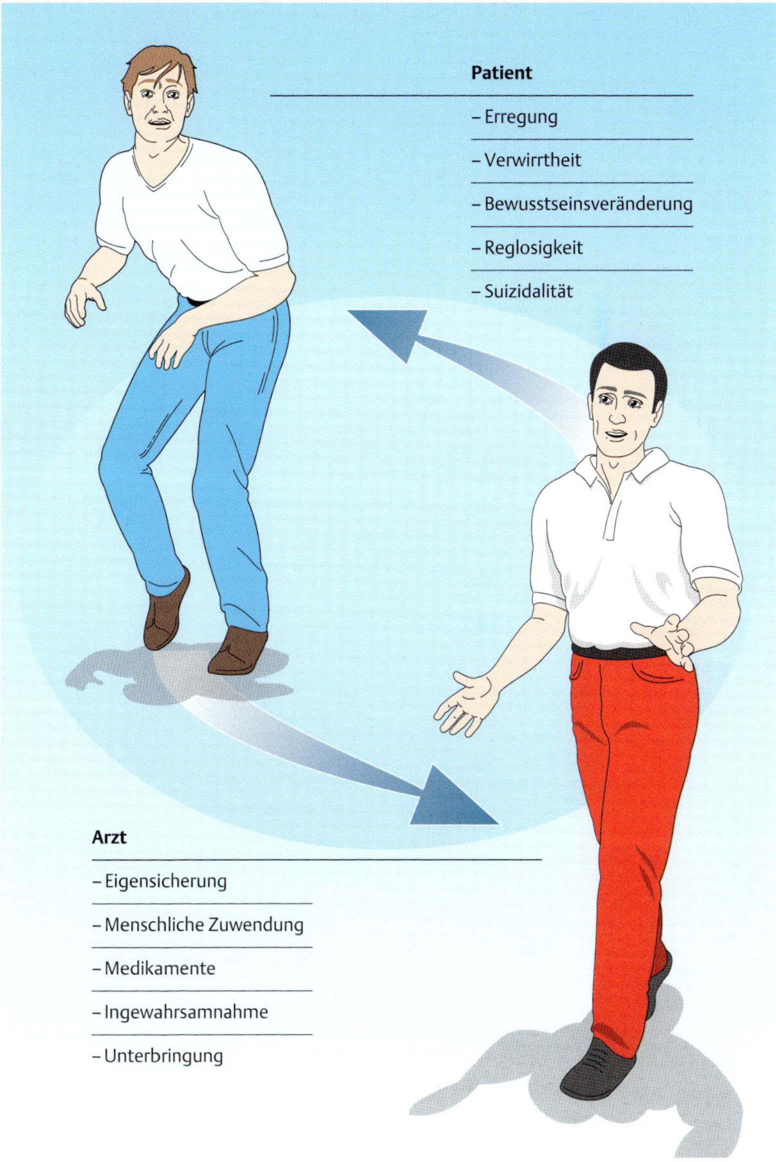

Therapie

> Da eine Kommunikation fast immer unmöglich ist und der Patient die psychotische Symptomatik häufig als quälend und beängstigend empfindet, ist regelmäßig eine medikamentöse Therapie indiziert.

- Bei überwiegender psychotischer Komponente ist ein hochpotentes Neuroleptikum wie Haloperidol (z. B. Haldol; RDE 5–10 mg i. v.) indiziert.
- Steht die Angst im Vordergrund, ist auch hier ein Benzodiazepin (z. B. Midazolam; RDE 5–10 mg i. v.) Mittel der Wahl.
- Grundsätzlich ist eine stationäre Weiterbehandlung erforderlich.

Bewusstseinsveränderungen

Symptome und Ursachen

Eine ältere Bezeichnung für diese Störung ist „Delir". Es liegt eine Bewusstseinsstörung mit wechselnden Ausprägungsgraden (von somnolent bis komatös) vor, die meist akut auftritt und durch Beeinträchtigung der kognitiven Fähigkeiten und der Gedächtnisleistung sowie Desorientiertheit gekennzeichnet ist. Begleitend treten auch (hauptsächlich optische) Halluzinationen, illusionäre Verkennungen und Wahnvorstellungen auf.

Endogene Psychosen als Ursache sind sehr selten, meist liegt eine somatische Erkrankung vor. Dazu zählen:

- Hirnerkrankungen wie Epilepsie, SHT, Tumoren oder entzündliche Prozesse,
- metabolische Störungen wie Hyperthyreose, Hypophyseninsuffizienz oder Diabetes mellitus,
- (Drogen-) Intoxikationen und Entzugssyndrome,
- extrazerebrale Erkrankungen wie Exsikkose, Infektionen oder Sauerstoffmangel.

Therapie

Im Vordergrund stehen die Sicherung der Vitalfunktionen und die anschließende stationäre Behandlung der Grunderkrankung.

Reglosigkeit

Symptome und Ursachen

Die Reglosigkeit darf nicht mit einer Bewusstseinstrübung verwechselt werden und entwickelt sich meist über einen längeren Zeitraum. Im Vordergrund stehen eine Kontakt- und Kommunikationsunfähigkeit sowie eine ausgeprägte Störung der Psychomotorik bis hin zu Starre (Akinese) und Sprachlosigkeit (Mutismus). Meist hat der Patient die Augen geöffnet und zeigt gelegentlich unwillkürliche Spontanbewegungen oder automatische Handlungen. Aus der Reglosigkeit heraus sind zu jeder Zeit plötzliche Erregungszustände möglich. Durch verminderte Impulskontrolle besteht Suizidgefahr.

Ursachen sind sowohl psychiatrische als auch zahlreiche somatische Erkrankungen.

Therapie und Differenzialdiagnose

> Präklinisch steht zunächst eine adäquate Flüssigkeitssubstitution im Vordergrund, da die Patienten häufig erst nach längerer Nahrungs- und Flüssigkeitskarenz auffällig werden. Es ist eine stationäre Behandlung erforderlich.

Differenzialdiagnostisch ist insbesondere das *Maligne Neuroleptische Syndrom* abzugrenzen, das als seltene Nebenwirkung einer Dauertherapie mit Neuroleptika auftritt und – wegen seiner der Reglosigkeit ähnlichen Symptomatik – leicht verkannt wird. Wichtige Hinweise sind hohes Fieber, starker Rigor und Hypersalivation; das Krankheitsbild muss intensivmedizinisch behandelt werden.

Suizidalität

> Bei angedrohtem oder versuchtem Suizid ist zunächst der Grad der Gefährdung einzuschätzen.

Dazu sind die Suizidgedanken des Patienten offen anzusprechen; es darf nicht ausweichend reagiert werden. Oft bagatellisiert der Patient die Situation. Hinweise Dritter können helfen, die Situation richtig einzuschätzen. Wichtige Kriterien zur Einschätzung der Suizidalität sind:

- Anamnestische Suizidversuche/-gedanken,
- aktive Suizidgedanken oder konkrete Planung,
- autoagressives Verhalten,
- depressive Symptomatik und psychiatrische Vorerkrankungen,
- aktuelle Verlusterlebnisse,
- ungelöste Konfliktsituationen.

Therapie

> Die wichtigste Erstmaßnahme ist das Gespräch in ruhiger Atmosphäre, um ein Vertrauensverhältnis aufzubauen.

Das Aufzeigen von Lösungsmöglichkeiten ist hilfreich. Um eine eingehende psychiatrische Untersuchung nicht zu erschweren oder zu verzögern, soll möglichst auf eine medikamentöse Therapie verzichtet werden.

- Bei starker Erregung und Unruhe kann der Einsatz von niedrigpotenten Neuroleptika wie Promethazin (Atosil; RDE 50 mg i. v.) erwogen werden.
- Benzodiazepine sind wegen der möglichen Enthemmung suizidaler Impulse zu vermeiden.
- Es ist stets eine lückenlose Überwachung und Aufnahme in einer psychiatrischen Fachabteilung notwendig; dies auch im direkten Anschluss an eine evtl. notwendige chirurgische Versorgung.

Rechtliche Aspekte

> Bei Gefährdung von Leben und Gesundheit sind Dritte zur Hilfeleistung verpflichtet. Hier greifen zunächst die Rechtsbegriffe „rechtfertigender Notstand" und „Geschäftsführung ohne Auftrag".

Zwangsmaßnahmen gegen den erklärten Willen des Patienten sind möglich, wenn Gefahr im Verzug ist und die Verhältnismäßigkeit gewahrt bleibt. Neben der *polizeilichen Ingewahrsamnahme* erfolgt eine notwendige Klinikeinweisung – auch ohne richterlichen Beschluss – auf der Grundlage der länderspezifischen Unterbringungsgesetze. Der Patient wird in eine geeignete psychiatrische Klinik eingewiesen; die Polizei ist zur Amtshilfe verpflichtet.

Länderübergreifend müssen folgende Voraussetzungen für eine Zwangseinweisung erfüllt sein:

- erhebliche Eigen- oder Fremdgefährdung,
- schwere psychische Erkrankung,
- eine Abwendung der Gefahr ist anders nicht zu erreichen,
- die Unterbringung erfolgt gegen den Willen des Patienten.

Die an der Durchführung beteiligten Instanzen variieren je nach Region. Es ist sinnvoll, die spezielle Vorgehensweise schriftlich zu fixieren und den Beteiligten zur Kenntnis zu bringen.

2.8 Notfälle sonstiger Disziplinen

Urologie

Urolithiasis

Grundlagen

Nierensteine, die sich aus dem Nierenbecken lösen, führen regelmäßig zu einer schmerzhaften Kontraktion der glatten Muskulatur und ggf. zur Obstruktion der ableitenden Harnwege.

Anamnese und Befund

Charakteristisch ist der plötzlich einsetzende einseitige starke Flankenschmerz. In Abhängigkeit von der Position des Konkrements kann der oft stechende und ziehende Schmerz in die Wirbelsäule oder die gleichseitige Leistenregion ausstrahlen (Abb. 2.8.1). Das betroffene Nierenlager ist klopfschmerzhaft; weiter können eine Hämaturie sowie ggf. Übelkeit und Erbrechen vorliegen. Typischerweise findet der von einer Nierenkolik geplagte Patient keine entspannende oder schmerzärmere Position, da der Schmerz nicht über eine peritoneale Reizung vermittelt wird.

Therapie

> Im Vordergrund steht die rasche Schmerzbeseitigung.

- Mittel der Wahl ist Metamizol (Novalgin), das nicht nur analgetisch, sondern auch spasmolytisch wirkt. Bei Kolikschmerz werden bis 30 mg/kg KG (2,5 g) als Kurzinfusion appliziert.
- Bei anhaltenden Schmerzen wird – trotz der diskutierten „spasmogenen“ Wirkung – zusätzlich Morphin (RDE 4–8 mg i. v.) injiziert.
- Auch bei erfolgreicher Schmerztherapie ist der Patient einer urologischen Fachdiagnostik zum Ausschluss einer Stauungsniere usw. zuzuführen.

Akuter Harnverhalt

Grundlagen

Dem Harnverhalt – einem Unvermögen, die gefüllte Blase zu entleeren – liegt meist eine infravesikale Obstruktion (z. B. Prostatavergrößerung) oder eine neurogene Blasenfunktionsstörung zugrunde.

Anamnese und Befunde

Die gefüllte Blase verursacht einen starken Unterbauchschmerz und quälenden Harndrang. Sie ist auch bei adipösen Patienten als druckschmerzhafte, prall-elastische Raumforderung über der Symphyse zu tasten.

Therapie

> Therapie der Wahl ist die rasche Entlastung der Harnblase durch vorsichtige Platzierung eines transurethralen Katheters (Abb. 2.8.2).

Ist auch ein dünnlumiger Katheter (z. B. 12 Ch.) nicht problemlos zu platzieren, muss umgehend eine urologische Fachdiagnostik veranlasst werden.

Orthopädie

Lumbago, Ischiassyndrom und Bandscheibenvorfall

Definition und Grundlagen

Lumbosakrale und zervikale Bandscheibenvorfälle sind die häufigsten Ursachen für spinale Wurzelkompressionssyndrome, die durch Schmerzen und Sensibilitätsstörungen gekennzeichnet sind.

- Als *Lumbago* wird der meist akut einsetzende stechende Kreuzschmerz – ohne Irritation der Ischiaswurzeln – bezeichnet („Hexenschuss“). Sie tritt oft als Vorläufer eines Ischiassyndroms auf.
- Das *Ischiassyndrom* ist ein lumbosakrales Wurzelreizsyndrom mit Schmerzen und neurologischen Ausfällen im Gebiet des N. ischiadicus. Häufigster Auslöser ist ein Bandscheibenvorfall.
- *Zervikale Bandscheibenvorfälle* treten meist zwischen dem 5. und 6. sowie 6. und 7. Halswirbel auf; *lumbale Bandscheibenvorfälle* zwischen dem 4. und 5. Lendenwirbel sowie dem 5. Lenden- und 1. Sakralwirbel. *Thorakale Bandscheibenvorfälle* sind selten.

Abb. 2.8.1 Schmerzausstrahlung bei Nieren- und Harnleitererkrankungen

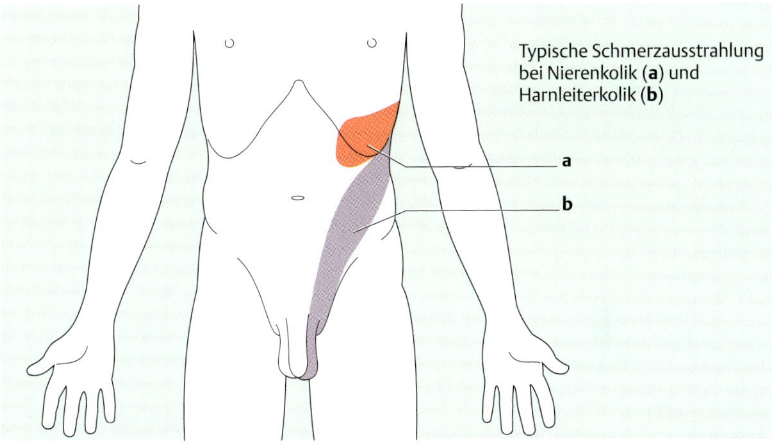

Abb. 2.8.2 Transurethrale Katheteranlage

- ▷ Patient in Rückenlage, eine Hilfsperson reicht an (Frauen ggf. Fersen zusammenstellen und Knie nach außen lagern)
- ▷ Steriles Lochtuch über Harnröhrenöffnung platzieren
- ▷ Mit sterilem Handschuh Glans penis bzw. Vestibulum vaginae 3x mit sterilem Tupfer und Desinfektionsmittel von innen nach außen mit der linken Hand desinfizieren
- ▷ Bei Männern mit der linken Hand (ab jetzt unsteril) den Penis hochhalten und 10 ml steriles Gleitmittel mit Lokalanästhetikum einbringen
- ▷ Bei Frauen werden mit der linken Hand (ab jetzt unsteril) die Schamlippen gespreizt
- ▷ Mit der sterilen rechten Hand (ggf. mit Pinzette) wird der Katheter vorsichtig und gewaltfrei eingeführt
- ▷ Bei Männern Einführung bis zum Ventil
- ▷ Bei Frauen ca. 10–15 cm tief einführen
- ▷ Blockung mit 10 ml NaCl
- ▷ Vorsichtiges Zurückziehen des Katheters bis zum Blasenhals
- ▷ Sollte (vor allem beim Mann) der erste Versuch fehlschlagen, kann ein zweiter Versuch mit einem dünneren Katheter durchgeführt werden; lässt sich auch dieser Katheter nicht einführen, ist ohne weitere Manipulation ein Urologe zu konsultieren

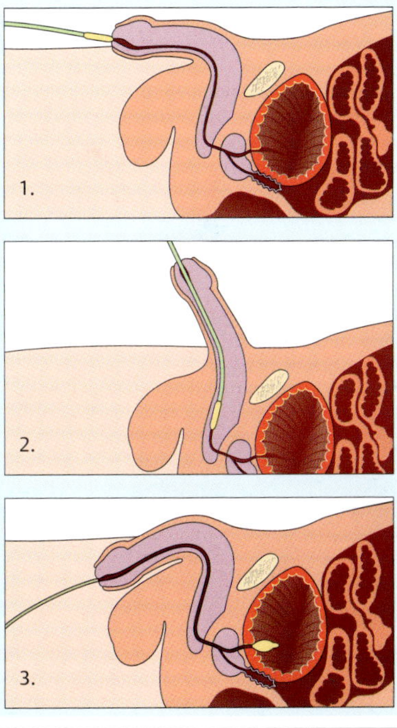

Symptome

Führend sind intensive Nacken- oder Kreuzschmerzen, die häufig in die Extremitäten ausstrahlen (Abb. 2.8.3 und 2.8.4). Husten und Pressen verstärken den Schmerz. Bei Wurzelkompression kommt es auch zu Paresen und bei tiefer Rückenmark- bzw. Kaudaläsion zusätzlich zu Miktionsstörungen. Durch Anspannung und Verkrampfung der Rückenmuskulatur kann es zur Subluxation der Zwischenwirbelgelenke kommen, die den Schmerz lokal verstärkt.

Therapie

Im Vordergrund steht die Analgesie mit Metamizol (Novalgin), das in einer Dosis von bis 30 mg/kg KG als Kurzinfusion gegeben wird. Bei ausbleibender Besserung ist zusätzlich Morphin (RDE 4–8 mg i. v.) indiziert.

> Bei Zeichen der Wurzelkompression (z. B. Fußheberschwäche) oder eines Kaudasyndroms mit Miktionsstörungen ist die unverzügliche stationäre Abklärung erforderlich.

Der Transport erfolgt schonend, z. B. auf einer Vakuummatratze. Bei zervikaler Symptomatik ist ein HWS-Stützverband erforderlich.

Augenheilkunde

Perforierende Augenverletzung

Grundlagen

Häufige Ursachen einer perforierenden Verletzung von Kornea oder Sklera mit Eröffnung des Bulbus sind Unfälle mit Glasbruch (z. B. Fensterglas) und handwerkliche Tätigkeiten ohne Augenschutz (z. B. Holz- oder Metallteile).

> Bei Polytraumen werden begleitende Augenverletzungen oder belassene Kontaktlinsen häufig übersehen. Bei jedem bewusstlosen Patienten ist daher eine sorgfältige Inspektion der Augen erforderlich.

Symptome

Neben Schmerzen und eingeschränkter Sehfähigkeit finden sich häufig verformte Pupillen und gequollene Linsen sowie ggf. ein Irisvorfall.

Therapie

- In den Bulbus eingedrungene Fremdkörper sind grundsätzlich zu belassen und ggf. abzupolstern.
- Das Auge wird steril verbunden.
- Prolabierte Augenanteile (z. B. die Iris) dürfen nicht reponiert werden.

> Schon bei Verdacht auf eine perforierende Augenverletzung ist eine augenärztliche Untersuchung erforderlich. Auch Lidverletzungen sind wegen möglicher Begleitverletzungen (Tränenwege usw.) grundsätzlich augenärztlich zu versorgen.

Glaukomanfall

Symptome

Bei den Patienten ist der Augeninnendruck infolge einer Abflussbehinderung des Kammerwassers erhöht. Eine plötzliche zusätzliche Druckerhöhung führt dann zu starken, frontal betonten Kopfschmerzen mit Übelkeit und Erbrechen. Typischerweise ist die Konjuktiva des betroffenen Auges gefäßinjiziert; es kann ein Hornhautödem und eine lichtstarre Pupille vorliegen. Im Seitenvergleich ist der betroffene Bulbus palpatorisch steinhart.

Therapie

- Präklinisch sind die Patienten analgetisch mit Metamizol (Novalgin; RDE 500–1000 mg i. v.) zu versorgen – im Einzelfall zusätzlich mit Morphin (RDE 4–8 mg i. v.).
- Der Augeninnendruck kann durch Gabe von 500 mg Acetazolamid (Diamox) i. v. gesenkt werden.
- Die Patienten müssen unverzüglich augenärztlich versorgt werden.

Abb. 2.8.3 Radikuläre Syndrome mit Sensibilitäts- und Motilitätsstörungen sowie Reflexdifferenzen an den unteren Extremitäten

PSR=Patellarsehnenreflex; TPR =Tibialis-posterior-Reflex; ASR=Achillessehnenreflex

Syndrom	L3	L4
Parese	Mm. quadriceps femoris und iliopsoas	Mm. quadriceps und tibialis anterior
Reflexverlust	PSR	PSR
Dermatom	Vom Trochanter major über den Oberschenkel nach medial bis zum Knie	Über die Hüfte und den lateralen Oberschenkel zum medialen Knöchel

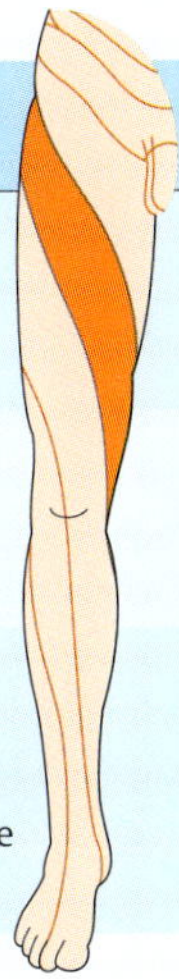

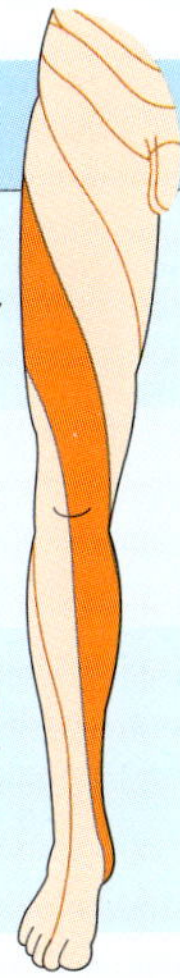

Syndrom	L5	S1
Parese	Mm. extensor hallucis longus und extensor digitorum brevis	Mm. peronei, triceps surae und gluteus maximus
Reflexverlust	TPR	ASR
Dermatom	Vom Oberschenkel zum Kniegelenk lateral, entlang der Schienbeinkante über die Dorsalseite des Fußes bis zur Großzehe und folgenden Zehe	Hinterseite von Ober- und Unterschenkel zum äußeren Knöchel und Fußrand, Kleinzehenbereich und laterale Fußsohle

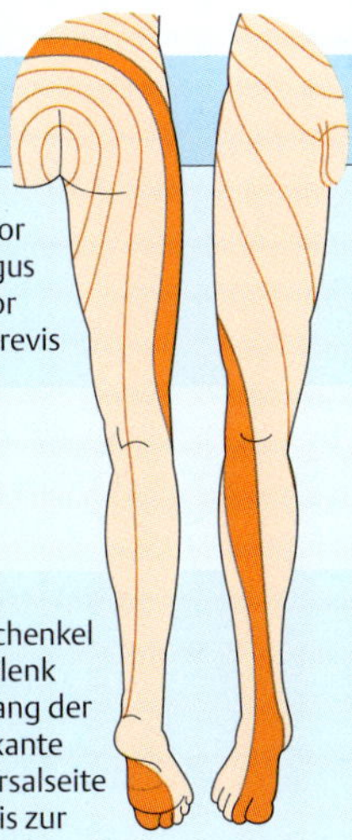

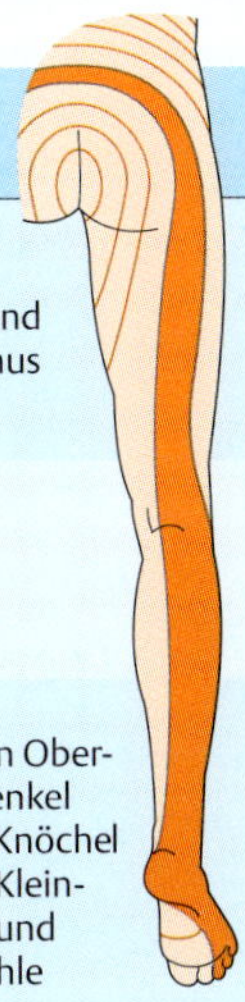

HNO-Heilkunde und Mund-Kiefer-Gesichtschirurgie

Perorale Blutung

Grundlagen

> Präklinisch ist die genaue Lokalisation der Blutungsquelle oft unmöglich. Der Blutverlust wird häufig unterschätzt, weil ein großer Teil verschluckt wird.

Die häufigsten Ursachen sind Traumen sowie Tumoren des Pharynx und Larynx.

Symptome

Neben der Blutung klagen die Patienten – vor allem bei Tumorerkrankung – häufig über Atemnot.

Therapie

- Neben der Basisüberwachung (engmaschige Blutdruckmessung, EKG-Ableitung, Pulsoxymetrie) sind zwei leistungsfähige venöse Zugänge anzulegen und Sauerstoff (10 l/min) – in diesem Fall über Sonde oder Brille – zuzuführen.
- Eine evtl. Schockbekämpfung erfolgt mit kolloidalen und kristalloiden Lösungen (1.5 Schock und Schockbekämpfung).
- Bei bedrohlicher respiratorischer Insuffizienz wird die endotracheale Intubation nach Blitzeinleitung erforderlich, ggf. auch ein Alternativverfahren der Atemwegssicherung (Atemwegssicherung und Beatmung).
- Nach Sicherung des Atemwegs kann eine Tamponade der Blutung versucht werden.

Abszesse im Hals- und Gesichtsbereich

Grundlagen

Meist handelt es sich um einen perimandibulären Abszess; weiter kommen peritonsilläre sowie sonstige Abszedierungen vor.

Symptome

> Wegen der ausgeprägten sensiblen Innervation sind Entzündungen im Hals- und Gesichtsbereich sehr schmerzhaft.

Daneben bestehen lokale Entzündungszeichen wie Rötung und Schwellung sowie ggf. eine Kieferklemme und Schluckstörung. Atemnot und Stridor sind selten.

Therapie

- Neben der Basisüberwachung und -therapie steht die Analgesie mit Metamizol (Novalgin; RDE 500–1000 mg i. v.; ggf. bis 30 mg/kg KG als Kurzinfusion) im Vordergrund.
- Der Patient ist unverzüglich in HNO-ärztliche Behandlung zu transportieren.

Nasenbluten – Epistaxis

Symptome

Ein schweres oder lang anhaltendes Nasenbluten tritt häufig bei arterieller Hypertonie auf und kann zu einem erheblichen Blutverlust mit hämorrhagischem Schock führen.

Therapie

- Neben der Basisüberwachung und -therapie ist zunächst die Senkung eines erhöhten Blutdrucks mit *Glyceroltrinitrat* (2 Hübe zu je 0,4 mg sublingual) sowie ggf. *Urapidil* (12,5–50 mg titrierend i. v.) erforderlich.
- Die eigentliche Blutung kann durch Mullbinden oder Einführen und Blocken eines Ballonkatheters tamponiert werden.
- Danach sind die Patienten unverzüglich HNO-ärztlich zu versorgen.

Abb. 2.8.4 Radikuläre Syndrome mit Sensibilitäts- und Motilitätsstörungen sowie Reflexdifferenzen an den oberen Extremitäten

BSR=Bizepssehnenreflex; TSR=Trizepssehnenreflex

Syndrom	C5	C6
Parese	Mm. deltoideus und biceps	Mm. biceps und brachioradialis
Reflexverlust	BSR	BSR
Dermatom	Schulter und lateraler Oberarm	Distaler lateraler Oberarm, radialer Unterarm, Daumen und Zeigefinger radial

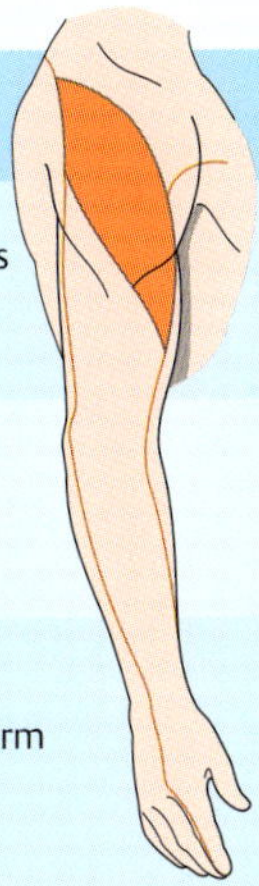

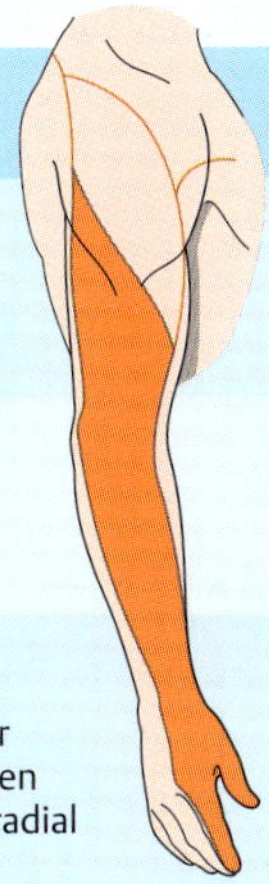

Syndrom	C7	C8
Parese	Mm. triceps, pronator teres, pectoralis major	Kleine Handmuskeln
Reflexverlust	TSR	TSR
Dermatom	Schulter und lateraler Oberarm	Dorsaler Unterarm, Ring- und Kleinfinger

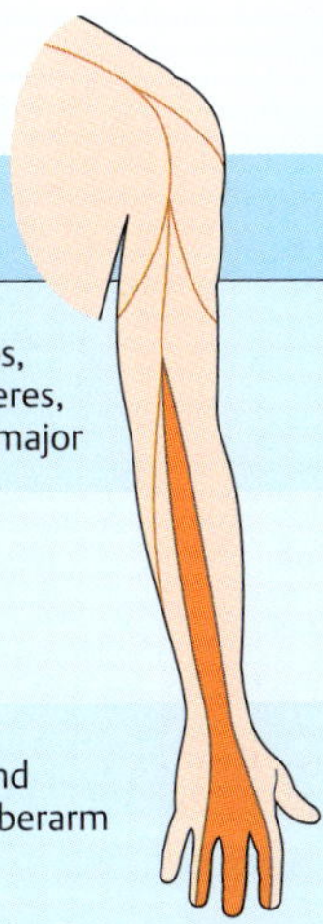

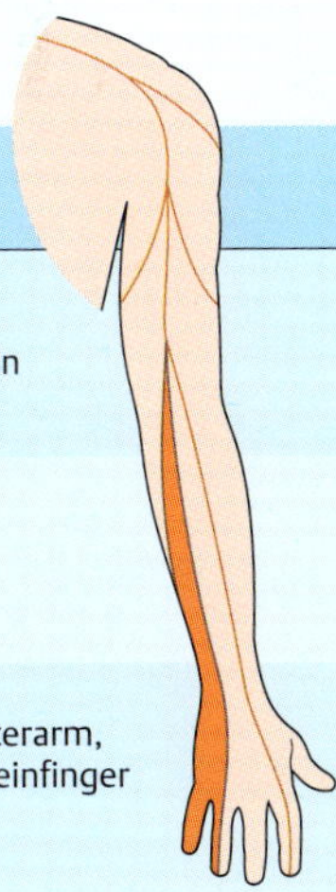

2.9 Besondere Notfallsituationen

Intoxikationen

Grundlagen

Vergiftungen sind häufige Ursachen einer nichttraumatischen Bewusstseinsstörung. Oft handelt es sich um einen Suizidversuch mit Medikamenten wie Benzodiazepinen, Antidepressiva oder Neuroleptika, die häufig zusammen mit Alkohol eingenommen werden. Die Zufuhr erfolgt überwiegend oral. Kinder vergiften sich meist akzidentiell; vielfach handelt es sich um sogenannte Publikumsmittel wie Haushaltsreiniger. Grundsätzlich ist aber auch an ein Fremdverschulden zu denken.

Schwere und Verlauf einer Vergiftung hängen ab von der Konstitution des Patienten und von folgenden Eigenschaften der toxischen Substanz:

- Art,
- Menge,
- Applikation,
- Kombination,
- Interaktion.

Symptome

> Eine schwere Intoxikation ist fast immer mit einer Bewusstseinstrübung oder Bewusstlosigkeit verbunden. Daher ist bei jeder unklaren Bewusstseinsstörung differenzialdiagnostisch eine Intoxikation zu erwägen.

Einerseits gibt es kaum vergiftungstypische Leitsymptome, andererseits kann fast jedes Symptom auch durch eine Intoxikation verursacht werden. Für einige Substanzgruppen finden sich allerdings typische Befundkonstellationen (Tab. 2.9.1).

> Wegweisend sind eigen- oder fremdanamnestische Hinweise in Kombination mit der Auffindesituation (Umfeld, Abschiedsbrief, Drogenutensilien, leere Medikamentenpackungen usw.).

Therapie

Allgemeines

> Wegen der Vielfalt der potenziellen Giftstoffe ist präklinisch regelmäßig nur eine symptomatische Behandlung möglich – allerdings sind auch die stationären Therapieoptionen häufig begrenzt.

Die „5er-Regel" dient als Richtschnur für das therapeutische Vorgehen (Tab. 2.9.2). Stets ist auf ausreichenden Eigenschutz zu achten.

1. Sicherung der Vitalfunktionen

- Bewusstsein (GCS, Pupillenreaktion), Atmung und Kreislauf prüfen und überwachen.
- Anlage eines weitlumigen peripheren Venenzugangs.
- BZ-Kontrolle.
- Bei GCS anhaltend < 9 oder nicht sicheren Schutzreflexen grundsätzlich Atemwegssicherung durch Intubation.
- Situationsabhängig symptomatische Kreislauftherapie.

2. Giftelimination

- Die Verhinderung der weiteren Giftaufnahme ist die nächstwichtige Maßnahme.
- Dazu zählen Augenspülung, Entfernung kontaminierter Kleidungsstücke, Abwaschen der Haut und Verdünnungstherapie.

> Magenspülung und provoziertes Erbrechen sind wegen der Gefahr der Aspiration und auch Magenperforation risikoreich. Sie sind präklinisch regelmäßig nicht indiziert und allenfalls im Einzelfall unter Beachtung der vermuteten Substanz und des Zeitfensters zu erwägen.

- Zur Giftabsorption und Resorptionsverminderung ist die Gabe von medizinischer Kohle (z. B. Ultracarbon Granulat 1 g/kg KG aufgeschwemmt über Magensonde oder per os) in Kombination mit einem salinischen Laxans (z. B. Glaubersalz 15 g) geeignet.
- Eine sekundäre Giftelimination durch forcierte Diurese (z. B. 1000 ml 0,9 % NaCl mit 40 mg Furosemid über 30 min i. v.) kann auch präklinisch – ggf. nach Anlage eines Blasenkatheters – begonnen werden.

Tab. 2.9.1 Substanzgruppen häufiger Intoxikationen mit ihren Leitsymptomen

‣ **Anticholinerges Syndrom**	mit Tachykardie, Mydriasis, Harnverhalt, Hautrötung, Halluzinationen, Fieber und trockenem Mund durch Atropin und atropinähnliche Pharmaka und Pflanzen
‣ **Cholinerges Syndrom**	mit Blutdruckabfall, Bradykardie, Miosis, Erbrechen, Stuhl- und Urinabgang, Speichel- und Schleimsekretion, Schwitzen, Hypothermie sowie letztlich Koma und Krämpfen durch Organophosphate, manche Pilze und Cholinergika-Überdosierung
‣ **Opiat-Syndrom**	mit Halluzinationen, Sedierung, Atemdepression, Koma und Miosis durch Opiate und Kodein
‣ **Extrapyramidales Syndrom**	mit Zungen- und Schluckkrämpfen, Athetose, Blickkrämpfen, Torticollis, Schmatzen, Speichelfluss, Sprachstörungen und Starre durch Neuroleptika und Metoclopramid
‣ **Sympatomimetisches Syndrom**	mit Hypertonie, Tachykardie, Mydriasis, Schwitzen, Unruhe, Angst, Tremor und Blässe durch Stimulanzien (z. B. Kokain)

Tab. 2.9.2 Die „5er-Regel" – Richtschnur für das therapeutische Vorgehen

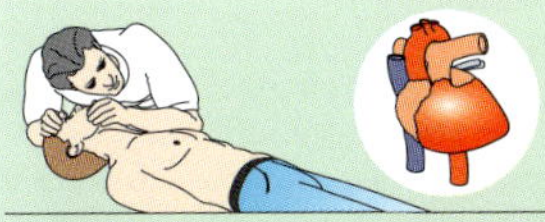	**1. Sicherung der Vitalfunktionen** Situationsabhängig symptomatische Kreislauftherapie
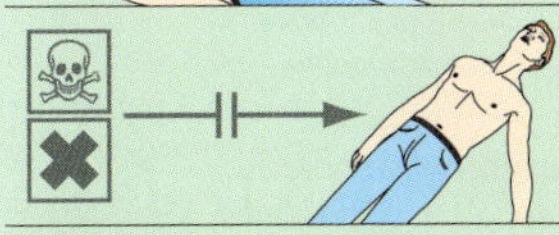	**2. Giftelimination** Und Verhinderung der weiteren Giftaufnahme
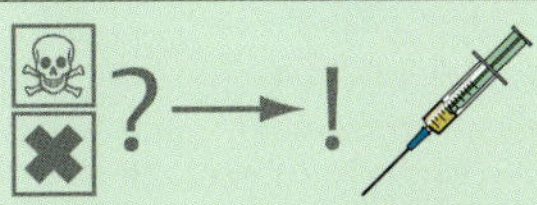	**3. Antidot-Therapie** Die Gabe eines Antidots setzt eine genaue Kenntnis des Giftes voraus
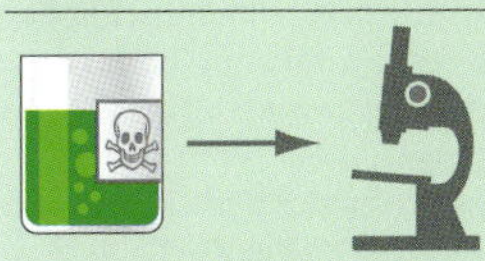	**4. Asservierung** Sicherstellung der Giftstoffe. Speise- und Tablettenreste, Pflanzenteile, Spritzbestecke, Erbrochenes oder die erste Portion nach der Magenspülung in geeigneten Gefäßen asservieren
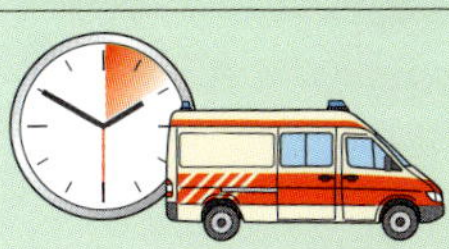	**5. Transport** Wegen der beschränkten präklinischen Möglichkeiten sind die Patienten grundsätzlich einer differenzierten klinischen Therapie zuzuführen

3. Antidot-Therapie

Die Gabe eines Antidots (Tab. 2.9.3) setzt die genaue Kenntnis des Giftes voraus.

Präklinisch werden sie nur bei unmittelbar lebensbedrohlichen Intoxikationen – z. B. mit Phosphorsäureestern oder Opioiden – eingesetzt.

4. Asservierung

Die genaue laborchemische Analyse des Giftstoffs setzt eine Sicherstellung voraus. Speise- und Tablettenreste, Pflanzenteile, Spritzbestecke, Erbrochenes oder die erste Portion nach Magenspülung werden daher in einem geeignetem Gefäß asserviert.

5. Transport

Wegen der beschränkten präklinischen Möglichkeiten sind die Patienten grundsätzlich einer differenzierten klinischen Therapie zuzuführen.

Bei therapieunwilligen Patienten mit akuter Selbstgefährdung muss ggf. polizeiliche Unterstützung angefordert werden. Die frühzeitige Kontaktaufnahme mit einer Giftinformationszentrale (Telefonnummer über RLS) beschleunigt auch die gezielte Behandlung in der Aufnahmeklinik.

Hitze- und Kälteschäden

Verbrennungen und Verbrühungen

Grundlagen

- Eine Verbrühung entsteht durch Flüssigkeiten mit einer Temperatur unter 100 °C.
- Verbrennungen kommen meist durch wesentlich höhere Temperaturen zustande.
- Die Gesamtschädigung wird von Temperatur sowie Dauer und Art der Einwirkung bestimmt (Erythem- und Blasenbildung bis Eiweißkoagulation).
- Dementsprechend werden drei Schweregrade unterschieden (Abb. 2.9.1). Verbrennungen Grad III sind nicht mehr schmerzhaft.

Das Ausmaß der Verletzung wird in% der verbrannten Körperoberfläche (VKOF) angegeben; dabei werden erstgradige Verbrennungen nicht berücksichtigt.

- Zur Einschätzung des Ausmaßes eignen sich die „Neuner-Regel" nach Wallace und die Abschätzung über die Handflächengröße des Verletzten (entsprechend 1 % der KOF; Abb. 2.9.2).
- Durch die gesteigerte Gefäßpermeabilität der verletzten und später auch der unverletzten Areale muss ab einer VKOF > 10 % (Kinder > 5 %) mit der Entwicklung eines traumatisch-hypovolämischen Schocks gerechnet werden.

Therapie

Eine *anhaltende* Kühlung mit Leitungswasser usw. zum Zweck der Analgesie ist nur bei *kleinflächigen Brandverletzungen* bis etwa 1 % VKOF indiziert. Die anhaltende Kühlung *großflächiger Brandverletzungen* (etwa mit Löschwasser) zur Verminderung des sog. Nachbrennens ist zu unterlassen – hier steht vielmehr der Erhalt der Normothermie im Vordergrund.

Die Sicherung und Aufrechterhaltung der Vitalfunktionen hat Vorrang vor anderen Maßnahmen. Ebenso müssen sonstige lebensbedrohliche Verletzungen (z. B. abdominelle Blutung) vorrangig behandelt werden.

Zur Basisversorgung gehören:

- Entfernung aller betroffenen Kleidungsstücke zur Verhinderung des Nachbrennens; nur fest verbackene Kleidungsteile (Synthetik) werden umschnitten und belassen. Schmuck wird möglichst entfernt.
- Überwachung mit EKG-Ableitung, Pulsoxymetrie und Blutdruckmessung.
- Anlage von zwei leistungsfähigen periphervenösen Zugängen.
- Sauerstoffzufuhr (mindestens 5 l/min) über Maske oder auch Nasensonde.

Tab. 2.9.3 Antidot-Therapie ausgewählter Vergiftungen des Erwachsenen

Vergiftung	Antidot (Wirkstoff)	Initialdosierung	Hinweise
Alkylanzien (S-Lost, N-Lost)	Natrium-Thiosulfat 10%	Sofort bis 500 mg/kg KG i.v.	
Alkylphosphate (E605, Metasystox)	Atropin (100 mg/10 ml)	Initial 5 mg i.v.	Nach Initialdosierung 2–5 mg Boli i.v., bis Speichelsekretion deutlich geringer und Pupillen weiter
	dann: Obidoxim	1 Amp. (250 mg), dann 750 mg/24 h i.v.	Obidoxim nicht bei Metasystox
Antidepressiva	Physostigmin	Initial 2–3 mg i.v., Wiederholung nach 30–40 min	Nicht bei Bradykardie oder ventrikulären Rhythmusstörungen
Antihistaminika	Physostigmin	Initial 2–3 mg i.v., Wiederholung nach 30–40 min	
Atropin	Physostigmin	Initial 2–3 mg i.v., Wiederholung nach 30–40 min	
Benzodiazepine	Flumazenil	0,2 mg in 15 s, dann 0,1 mg Boli bis zur Höchstdosis von 2 mg	Nur kurze Wirksamkeit Cave: Krampfanfälle
Ethylenglykol	Ethanol 96%	Initial 40 g i.v. als 5–10%ige Infusion in Glukose 5%, dann 0,1 g/kg KG pro h	Alternativ 100 ml Branntwein per os
Flusssäure	Calcium 10%	Verätzungen der Extremitäten 1–2 g i. a. (=1–2 Amp.), bei Verletzungen am Stamm lokal unterspritzen	
Kohlenmonoxid	Sauerstoff	100%, evtl. hyperbare Oxygenierung	
Methämoglobin-Bildner	Toluidinblau	140–280 mg i.v.	Alternativ: Methylenblau
Opiate	Naloxon	Initial 0,4–2 mg i.v., ggf. Wiederholung in kurzen Abständen	Cave akuter Entzug
Neuroleptika	Biperiden	2,5–5 mg langsam i.v., ggf. nach 30 min wiederholen, max. 20–30 mg/d	Nicht bei Koma
Paracetamol	Acetylcystein	Initial 150 mg/kg KG in 15 min, dann 50 mg/kg KG in 4 h, dann 100 mg/kg KG über 16 h	Falls 5 g Antidot nicht vorhanden, Amp. zu 300 mg benutzen
Rauchgas	Natrium-Thiosulfat 10%	10 ml i.v., ggf. wiederholen	Bei V.a. Blausäure-Beteiligung
Schaumbildner	Dimeticon	1–2 Esslöffel per os	
Zyanide	4-DMAP Ampullen	250 mg i.v.	Beatmung mit 100% O_2
	Danach Natrium-Thiosulfat 10%	50–100–(500) mg/kg KG i.v.	

> Wegen der drohenden lokalen und generalisierten Ödembildung soll die Sicherung des Atemwegs bei Brandverletzten vorausschauend – aber nicht generell prophylaktisch – erfolgen.

Der initiale Volumenbedarf wird meist überschätzt. Die verbreiteten Formeln dienen lediglich als Anhalt für die Initialphase. Gemäß der Parkland-Formel nach Baxter

4 ml × kg KG × %VKOF/24 h – davon 50 % in den ersten 8 h

erhält ein Patient von 75 kg KG mit 50 % VKOF in den ersten 8 Stunden 7500 ml Flüssigkeit.

> Präklinisch ist grundsätzlich keine vorauseilende Flüssigkeitstherapie erforderlich – für die kurze präklinische Phase genügt die Orientierung an SAP und HR bei einem Anhaltswert für die Flüssigkeitszufuhr von etwa 1000 ml/h (Kinder 10 ml/kg KG/h).

Ein schon präklinisch manifester Schock weist auf eine schwere Begleitverletzung hin (1.5 Schock und Schockbekämpfung).

Eine wirkungsvolle Analgesie ist unerlässlich; hierzu ist Esketamin wegen seiner sympathomimetischen und damit kreislaufstabilisierenden Effekte besonders geeignet.

Eine verlässliche Beurteilung einer Brandverletzung ist erst nach der klinischen Erstversorgung und Reinigung im Aufnahmebad möglich.

> Die unkoordinierte Zuweisung in ein Zentrum für Schwerbrandverletzte ist zu vermeiden.

Als primäres Transportziel ist regelmäßig das nächstgelegene Akutkrankenhaus zu wählen; von dort kann der Patient nach initialer Stabilisierung sekundär in ein Zentrum für Schwerbrandverletzte verlegt werden.

Sonstige Hitzeschäden

Sonnenstich – Insolation

> Der Sonnenstich – oder Insolation – ist eine durch intensive direkte Sonnenbestrahlung des ungeschützten Kopfes ausgelöste meningeale Reizung, die ggf. mit einem Hirnödem einhergeht.

Typische Symptome sind Kopfschmerz, Unruhe, Übelkeit, Erbrechen, ggf. Nackensteifigkeit und Koma. Der Kopf- und Nackenbereich ist heiß und gerötet, die übrige Haut umgebungsgerecht. Der Kreislauf ist meist nicht betroffen. Die KKT ist normal bis leicht erhöht.

- Die Behandlung beschränkt sich auf lokale Kühlung des Kopfes in schattiger Umgebung in Oberkörperhochlage.

Hitzekollaps

> Der *Hitzekollaps* ist eine kurz dauernde Dysregulation des Kreislaufs – eine orthostatische Hypotension – durch hitzebedingte Vasodilatation mit Abfall der SVR bei hoher Umgebungstemperatur.

Typische Symptome sind Schwäche und Kollapsneigung mit Hypotonie und Tachy- oder auch Bradykardie. Die Haut ist warm und feucht. Die KKT ist normal bis leicht erhöht.

- Die Patienten werden in kühler Umgebung in Schocklagerung gebracht und beengende Kleidung geöffnet.
- Nach Wiedererlangung des Bewusstseins werden gekühlte Getränke verabreicht; ggf. werden 500–1000 ml VEL infundiert.

Hitzekrämpfe

> Hitzekrämpfe sind durch Flüssigkeits- und Salzdefizit bedingte periphere Muskelkrämpfe ohne zerebrale Beteiligung.

Typische Symptome sind Muskelkrämpfe und -faszikulationen, ggf. Mattigkeit. Die Haut ist umgebungsgerecht feucht bis klebrig. Der Kreislauf ist meist nicht betroffen. Die KKT ist normal bis leicht erhöht.

- Die Patienten werden in kühler Umgebung flach gelagert.
- Im Einzelfall werden 500–1000 ml VEL infundiert.

Bei Hitzekrämpfen droht der Übergang zur Hitzeerschöpfung.

Abb. 2.9.1 Verbrennungsgrade

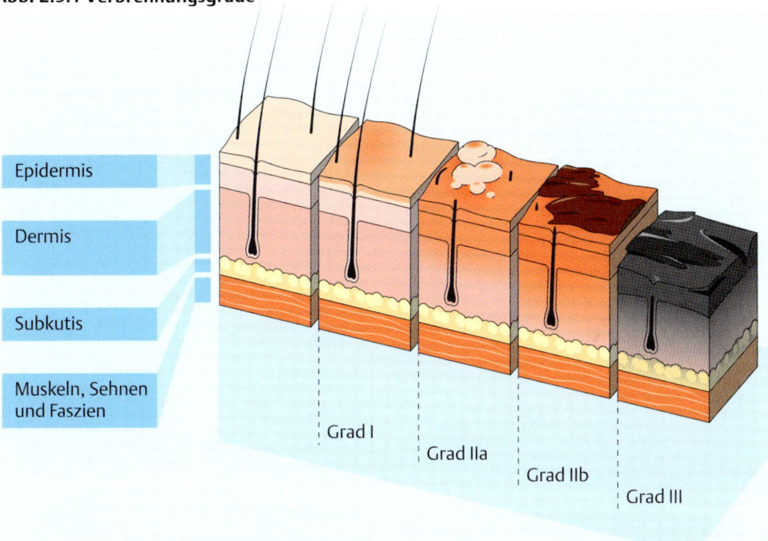

Grad	Kennzeichen	Symptome
Grad I	– Schmerzhafte Rötung – Auf die Epidermis beschränkt – Narbenlose Abheilung	Unangenehmer Juckreiz bis brennender Schmerz möglich
Grad II a) Oberflächlich	– Blasenbildung – Auf Epidermis und oberes Drittel der Dermis beschränkt – Regelmäßig keine Narbenbildung	Starker Schmerz
b) Tief	– Blasenbildung, ggf. Verschorfung – Großteil der Dermis betroffen – Starke Narbenbildung	Starker Schmerz
Grad III	– Verkohlung und Demarkierung – Epidermis und Dermis völlig zerstört – Starke Narben- und Kontrakturbildung	Durch Zerstörung der Nervenenden keine Schmerzen

Hitzeerschöpfung

> Bei der Hitzeerschöpfung liegt eine Dehydratation des Extrazellularraums durch starkes Schwitzen bei körperlicher Belastung mit Wasser- und Salzverlust vor.

Klinische Symptome sind Schwäche, Kopfschmerz und ggf. Erbrechen. Die Haut ist feucht-warm oder kaltschweißig. Die Patienten sind hypoton und tachykard (Übergang zum hypovolämischen Schock im engeren Sinne). Die KKT kann bis etwa 39 °C erhöht sein.

- Die Patienten werden in kühler Umgebung in Schocklage gebracht.
- Das intravasale und interstitielle Volumen wird durch rasche Infusion von 1000–2000 ml VEL (30 ml/kg KG) wiederhergestellt.

Bei Hitzeerschöpfung droht im Einzelfall der Übergang zum Hitzschlag.

Hitzschlag

> Beim Hitzschlag liegt ein Versagen der Thermoregulation bei hoher Umgebungstemperatur und Luftfeuchtigkeit mit insuffizienter Wärmeableitung vor.

Ursachen sind die aktive Wärmeproduktion bei Muskelarbeit sowie die passive Aufwärmung in schwül-heißer Luft. Anaerober Stoffwechsel und Perfusionsstörungen führen zum Laktat-Anstieg mit metabolischer Azidose und letztlich zum MOV mit hoher Letalität analog zum septischen Schock.

Klinische Symptome sind eine KKT über 40 °C mit Lethargie, Somnolenz bis Koma und ggf. generalisierte Krampfanfälle. Die Haut ist initial rot, heiß und trocken, später blass-grau). Die Patienten sind hypoton und tachykard (Übergang zum Bild des septischen Schocks).

- Im Vordergrund der Behandlung stehen die Sicherung der Vitalfunktionen mit Schocklagerung in kühler Umgebung und die bedarfsgerechte, forcierte Zufuhr von VEL.
- Sofern noch keine ausgeprägte Kreislaufzentralisation vorliegt, sind Kühlmaßnahmen mit kaltem Wasser usw. oder auch invasive Kühlmaßnahmen indiziert. Die Kühlung erfolgt bis zu einer KKT von 38 °C; bei Einsetzen von Kältezittern werden die Kühlmaßnahmen sofort beendet.

Kälteschäden

Grundlagen

- Als Hypothermie wird das Absinken der KKT unter 35 °C bezeichnet.
- Die Auskühlung durch Flüssigkeiten wird als Immersionstrauma bezeichnet; sie erfolgt besonders schnell.
- Als „Afterdrop“ wird der weitere Abfall der KKT nach Ende der Kälteexposition bezeichnet. Der Afterdrop kann verzögert einsetzen und mehrere Grad Celsius betragen. Im Stadium I tritt er nicht auf.

> Kältezittern tritt nur bis ca. 32 °C KKT auf und ist prognostisch günstig.

Symptome und Therapie

Basisversorgung

Zur Basisversorgung gehören:

- Überwachung mit EKG-Ableitung, Pulsoxymetrie und Blutdruckmessung,
- Anlage eines periphervenösen Zugangs,
- Sauerstoffzufuhr (mindestens 5 l/min) über Maske oder auch Nasensonde,
- Entfernung nasser Kleidung,
- Einpacken in Metallfolien bzw. Decken und Verbringen in warme Umgebung.

> Die Messung der KKT am Trommelfell ist besonders valide. Ist kein geeignetes Thermometer vorhanden, muss zunächst die Unterscheidung anhand des Muskelzitterns erfolgen, da sich nur die Therapie des Stadiums I von den anderen unterscheidet (Abb. 2.9.3).

Stadium I – KKT > 32 °C

- Die Patienten zeigen Muskelzittern.
- Die Vitalfunktionen sind grundsätzlich nicht bedroht.
- Der Schutz vor weiterer Auskühlung steht im Vordergrund.
- Selbsterwärmung durch Isolation ist ausreichend.
- Ggf. erfolgt die aktive Erwärmung mit warmen alkoholfreien Getränken, Dusche, Bad, Wärmepackungen oder Wärmflaschen.
- Aktive Bewegungen sind erlaubt.

Abb. 2.9.2 „Neuner-Regel" nach Wallace zur Abschätzung der Ausdehnung einer Verbrennung; Verbrennungen 1. Grades werden nicht berücksichtigt

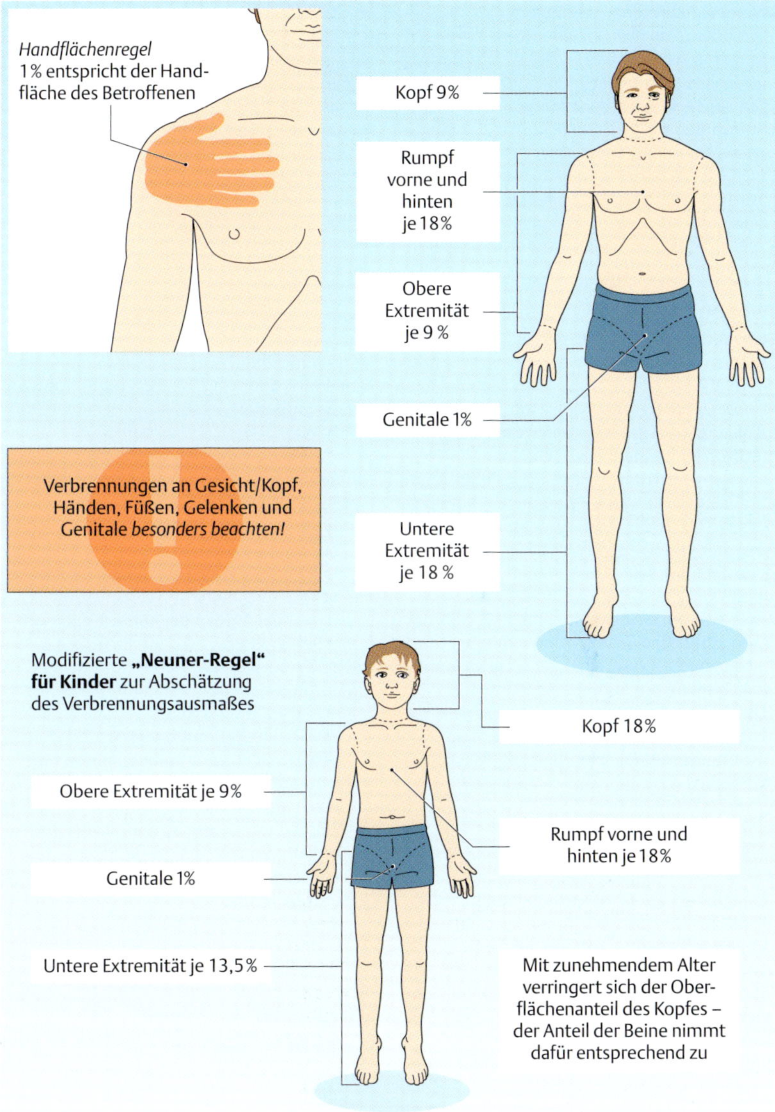

Stadium II – KKT 32–28 °C

- Das Muskelzittern fehlt und die Patienten werden zunehmend somnolent.
- Unnötige Änderungen der Körperlage und Bewegungen sind wegen der Gefahr des Afterdrop zu vermeiden.
- Die aktive Wiedererwärmung erfolgt durch Aufbringen von Wärmepackungen (vorzugsweise thorakal). Infusionen sind anzuwärmen.
- Warmes Bad oder Dusche sind kontraindiziert.

Stadium III – KKT 28–24 °C und Stadium IV – KKT < 24 °C

- Die Patienten sind tief bewusstlos. Grundsätzlich ist eine Atemwegssicherung erforderlich.
- Unnötige Änderungen der Körperlage und Bewegungen sind wegen der Gefahr des Afterdrop zu vermeiden.
- Die aktive Wiedererwärmung erfolgt durch Aufbringen von Wärmepackungen (vorzugsweise thorakal). Infusionen sind anzuwärmen.
- Warmes Bad oder Dusche sind kontraindiziert.
- Evtl. Reanimationsmaßnahmen werden bis zum Eintreffen in der Klinik durchgeführt („Niemand ist tot, solange er nicht warm und tot ist").
- Die Zielklinik soll über eine Möglichkeit zur effektiven Wärmezufuhr (Dialyse- oder Hämofiltrationsgerät, Herz-Lungen-Maschine) verfügen.

Besonderheiten

Bei der CPR von Patienten in tiefer Hypothermie sind folgende Besonderheiten zu beachten:

- Bei einer KKT < 30 °C wird maximal 3 × defibrilliert.
- CPR-Medikamente werden erst bei > 30 °C KKT eingesetzt; bis 35 °C werden die Abstände zwischen den Injektionen verdoppelt.

Wasserunfälle

Beinaheertrinken

Grundlagen

Beinaheertrinken ist das primäre Überleben nach Submersion in Flüssigkeit. Beim Kampf gegen die Luftnot kommt es zur zwanghaften Inspiration mit Eintritt von Flüssigkeit in die Atemwege – manchmal verhindert ein Laryngospasmus das Eindringen von Flüssigkeit („nasses" bzw. „trockenes" Ertrinken).

> Wegen der insgesamt geringen Flüssigkeitsaufnahme ist die Unterscheidung von Süß- und Salzwasserertrinken bedeutungslos.

Sekundäres Ertrinken ist der zeitverzögerte Tod nach Beinahetrinken. Ursache ist meist ein Lungenversagen mit Alveolarkollaps und Atelektasenbildung durch Surfactant-Verdünnung nach Wasseraspiration.

Symptome

Häufig findet sich ein aus eingedrungener Flüssigkeit, Atemluft und Bronchialsekret bestehender Schaumpilz.

Therapie

- Nach Rettung aus dem Wasser ist unverzüglich mit der CPR zu beginnen – ggf. noch im flachen Wasser.
- Der Versuch, in die tieferen Atemwege eingedrungenes Wasser zu entfernen, ist sinnlos und zu unterlassen.
- Unterkühlte Patienten werden bis zum Erreichen von Normothermie reanimiert.
- Bewusstseinseingetrübte Patienten sind durch ggf. große Mengen verschluckten Wassers hochgradig aspirationsgefährdet.
- Es ist auf begleitende Verletzungen und Erkrankungen (z. B. HWS-Trauma, Myokardinfarkt) zu achten.

Tauchunfall

Grundlagen

> Der „Tauchunfall" ist ein potenziell lebensbedrohliches Ereignis, das auch beim Tauchen ohne Gerät auftreten kann. Ursachen sind das bedrohliche Barotrauma sowie die Dekompressionskrankheit.

Abb. 2.9.3 Kälte

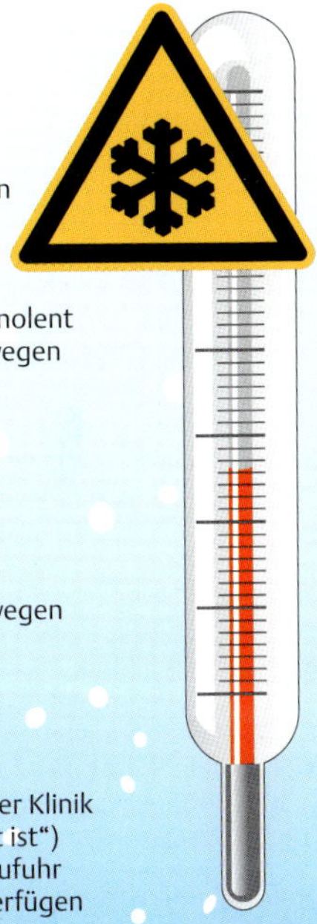

Stadium I – KKT > 32° C

- Muskelzittern
- Vitalfunktionen sind grundsätzlich nicht bedroht
- Schutz vor weiterer Auskühlung steht im Vordergrund
- Selbsterwärmung durch Isolation ist ausreichend
- Ggf. erfolgt die aktive Erwärmung mit warmen alkoholfreien Getränken, Dusche, Bad, Wärmepackungen oder Wärmflaschen
- Aktive Bewegungen sind erlaubt

Stadium II – KKT 32 – 28° C

- Muskelzittern fehlt und die Patienten werden zunehmend somnolent
- Unnötige Änderungen der Körperlage und Bewegungen sind wegen der Gefahr des Afterdrop zu vermeiden
- Die aktive Wiedererwärmung erfolgt durch Aufbringen von Wärmepackungen (vorzugsweise thorakal). Infusionen sind anzuwärmen
- Warmes Bad oder Dusche sind kontraindiziert

Stadium III – KKT 28 – 24° C und Stadium IV – < 24° C

- Unnötige Änderungen der Körperlage und Bewegungen sind wegen der Gefahr des Afterdrop zu vermeiden
- Die aktive Wiedererwärmung erfolgt durch Aufbringen von Wärmepackungen (vorzugsweise thorakal). Infusionen sind anzuwärmen
- Warmes Bad oder Dusche sind kontraindiziert
- Evtl. Reanimationsmaßnahmen werden bis zum Eintreffen in der Klinik durchgeführt („Niemand ist tot, solange er nicht warm und tot ist“)
- Die Zielklinik soll über eine Möglichkeit zur effektiven Wärmezufuhr (Dialyse- oder Hämofiltrationsgerät, Herz-Lungen-Maschine) verfügen

Abb. 2.9.4 Mögliche Symptome beim Dekompressionsunfall

- Hautveränderungen
- Ermüdungserscheinungen
- Kopfschmerzen, Übelkeit, Schwindel
- Seh-, Hör- und Sprechstörungen
- Dys- und Parästhesien
- Muskel- und Gelenkschmerzen
- Thoraxschmerzen und Dyspnoe
- Paresen, Para- und Tetraplegien
- Koordinationsstörungen
- Miktions-, Defäkations- und Erektionsstörungen
- Somnolenz
- Konvulsionen
- Bewusstlosigkeit, Koma

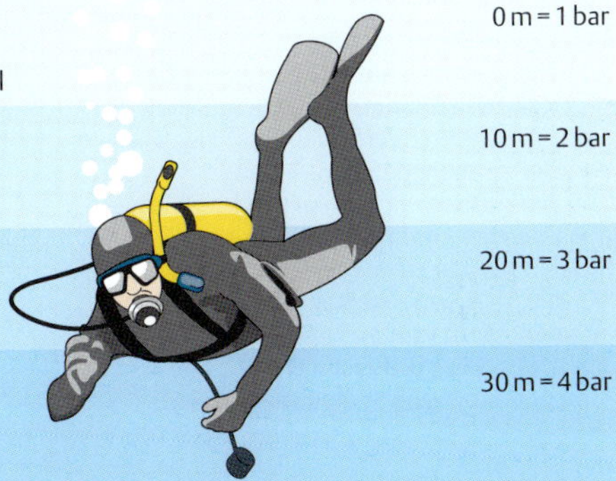

Darüber hinaus können verschiedenste andere Ursachen zu Unfällen beim Tauchen führen.

Barotrauma und arterielle Gasembolie

Barotraumen können in allen luftgefüllten Hohlräumen des Körpers durch schnelle Veränderung des Gasvolumens mit entsprechendem Druckwechsel – sowohl beim Ab- als auch beim Auftauchen – auftreten.

- Bei Schmerzen im Bereich der Nasennebenhöhlen, des Trommelfells und des Mittel- und Innenohrs ist zunächst die Gabe von abschwellenden Nasentropfen ausreichend. Ggf. kann eine Analgesie – z. B. mit Metamizol – erfolgen.
- Das Barotrauma der Lunge kann zu einem Pneumothorax oder Spannungspneumothorax führen, der ggf. entlastet werden muss.

Als Folge eines Lungenbarotraumas kann eine *arterielle Gasembolie* (AGE) entstehen. Nach massiver Blasenbildung auf der venösen Seite tritt Gas durch verschiedene Shunt-Mechanismen (z. B. offenes Foramen ovale) auf die arterielle Seite über. Häufig lässt sich eine AGE klinisch nicht von einer Dekompressionskrankheit unterscheiden.

Dekompressionskrankheit

Grundlagen

Die Dekompressionskrankheit („decompression sickness“, DCS; international: „decompression illness“, DCI) entsteht durch Gasbläschen in Blut und Gewebe.

Inertgase wie Stickstoff werden zeit- und tiefenabhängig vermehrt im Blut und den Geweben gelöst. Bei langsamem Wiederaufstieg lösen sich die Gase zeitgerecht und werden abgeatmet. Bei zu schnellem Druckabfall – wie bei einem Notaufstieg – perlt der Stickstoff dagegen in Geweben und Flüssigkeiten aus.

Die DCS wird in zwei Typen unterteilt:

- Bei der DCS Typ I stehen muskoloskeletale Schmerzen im Vordergrund.
- Bei der DCS Typ II als schwerer Verlaufsform sind neurologische Symptome führend.

Symptome

Die Symptome sind vielfältig (Abb. 2.9.4). Sie reichen von peripheren Haut- und Nervenirritationen („Taucherflöhe“) über Knochen- und Gelenkschmerzen („bends“) bei der DCS Typ I bis zu ausgeprägten Ausfällen des ZNS sowie Gefäßverschlüssen durch Gasembolien bei der DCS Typ II, evtl. in Kombination mit einer AGE.

Therapie

Neben der Sicherung und Erhaltung der Vitalfunktionen ist die Zufuhr von Sauerstoff (FiO_2 1,0) die wichtigste Erstmaßnahme bis zur Behandlung in einer Druckkammer. Die Sauerstoffzufuhr erhöht den Diffusionsgradienten für Stickstoff und beschleunigt damit die Elimination.

- Eine Hypovolämie wird durch bedarfsgerechte Zufuhr von VEL behandelt.
- Für die spezifische Behandlung von Tauchunfällen ist bisher kein Medikament in seiner Wirksamkeit sicher belegt worden. Die Gabe von ASS, Glykoprotein-IIb-/IIIa-Antagonisten, Heparin, Kortikosteroiden, Lidocain oder nicht steroidalen Antirheumatika wird nicht empfohlen.
- Eine „nasse“ Rekompression gilt aufgrund der Dichte von Rettungsmitteln und geeigneter Druckkammern in Mitteleuropa als obsolet.

Auch zunächst leicht erscheinende Formen können einen schweren Verlauf nehmen. Daher ist bei jedem Verdacht auf einen Dekompressionsunfall eine kausale Rekompressionstherapie mit hyperbarer Oxygenierung in einer Behandlungsdruckkammer erforderlich. Diese Therapie ist auch bei verzögertem Behandlungsbeginn (> 4 h) indiziert.

Aktuelle Informationen über die verfügbaren Druckkammern können über die RLS erfragt werden.

Literatur

GTÜM: Leitlinie Tauchunfall 2008. www.gtuem.org

Abb. 2.9.5 Gefahrgutkennzeichnung (viele Gefahrgüter sind erst ab einer stoffspezifischen Mindestmenge kennzeichnungspflichtig)

1. Gefahrzettel (Aufkleber/Schild): Auf der Spitze stehendes Quadrat mit Gefahrensymbol
- Z.T. Angabe der Gefahrklasse durch Zahl an der unteren Spitze
- Mind. 10 cm x 10 cm an Containern, Tanks und Versandstücken
- Mind. 25 cm x 25 cm bei Transport in Tankfahrzeugen

1: Explosive Stoffe

Massen-explosionsfähig | Splitterbildung | Hitzebildung | Geringere Explosionsgefahr | Sehr unempfindlich, aber massen-explosionsfähig

- Bei Brand an Fahrzeugen mit Gefahrzettel der Gefahrenklasse 1 ist die Unfallstelle großflächig zu räumen und Deckung zu nehmen
- Entstehungsbrände mit allen Mitteln bekämpfen, sonst: Brandstelle schnellstmöglich verlassen
- Sicherheitsabstände: 1.1 und 1.5 >500–1500 m, 1.2 >1000 m, 1.3 und 1.4 >150 m

2: Verdichtete, verflüssigte oder unter Druck gelöste Gase

2.1 Brennbar | 2.2 Nicht brennbar | 2.3 Giftig

3: Entzündbare flüssige Stoffe

Unterklassen nach Flammpunkten

4: Entzündbare feste Stoffe

4.1 Leicht entzündbar, leicht brennbar | 4.2 Selbstentzündlich | 4.3 Bilden mit Wasser brennbare Gase

5: Oxidierende Stoffe

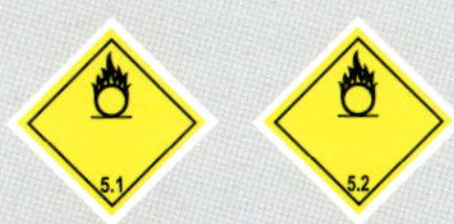

5.1 Entzündend (oxidierend) | 5.2 Organische Peroxide

6: Giftige und ansteckungsgefährliche Stoffe

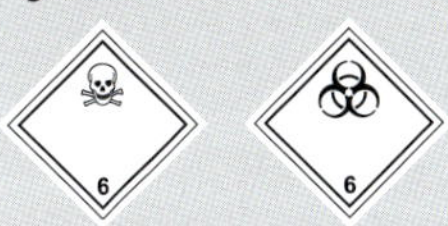

6.1 Giftiger Stoff | 6.2 Ansteckungsgefährlicher Stoff

7: Radioaktive Stoffe

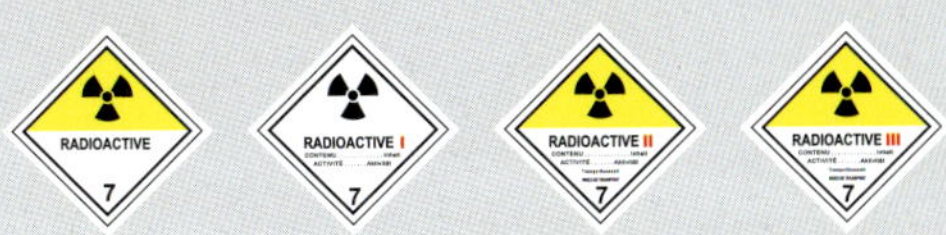

Chemische Schäden – Gefahrstoffunfall

Grundlagen

- *Gefahrstoffe* sind Substanzen, die wegen ihrer biologischen, physikalischen oder chemisch-toxischen Eigenschaften potenziell gefährlich für das menschliche Leben oder die Umwelt sind.
- Werden diese Gefahrstoffe verpackt oder abgefüllt, um sie zu lagern oder zu transportieren, werden sie als *gefährliche Güter* bezeichnet.
- Für diese Stoffe besteht eine Deklarations-, Auskunfts- und Aufzeichnungspflicht, die auch für die medizinische Versorgung bei Gefahrstoffunfällen bedeutsam ist.

Gefahrgutkennzeichnung

> Gefährliche Güter sind so zu kennzeichnen, dass sie unzweifelhaft aus einer Sicherheitsdistanz zu erkennen sind. Das Warn- und Kennsystem erlaubt die Identifizierung des Gefahrstoffs und die mögliche Gefährdung.

Die Kennzeichnung (Abb. 2.9.5 und 2.9.6) erfolgt durch:

- Warntafeln (Fahrzeug und Ladegut),
- Beförderungspapiere mit Unfallmerkblättern,
- Gefahr- und Handhabungsinformationen zur Kennzeichnung von Ladegut und Fahrzeug,
- Warnzeichen bei innerbetrieblichem Umgang mit Gefahrstoffen,
- Gefahrensymbole nach dem Chemikaliengesetz.

Im europäischen Übereinkommen über die internationale Beförderung von gefährlichen Gütern ist festgelegt, dass eine 30 cm × 40 cm große orangefarbene Warntafel mit schwarzem Rand die Ladung gefährlicher Güter signalisiert.

- Die zwei- bis dreiziffrige Zahlenkombination im oberen Feld wird als Gefahrnummer oder Kemler-Zahl bezeichnet und kennzeichnet die von der Substanz ausgehende Gefahr.
- Die Ziffernkombination auf der unteren Hälfte ist die Stoff- oder UN-Nummer und ermöglicht die genaue Identifizierung des Stoffes.
- Tafeln ohne Ziffern dienen als allgemeines Kennzeichen eines Gefahrguttransports; häufig ist dies bei Sammeltransporten mit geringen Einzelmengen der Fall.

Allgemeine Organisation an der Einsatzstelle

> Ein Gefahrstoffunfall ist oft nicht auf den ersten Blick erkennbar. Auch Falschdeklarationen sind möglich – ggf. sind die Angaben zu hinterfragen.

Das allgemeine Vorgehen oritentiert sich an der GAMS-Regel:

- **G**efahr erkennen
- **A**bsperren (innerer und äußerer Bereich)
- **M**enschenrettung durchführen
- **S**pezialkräfte anfordern

Schon bei Eintreffen ist ein ausreichender Sicherheitsabstand – zunächst regelmäßig 50 m – einzuhalten. Diese *Sicherheitszone* wird nach Erkundung der Gefährdungslage angepasst (so bei Gefährdung durch Laugen und Säuren bis auf 5 m; bei giftigen Dämpfen, Nebeln und Stäuben auf 15 m und bei brennbaren Flüssigkeiten auf 30 m). Andererseits kann bei ausgedehnten Flüssiggaswolken und Sprengstoffen bis 1000 m Sicherheitsabstand notwendig sein.

- Die Rettung aus dem Gefahrenbereich bzw. der *Wirkzone* obliegt grundsätzlich der Feuerwehr.
- Nach der Übernahme wird der Patient – unter weiterer Beachtung der Eigensicherung – nach den üblichen notfallmedizinischen Kriterien versorgt.
- In der Wirkzone werden Rettungskräfte nur im Einzelfall nach ausdrücklicher Erlaubnis des Einsatzleiters und unter geeignetem Individualschutz tätig.

Abb. 2.9.6 Gefahrgutkennzeichnung

8: Ätzende Stoffe

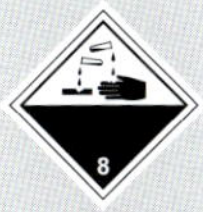

9: Verschiedene gefährliche Stoffe

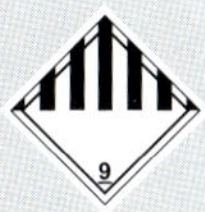

Verschiedene Stoffe u. Gegenstände, die während der Beförderung eine Gefahr darstellen, die nicht unter die Begriffe der anderen Klassen fallen

2. Rechteckige orangefarbene Warntafeln

Ggf. sind an der Warntafel zwei *Kennzeichnungsnummern* angegeben, die das Gefahrgut und sein Gefahrenpotenzial spezifizieren:

a) Die obere Zahl benennt die Gefahr – es bedeuten allgemein:

2 Entweichen von Gas (Druck/chemische Reaktion)
3 Entzündbarkeit von Flüssigkeiten und Gasen
4 Entzündbarkeit von Feststoffen
5 Oxidierende (brandfördernde) Wirkung
6 Giftigkeit
7 Radioaktivität
8 Ätzwirkung
9 Gefahr einer spontanen heftigen Reaktion
X Gefährliche Reaktion mit Wasser

- Die Verdoppelung einer Ziffer bedeutet eine Zunahme der entsprechenden Gefahr
- Wenn die Gefahr eines Stoffes ausreichend von einer einzigen Ziffer angegeben werden kann, wird dieser Ziffer eine „0" angefügt

b) Die untere Zahl (UN-Nummer; UN=United Nations) besteht aus vier Ziffern und bezeichnet das Gefahrgut. Diese Zahl ist im Gefahrenfall an die Feuerwehr weiterzugeben; diese identifiziert den Stoff anhand der UN-Code-Liste, informiert den RettD und gibt Hinweise für geeignete Maßnahmen.

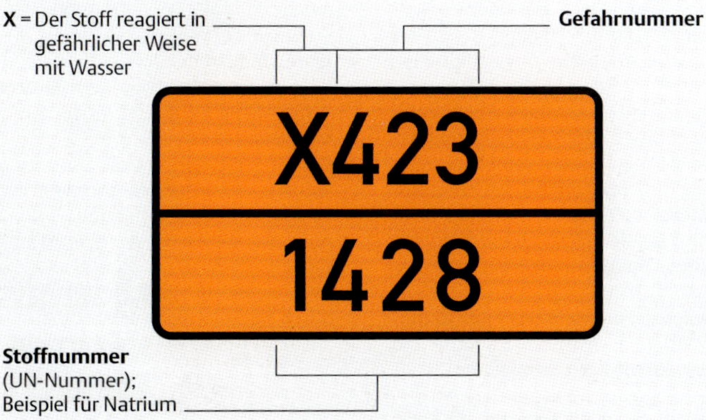

2.10 Todesfeststellung

Tod und Todeszeichen

Es wird zwischen der *Agonie* (mit Einsetzen unsicherer Todeszeichen) und dem *Individualtod* (mit sicheren Todeszeichen) unterschieden.

> Bis zur Erlangung sicherer Informationen ist die Option für das Leben zu erhalten – dies bedeutet, dass im Zweifel mit der CPR zu beginnen ist.

Als unsichere Todeszeichen gelten:
- Atemstillstand,
- Pulslosigkeit,
- Blässe,
- Abkühlung,
- Areflexie,
- weite, lichtstarre Pupillen.

Bei der protrahierten CPR kann die therapierefraktäre Asystolie als Abbruchkriterium dienen.

Sichere Todeszeichen sind:
- Livores (Totenflecke),
- Rigor mortis (Totenstarre),
- Verwesung,
- mit dem Leben unvereinbare Verletzungen wie Dekapitation.

Leichenschau

Die Leichenschau ist durch Länderrecht geregelt. Sie ist eine ärztliche Aufgabe und hat unverzüglich zu erfolgen. Sie dient insbesondere der Unterscheidung zwischen natürlichem und nichtnatürlichem Tod sowie der Seuchenbekämpfung und ermöglicht die ordnungsgemäße Bestattung. Darüber hinaus ist sie für postmortale Rechtsansprüche sowie die Todesursachenstatistik bedeutsam (Abb. 2.10.1).

Je nach Länderrecht ist zunächst zu entscheiden, ob eine definitive Todesbescheinigung erstellt oder lediglich eine nicht vollständige Todesfeststellung (z. B. im Rahmen des Rettungsdienstes) erfolgen soll. Bei Verdacht auf nicht natürlichen Tod ist die Polizei zu verständigen und die Auffindesituation möglichst unverändert zu lassen.

Die Leichenschau zur Erstellung einer definitiven Todesbescheinigung soll abgeschirmt und bei guten Lichtverhältnissen erfolgen.

> Der Leichnam ist vollständig zu untersuchen. Dazu müssen die einzelnen Körperregionen – ggf. nacheinander – entkleidet werden.

- Es ist mindestens ein sicheres Todeszeichen zu erheben.
- Das Integument ist sorgfältig auf Injektionsspuren zu untersuchen.
- Es ist auf Zeichen äußerer Gewalteinwirkung zu achten; dazu ist die Schädelkalotte palpatorisch und ggf. perkutorisch zu untersuchen.
- Petechiale Einblutungen der Konjunktiven weisen auf einen Erstickungstod hin.

Insbesondere bei nichtnatürlichem Tod sind die Umgebungs- und Auffindesituation (Lage, Außen- und ggf. Körpertemperatur usw.) zu beachten und zu dokumentieren. Bei Verkehrsunfällen ist das Tragen von Gurt bzw. Helm zu erfassen. Bei häuslichen Todesfällen sind Küche und Bad auf Medikamentenverpackungen oder -reste zu inspizieren. Ggf. sind Nahrung, Medikamente oder Spritzbestecke zu asservieren. Das Telefonat mit dem Hausarzt kann wertvolle Informationen bringen.

> Schon bei geringen Zweifeln an einer natürlichen Todesursache ist die Polizei zu informieren und auf der Bescheinigung zu vermerken, dass die Todesursache nicht geklärt ist.

Die Hinterbliebenen befinden sich stets in einer seelischen Ausnahmesituation, in der jede Reaktion – von Trauer und Verzweiflung über Erstarren bis zu Aggression gegenüber dem Rettungsteam – denkbar ist.
- Das Überbringen der Todesnachricht soll möglichst nicht an der Auffindestelle des Leichnams erfolgen.
- Klare, unmissverständliche Formulierungen wie „Ich habe eine traurige Nachricht für Sie – Ihr Mann ist leider verstorben" beugen Missverständnissen vor.
- Den Angehörigen soll die Sorge genommen werden, der Verstorbene habe Angst oder Schmerzen erleiden müssen.
- Auch die Zuziehung der Polizei ist einfühlsam zu erläutern.
- Den Angehörigen soll eine Betreuung – z. B. durch Notfallseelsorger oder den Hausarzt – angeboten und diese ggf. organisiert werden.

Literatur

Madea B, Rothschild M. Ärztliche Leichenschau: Geplante Neuregelung löst die eigentlichen Probleme nicht. Dtsch Ärztebl. 2010; 107: 575–588

Abb. 2.10.1 Todesbescheinigung

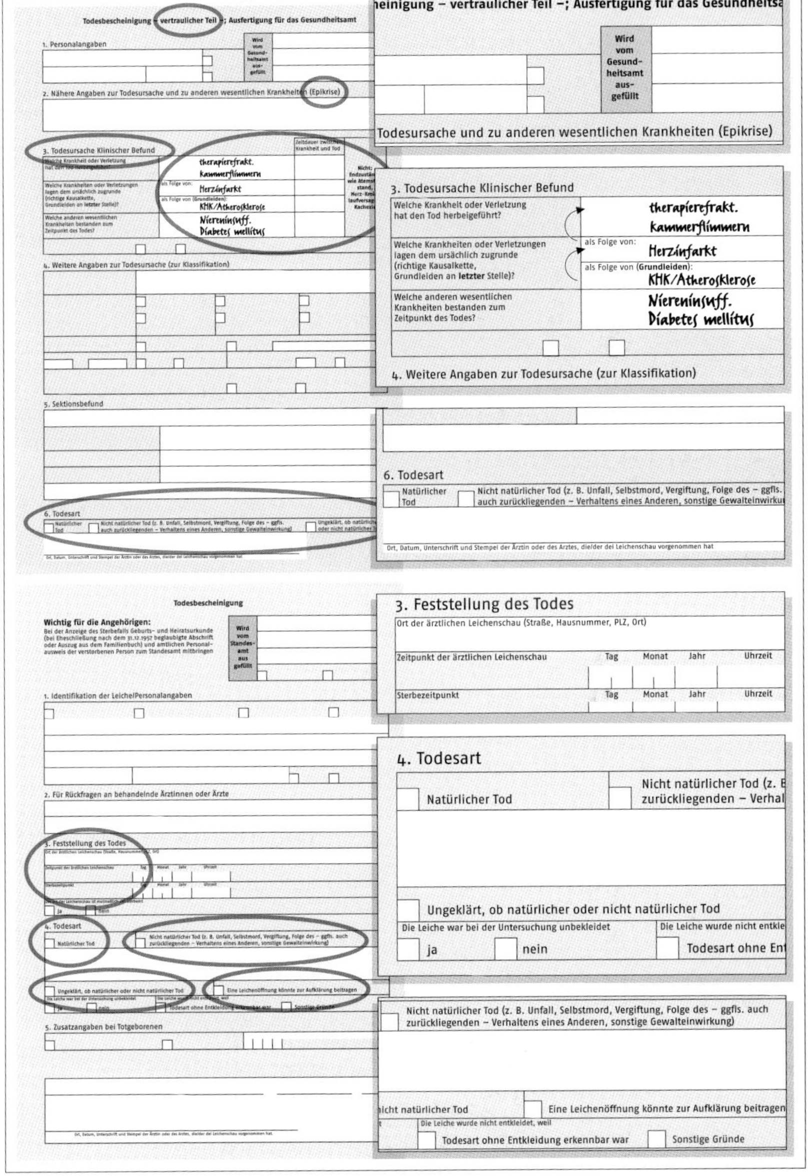
Todesbescheinigung – vertraulicher Teil –; Ausfertigung für das Gesundheitsamt

1. Personalangaben

Wird vom Gesundheitsamt ausgefüllt

2. Nähere Angaben zur Todesursache und zu anderen wesentlichen Krankheiten (Epikrise)

3. Todesursache Klinischer Befund

Welche Krankheit oder Verletzung hat den Tod herbeigeführt?	therapierefrakt. Kammerflimmern
Welche Krankheiten oder Verletzungen lagen dem ursächlich zugrunde (richtige Kausalkette, Grundleiden an **letzter** Stelle)?	als Folge von: Herzinfarkt
	als Folge von (**Grundleiden**): KHK/Atherosklerose
Welche anderen wesentlichen Krankheiten bestanden zum Zeitpunkt des Todes?	Niereninsuff. Diabetes mellitus

Zeitdauer zwischen Krankheit und Tod

4. Weitere Angaben zur Todesursache (zur Klassifikation)

5. Sektionsbefund

6. Todesart

☐ Natürlicher Tod ☐ Nicht natürlicher Tod (z. B. Unfall, Selbstmord, Vergiftung, Folge des – ggfls. auch zurückliegenden – Verhaltens eines Anderen, sonstige Gewalteinwirkung) ☐ Ungeklärt, ob natürlicher oder nicht natürlicher Tod

Ort, Datum, Unterschrift und Stempel der Ärztin oder des Arztes, die/der die Leichenschau vorgenommen hat

Todesbescheinigung

Wichtig für die Angehörigen:
Bei der Anzeige des Sterbefalls Geburts- und Heiratsurkunde (bei Eheschließung nach dem 31.12.1957 beglaubigte Abschrift oder Auszug aus dem Familienbuch) und amtlichen Personalausweis der verstorbenen Person zum Standesamt mitbringen

Wird vom Standesamt ausgefüllt

1. Identifikation der Leiche/Personalangaben

2. Für Rückfragen an behandelnde Ärztinnen oder Ärzte

3. Feststellung des Todes

Ort der ärztlichen Leichenschau (Straße, Hausnummer, PLZ, Ort)

	Tag	Monat	Jahr	Uhrzeit
Zeitpunkt der ärztlichen Leichenschau				
Sterbezeitpunkt				

☐ ja ☐ nein

4. Todesart

☐ Natürlicher Tod

☐ Nicht natürlicher Tod (z. B. Unfall, Selbstmord, Vergiftung, Folge des – ggfls. auch zurückliegenden – Verhaltens eines Anderen, sonstige Gewalteinwirkung)

☐ Ungeklärt, ob natürlicher oder nicht natürlicher Tod ☐ Eine Leichenöffnung könnte zur Aufklärung beitragen

Die Leiche war bei der Untersuchung unbekleidet ☐ ja ☐ nein

Die Leiche wurde nicht entkleidet, weil ☐ Todesart ohne Entkleidung erkennbar war ☐ Sonstige Gründe

5. Zusatzangaben bei Totgeborenen

Ort, Datum, Unterschrift und Stempel der Ärztin oder des Arztes, die/der die Leichenschau vorgenommen hat.

3 Rettungsdienst

3.1 Rechtsgrundlagen

In Deutschland ist der Rettungsdienst eine staatliche Aufgabe der Daseinsvorsorge – Gesundheitsvorsorge und Gefahrenabwehr – und dem Wirkungsbereich der Bundesländer zugeordnet.

Diese haben *Rettungsdienstgesetze* erlassen, die folgende Grundzüge aufweisen:

- *Träger* des Rettungsdienstes sind meist die Landkreise und kreisfreien Städte; für die Luftrettung regelmäßig das Bundesland.
- Definition einer *Hilfsfrist* von z. B. 15 min, innerhalb der ein Rettungsmittel nach der Alarmierung den Notfallort erreichen soll.
- Festlegung der *Notarztqualifikation* und ggf. der sonstigen Besetzung der Rettungsmittel.

Einzelheiten werden durch einen *Rettungsdienstplan* o. Ä. geregelt. Ein oder mehrere Träger bilden einen *Rettungsdienstbereich* mit einer Aufsichtsbehörde, der *Rettungsleitstelle* (RLS) und den entsprechend der Hilfsfrist verteilten *Rettungswachen* (RW) und Rettungsmitteln. Die eigentliche Durchführung erfolgt durch *Beauftragte* (Hilfsorganisationen, Feuerwehr, Privatunternehmen).

3.2 Rettungsmittel und Organisationsformen

Primäre Rettungsmittel zur unmittelbaren Hilfeleistung am Notfallort sind:

- Krankentransportwagen (KTW),
- Rettungswagen (RTW), der durch Einsatz des Notarztes (NA) zum Notarztwagen (NAW) wird,
- Notarzteinsatzfahrzeug (NEF),
- Rettungshubschrauber (RTH).

Diese Rettungsmittel sind nach deutscher Norm (Deutsches Institut für Normung; DIN) oder europäischer Norm (EN) definiert.

NEF und NAW decken einen Radius von etwa 15 km ab, während der Versorgungsradius des RTH etwa 50 km beträgt. Der Einsatz der Bodenrettung erfolgt ganz überwiegend im Rendezvoussystem, bei dem NEF und RTW zusammenwirken. Das Stationssystem mit NAW ist weitgehend verlassen worden.

Die Dominanz des Rendezvoussystems beruht auf seiner hohen Flexibilität, die nach Abschluss der Erstversorgung des Patienten die Übernahme eines Anschlussauftrags durch das NEF erlaubt. Oft versorgt ein NEF-Standort mehrere RW und deren RTW.

Die Bodenrettung wird durch die Luftrettung mit etwa 50 RTH-Stützpunkten überlagert.

- In der Primärrettung dient der RTH der schnellen Heranführung des Notarztes und der Überbrückung längerer Distanzen beim Patiententransport.
- Ob ein relevanter Zeitvorteil vorliegt, muss im Einzelfall entschieden werden.
- Wegen der Witterungsabhängigkeit und erschwerten Versorgungsbedingungen während des Transports stellt der RTH insgesamt eine wertvolle Ergänzung der Bodenrettung dar.

Intensivtransportwagen (ITW) und Intensivtransporthubschrauber (ITH) sind *Sekundärrettungsmittel* zum Interhospitaltransfer von Intensivpatienten mit erhöhtem Versorgungs- und Platzangebot.

3.3 Personal

Notarzt – NA

Im Rettungsdienst eingesetzte Ärzte müssen grundsätzlich über die *Qualifikation als Notarzt* (NA) verfügen.

Im Rahmen der ärztlichen Selbstverwaltung wird sie – nach Mustervorgabe der Bundesärztekammer – durch die Weiterbildungsordnungen der Landesärztekammern bestimmt. Dazu zählen:

- Eine definierte klinische Tätigkeit,
- notfallmedizinische Kenntnisse und Erfahrungen mit Einzelnachweisen von Intubationen usw.,
- ein interdisziplinärer Kurs,
- ein Einsatzpraktikum,
- ein Abschlussgespräch.

Im Rettungsdienst ist nicht der Spezialist, sondern der *Generalist mit speziellen Fähigkeiten* gefordert, der die Notfallsituationen aller Fachgebiete überblickt und besondere Fähigkeiten in der Wiederherstellung und Sicherung der Vitalfunktionen besitzt.

Nichtärztliches Personal – Rettungsfachpersonal

Die *Rettungsassistenten* (RA) sowie die Rettungssanitäter und ggf. -helfer sind grundsätzlich weisungsgebundene Helfer des Arztes – jedem Arzt soll jedoch bewusst sein, dass viele RA über große Erfahrungen und ein hohes Maß an Selbstständigkeit verfügen.

> Im Rettungsdienst ist von *allen* Beteiligten der Wille zur Teamarbeit gefordert und kein Platz für Profilierung und Kompetenzgerangel.

Im Rahmen der derzeit so bezeichneten *Notkompetenz* sind die RA zur Durchführung bestimmter ärztlicher Maßnahmen (Defibrillation, Intubation, Venenpunktion, Infusion, Zufuhr bestimmter Medikamente) berechtigt (und ethisch verpflichtet), sofern kein kundiger Arzt unmittelbar verfügbar ist und einfachere Maßnahmen unwirksam sind.

Leitender Notarzt – LNA

Der *Leitende Notarzt* (LNA) ist rechtlich in den Rettungsdienst- bzw. Brand- und Katastrophenschutzgesetzen usw. der Bundesländer verankert und nach DIN 13050 wie folgt definiert:

> „Leitender Notarzt – LNA – Notarzt, der am Notfallort bei einer größeren Anzahl Verletzter, Erkrankter sowie auch bei anderen Geschädigten oder Betroffenen oder bei außergewöhnlichen Ereignissen alle medizinischen Maßnahmen in Abstimmung mit dem Organisatorischen Leiter zu leiten hat, über eine entsprechende Qualifikation verfügt und von der zuständigen Stelle berufen wird."

Die Ausbildung des LNA erfolgt gemäß einer Fortbildungsempfehlung der Bundesärztekammer und der Deutschen Interdisziplinären Vereinigung für Intensiv- und Notfallmedizin (DIVI). Dazu zählen umfassende Kenntnisse in der Notfallmedizin, regelmäßige Tätigkeit im Rettungsdienst, ein spezieller Kurs und die Facharztanerkennung in einem Gebiet mit intensivmedizinischem Anteil.

Organisatorischer Leiter – OrgL

Der *Organisatorische Leiter* (OrgL) ist der unverzichtbare Partner des LNA und nach DIN 13050 wie folgt definiert:

> „Organisatorischer Leiter Rettungsdienst – OrgL – Führungskraft, die am Notfallort bei einer größeren Anzahl Verletzter, Erkrankter sowie auch bei anderen Geschädigten oder Betroffenen oder bei außergewöhnlichen Ereignissen alle organisatorischen Maßnahmen in Abstimmung mit dem Leitenden Notarzt zu leiten hat, über eine entsprechende Qualifikation verfügt und von der zuständigen Stelle berufen wird."

3.4 Rettungsleitstelle – RLS

Die Einsatzsteuerung des Rettungsdienstes erfolgt durch die RLS. Meist handelt es sich um *integrierte Leitstellen* für Brandschutz und Rettungsdienst, während die Einbindung des vertragsärztlichen Bereitschaftsdienstes vielerorts (noch) nicht erfolgt ist.

> Die RLS (Tel. 112) ist als Einsatzzentrale gegenüber den im Rettungsdienst tätigen Personen organisatorisch – aber nicht fachlich – weisungsbefugt.

3.5 Primäreinsatz

Der Disponent der RLS entscheidet auf Grundlage eines verbindlichen Indikationskatalogs über den Einsatz des NA. Der NA soll 1–2 min nach Alarmierung abrücken. Während der Anfahrt bleibt die RLS weisungsbefugt; die unmittelbare Verantwortung des NA beginnt mit dem Eintreffen am Notfallort und der Übernahme des Patienten. Hausärzte, Ärzte des vertragsärztlichen Bereitschaftsdienstes und Krankenhausärzte sind gegenüber dem NA nicht weisungsbefugt.

Wichtige organisatorische Erstmaßnahmen am Notfallort sind:
- Eintreffen melden,
- Eigen- und Fremdgefährdung beurteilen und Sicherungsmaßnahmen bedenken,
- Überblick verschaffen, ggf. Sichtung aller Patienten und Alarmierung des LNA,
- Untersuchung und Erstversorgung des Patienten,

- Rettung in vertrauensvoller Zusammenarbeit mit Feuerwehr und Polizei,
- Information der RLS und ggf. Anmeldung im Zielkrankenhaus.

Grundsätzlich ist die suffiziente Primärversorgung des Notfallpatienten anzustreben. Allgemeines Ziel ist der transportfähige Patient, der aber – etwa bei einer präklinisch nicht stillbaren Blutung – nicht immer transportstabil sein kann. Verlorene Zeit kann nicht ersetzt werden – daher gilt stets „work and go".

Das – im Sinn des Wortes – *Notwendige* muss sicher und zügig erledigt werden: Die *Oxygenierung* ist unverzichtbar und daher ein Muss; die Kreislauffunktion ist ein relativer Wert; die Analgesie rechtfertigt keine Verzögerung. Der NA bestimmt das Transportziel aus ärztlicher Sicht; die Organisation obliegt der RLS (Anmeldung usw.). Ggf. ist der Einsatz des RTH zum raschen Transport in spezielle Zentren geboten – dann ist der RTH unverzüglich zu alarmieren, damit nicht wertvolle Zeit verloren geht.

Während des Transports ist der Patient kontinuierlich zu überwachen. In der Zielklinik wird er dem aufnehmenden Arzt persönlich übergeben; weiter wird diesem ein *Einsatzprotokoll* ausgehändigt.

3.6 Sekundäreinsatz

Beim Sekundäreinsatz oder Interhospitaltransfer wird ein potenziell vital bedrohter Patient von einer Klinik in ein andere verlegt, wozu spezielle Sekundärrettungsmittel (ITW, ITH) verfügbar sind.

Zur Ausstattung zählen:
- spezielles Tragensystem,
- Respirator mit differenzierten Beatmungsmustern,
- Spritzenpumpen,
- Mehrkanalmonitor mit EKG, Pulsoxymetrie, Kapnografie sowie invasiver und nichtinvasiver Blutdruckmessung,
- Defibrillator und Schrittmacher usw.

Der begleitende NA – ein mobiler Intensivmediziner – soll über eine erweiterte Ausbildung nach speziellen Empfehlungen der DIVI verfügen. Auch die begleitenden RA oder Intensivpflegekräfte bedürfen einer erweiterten Ausbildung.

3.7 Großschadensereignis und Katastrophe

Grundlagen

Ein *Großschadensereignis* ist durch einen Massenanfall von Verletzten (MANV) – besser von Patienten – charakterisiert, der von den regulären örtlichen Rettungskräften nicht allein bewältigt werden kann.

Unter der Führung von LNA und OrgL werden die örtlichen Rettungskräfte durch Rettungsmittel aus benachbarten Bereichen sowie sonstige Kräfte unterstützt (s. u.). Dafür hat sich der Begriff „Erweiterter Rettungsdienst" etabliert. Häufig werden die Alarmstufen 1–3 (MANV 1–3) unterschieden.

Eine *Katastrophe* ist ein über das Großschadensereignis hinausgehendes Ereignis, das mit den regionalen Kräften nicht bewältigt werden kann und Hilfe von außen – auch über größere Entfernungen – erfordert.

Entsprechende Planungen werden nach einer nur örtlich zu definierenden Schwelle – z. B. bei 200 Patienten als MANV 4 – wirksam; eine Obergrenze ist nicht definiert.

Beim Großschadensereignis und im Katastrophenfall wird der Rettungsdienst durch *Schnelleinsatzgruppen* (SEG) verstärkt.

Eine SEG ist eine jederzeit verfügbare Verstärkungseinheit für den Rettungsdienst sowie – darüber hinaus und gleichzeitig – eine modulartig einsetzbare Grundkomponente für den Katastrophenfall.

Eine SEG (Abb. 3.1) kann neben Sanitätskräften über eine Betreuungs- und Verpflegungskomponente sowie technische Mittel verfügen oder entsprechend spezialisiert sein. Sie soll etwa 30 min nach Alarmierung zur Einsatzstelle abrücken.

Das wesentliche medizinische Zusatzmodul für Großschadensereignis und Katastrophenfall ist der *Behandlungsplatz* (BHP), der z. B. für die Versorgung von etwa 50 Notfallpatienten ausgelegt ist. Der BHP wird treffender auch als *Rettungsstation* bezeichnet.

Abb. 3.1 Schnelleinsatzgruppe (SEG) am Beispiel einer SEG Rheinland-Pfalz
Stärke **2/10/25/37** = Führer/Unterführer/Helfer/Gesamtstärke. Einsatz als selbstständige taktische Einheiten (SEG) oder als Einsatzzug unter Führung des Zugtrupps

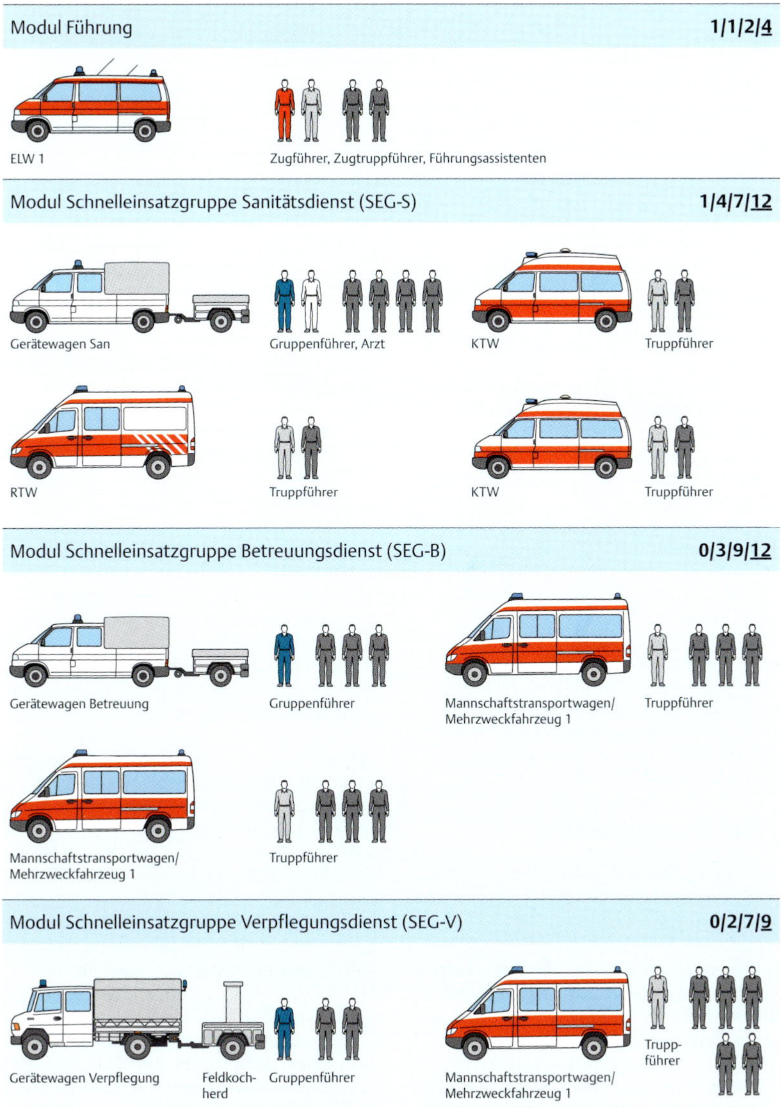

Der BHP ist eine präklinische Einrichtung zur Sichtung und Erstversorgung von Notfallpatienten, bevor diese in die klinische Versorgung verbracht werden können.

Führungsorganisation

Die Integration von allgemeiner, technischer und medizinischer Gefahrenabwehr erfordert klare, vorab getroffene und akzeptierte Regelungen, um Reibungsverluste zwischen Polizei, Feuerwehr und Rettungsdienst zu vermeiden (Abb. 3.2).

Der Einsatzabschnitt „Medizinische Gefahrenabwehr" wird von der *Sanitäts-Einsatzleitung* (San-EL; länderspezifisch auch anders bezeichnet) geführt, die aus dem LNA und dem OrgL sowie ggf. aus Fachberatern besteht.

LNA und OrgL sollen 20–30 min nach Alarmierung am Schadensort eintreffen. Die San-EL untersteht dem Gesamteinsatzleiter organisatorisch, jedoch nicht fachlich. Weisungen des Feuerwehr- (oder auch des Polizei-) Einsatzleiters gehen den Weisungen des LNA insbesondere dann vor, wenn es um die Sicherheit der Einsatzkräfte und die Gesamtbewältigung des Schadensereignisses geht. LNA und OrgL sind eindeutig an Jacke und Helm zu kennzeichnen.

Der LNA trägt die Gesamtverantwortung für die medizinische Gefahrenabwehr und ist medizinisch-organisatorisch gegenüber allen anderen Ärzten, dem OrgL und allen Kräften des Rettungs- und Sanitätsdienstes weisungsbefugt. Vertrauensvolle Zusammenarbeit und gegenseitiger Respekt sind unerlässlich.

Allgemeiner Einsatzablauf

Der ersteintreffende NA übernimmt als *einsatzführender NA* die LNA-Funktion, bis dieser vor Ort ist.

Die Schwelle für den Einsatz von LNA und OrgL orientiert sich am Schadensereignis und der Infrastruktur des betroffenen Bereichs (z. B. MANV-Stufen 1–3).

Wichtige Aufgaben in der Initialphase von Großschadensereignis und Katastrophe sind:

- Lageerkundung und -beurteilung,
- qualifizierte Meldung an die RLS,
- Ordnung des Einsatzraumes,
- Ansatz der verfügbaren Kräfte,
- Sichtung und Registrierung der Patienten,
- Koordination der medizinischen Versorgung,
- Koordination von Transport und Verteilung,
- Fachberatung der Einsatzleitung.

Beim Großschadensereignis und im Katastrophenfall soll so schnell wie möglich eine individualmedizinische Versorgung der Patienten erfolgen.

In der Initialphase eines Großschadensereignisses und insbesondere im Katastrophenfall kann jedoch ein Missverhältnis zwischen Behandlungsbedarf und verfügbaren Kräften bestehen. Dann muss versucht werden, der größtmöglichen Zahl von Patienten die unter den gegebenen Umständen bestmögliche Hilfe zukommen zu lassen.

Die *Sichtung* ist ein permanenter und dynamischer Prozess zum optimalen Einsatz der gerade verfügbaren Kräfte; ihr Ergebnis ist die Sichtungskategorie (SK).

- SK I (Kennfarbe rot); *vital bedroht* – Sofortbehandlung
- SK II (Kennfarbe gelb); *schwer verletzt* – dringende Behandlung
- SK III (Kennfarbe grün); *leicht verletzt* – spätere bzw. ambulante Behandlung
- SK IV (Kennfarbe blau); *hoffnungslos* – betreuende Behandlung

Zur *Schnellsichtung* sind rote (SK I) und weiße (nicht SK I) Bänder geeignet, die nach der eigentlichen Sichtung durch *Anhängekarten* mit roter, gelber, grüner und blauer Kennung (SK I–IV) ersetzt werden. Darüber hinaus ist eine *Übersichts- und Transportdokumentation* erforderlich.

Beim *Großschadensereignis* (Abb. 3.3) werden die Patienten von der Feuerwehr aus dem Schadensbereich gerettet und zu einer Patientenablage gebracht. Dort beginnt die rettungsdienstliche Versorgung; im Einzelfall kann sie bereits im Schadensbereich erfolgen. Der BHP dient der definitiven Sichtung der Patienten, der Sicherung der Vitalfunktionen mit Herstellung der Transportfähigkeit für Patienten der SK I und SK II sowie der jeweils getrennten Versorgung

Abb. 3.2 Allgemeine Führungsorganisation beim Großschadensereignis im Rettungsdienst

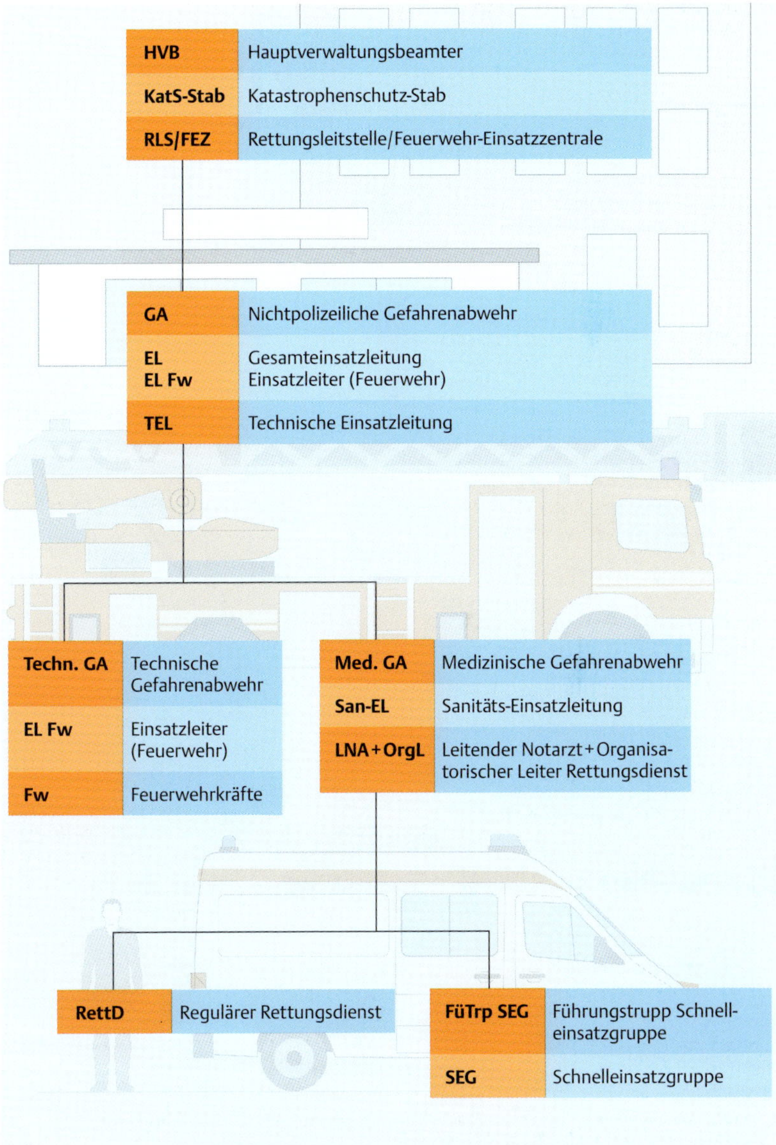

Abb. 3.3 Versorgungskette beim Großschadensereignis im Rettungsdienst

► **Schadensraum**
Rettung durch **Fw** und ggf. **RettD**

► **Patientenablage**
Erste Sichtung und
Versorgung durch **RettD**

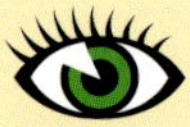

Transport
durch **Fw** oder **RettD**

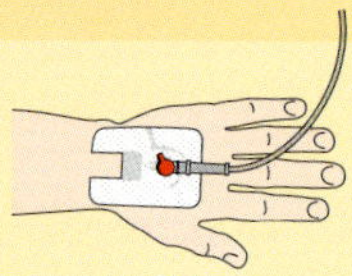

► **BHP – Sichtung**
Sichtung und
Eingangsdokumentation
für **SK I – SK IV**

► **BHP – Behandlung SK I – SK IV**
Sicherung der
Vitalfunktionen
Herstellung der
Transportfähigkeit

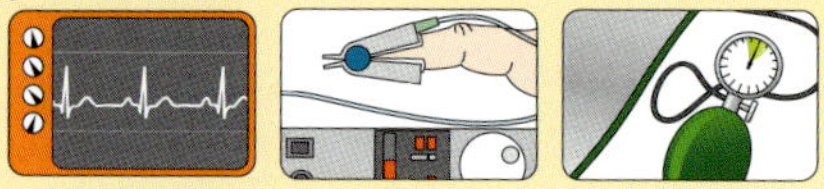

► **BHP – Transport**
Ausgangsdokumentation
Zusammenarbeit RLS

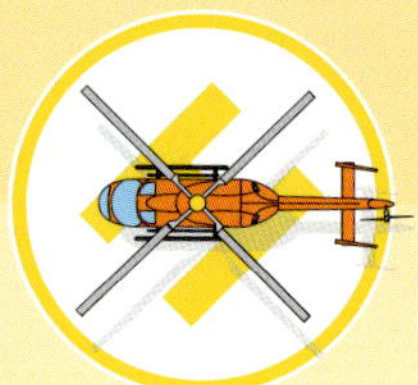

► **Rettungsmittelhalteplatz**
Fahrer mögl. am Fahrzeug
Schrägaufstellung
An- und Abrückwege
HS-Landeplatz

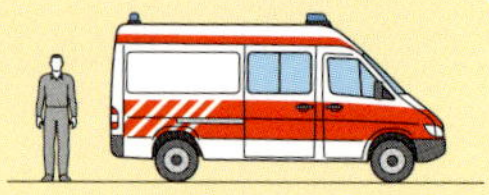

► **Versorgungskliniken**
lokal/regional

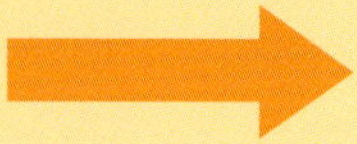

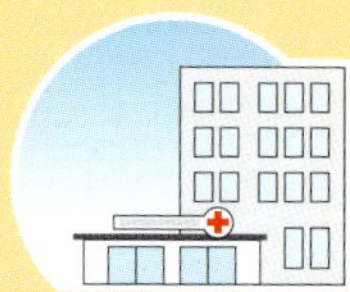

BHP = Behandlungsplatz; **Fw** = Feuerwehr; **HS** = Hubschrauber; **RettD** = Rettungsdienst; **RLS** = Rettungsleitstelle; **SK** = Sichtungskategorie

Abb. 3.4 Versorgungskette im Katastrophenfall – EVK-Konzept

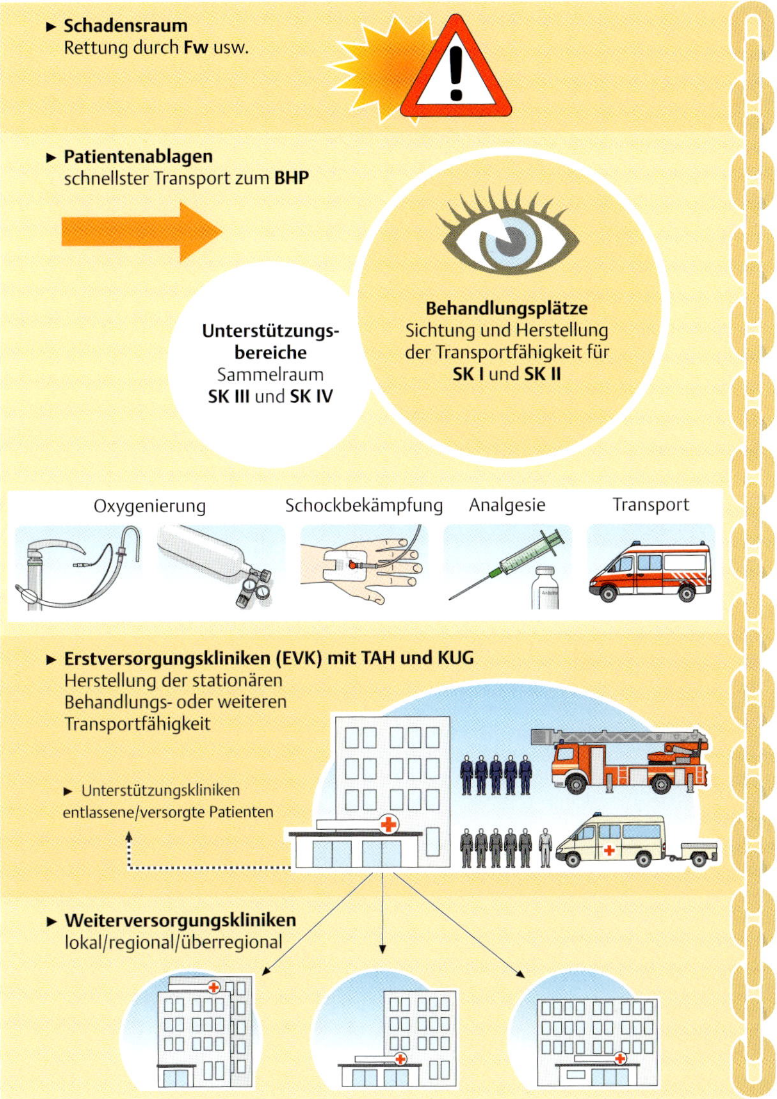

Fw = Feuerwehr; **SK** = Sicherungskategorie; **TAH** = Technische Aufbauhilfe; **KUG** = Klinik-Unterstützungsgruppe

der Patienten der SK III und SK IV. Vom BHP werden die Patienten koordiniert zur definitiven Therapie in lokale und regionale Kliniken verlegt.

Im *Katastrophenfall* wird lagebedingt ein abweichendes Vorgehen erforderlich (Abb. 3.4). Die situativ entstehenden Patientenablagen dienen nur noch als Sammelpunkte sowie der fortlaufenden Sichtung, sofern Fachkräfte verfügbar sind. Sie werden jedoch nicht materiell vorbereitet und grundsätzlich nicht rettungsdienstlich unterstützt – Ziel ist der unverzügliche Transport zum fußläufig gelegenen BHP. Dieser dient ausschließlich der schnellstmöglichen Sichtung und Herstellung der Transportfähigkeit von Patienten der SK I und SK II, während Patienten der SK III und SK IV zunächst außerhalb des BHP zu betreuen sind. Vom BHP werden die Notfallpatienten unverzüglich in eine *Erstversorgungsklinik* (EVK) gebracht – wobei regional auch andere Konzepte Anwendung finden.

> Eine EVK ist ein möglichst leistungsfähiges regionales Akutkrankenhaus, das unter Einstellung des Regelbetriebs alle Kräfte auf die Erstversorgung der Notfallpatienten konzentriert.

Dazu wird die EVK durch Kräfte der Feuerwehr (TAH; Technische Aufbauhilfe) und eine *Klinik-Unterstützungsgruppe (KUG)* des Rettungs- und Sanitätsdienstes verstärkt, die einen klinikintegrierten BHP betreibt. Ziel der (meist chirurgischen) Notfallversorgung ist die Herstellung der stationären Behandlungsfähigkeit bzw. der Transportfähigkeit in regionale und überregionale Weiterversorgungskliniken (WVK). Nicht als EVK genutzte örtliche Akutkrankenhäuser werden bis zu ihrer für den MANV-Fall vorgesehenen Leistungsgrenze zur Versorgung von Notfallpatienten herangezogen. Unterstützungskliniken (USK; z. B. ein Fachkrankenhaus) und Unterstützungsbereiche (USB; z. B. der Sanitätsbereich einer Kaserne) übernehmen die Versorgung von Patienten der SK III und entlasten die EVK durch Übernahme verlegefähiger Patienten.

ABC-Gefahrenlagen

Hier sind folgende wesentliche Aspekte zu beachten:

- Bei einem ABC-Anschlag ist stets mit einer Panik zu rechnen; damit entsteht eine Mischlage aus ABC- und stumpfen Traumen.
- Nach einem Anschlag auf eine große Menschenmenge können Kontaminierte praktisch nicht festgehalten werden. Damit ist auch die Ausbreitung der Noxe nicht zu verhindern, und es ist mit einer Vielzahl von sekundär Kontaminierten zu rechnen.
- Es muss dringend versucht werden, sowohl die kontaminierten Verletzten als auch – nachrangig – die unverletzt Kontaminierten möglichst noch im Umfeld der Schadensstelle zu dekontaminieren, um die Ausbreitung der Noxe zu verhindern. Der unkoordinierte Abtransport ist zu unterbinden.
- Die Kliniken müssen vor Kontamination geschützt werden. Der Zugang darf nur streng kanalisiert nach Prüfung auf Kontamination und ggf. nach Dekontamination erfolgen. Dazu ist eine Dekontaminationseinrichtung im Zugangsbereich der Klinik erforderlich.

Literatur

Adams HA. Grundlagen des Notarztdienstes – eine Einführung. In: Adams HA, Flemming A, Ahrens J, Schneider H, Hrsg. Kursbuch Notfallmedizin – Fibel für angehende Notärzte. Berlin: Lehmanns Media; 2009: 27–33

Adams HA, Vogt PM, Desel H, Lange C. Versorgung nach Einsatz von ABC-Kampfmitteln – Grundzüge der präklinischen medizinischen Gefahrenabwehr. Dtsch Ärztebl 2004; 101: A838–A843

Adams HA, Mahlke L, Lange C, Flemming A. Medizinisches Rahmenkonzept für die Überörtliche Hilfe beim Massenanfall von Verletzten (Ü-MANV). Anästhesiol Intensivmed 2005; 46: 215–223

Adams HA, Baumann G, Dodt C, Ebener C et al. Stellungnahme zur Patientenversorgung im Katastrophenfall der Interdisziplinären Arbeitsgruppe (IAG) Schock der Deutschen Interdisziplinären Vereinigung für Intensivmedizin und Notfallmedizin (DIVI). Intensivmed Notfallmed 2006; 43: 452–456

Deutsches Institut für Normung. DIN 13050. Rettungswesen – Begriffe. September 2008

4 Anhang

4.1 Vorschlag für einen Notfallkoffer

Grundlagen

Die für Notfallkoffer im Rettungsdienst gültigen Vorgaben des Deutschen Instituts für Normung sind für den einzelnen Arzt nicht bindend. Es empfiehlt sich, die persönliche Ausrüstung nach eigenen Erfordernissen zusammenzustellen. Das nachfolgend aufgelistete Material erlaubt die Versorgung der einschlägigen Vitalbedrohungen von Erwachsenen und Kindern (ID = Innendurchmesser, Gr. = Größe).

> Koffer und Inhalt – insbesondere Medikamente und Laryngoskop – sind regelmäßig auf Einsatzbereitschaft zu prüfen.

Ausrüstung

Allgemeines und Diagnostik

- 1 Taschenlampe mit Ersatzbatterien
- 8 unsterile Untersuchungshandschuhe
- 1 Flasche Hände-Desinfektionsmittel
- 1 Kleiderschere
- 1 wasserfester Filzstift
- 1 Kugelschreiber
- 1 Notizblock
- 1 Stück Markierungskreide
- 1 Isolierdecke
- 1 Pupillenleuchte
- 1 Stethoskop
- 1 Blutdruckmessgerät mit Manschetten für Erwachsene und Kinder
- 1 Set zur Blutzucker-Bestimmung

Absaugung, Atemwegssicherung und Beatmung

- 1 Absaugpumpe
- 1 Absauger für Neugeborene
- je 2 Absaugkatheter ca. 2, 3, 4 und 6 mm ID
- 1 Beatmungsbeutel
- je 1 Beatmungsmaske für Erwachsene Gr. 2 und 3
- je 1 Beatmungsmaske für Kinder Gr. 0, 0/1 und 2
- je 1 Oropharyngealtubus nach Guedel Gr. 00, 0, 1, 2, 3 und 4
- 1 Laryngoskop mit Spateln für Erwachsene und Kinder sowie Ersatzbatterien
- je 1 Magill-Intubationszange, klein/mittel
- je 1 Endotrachealtubus 2,5/3,5/4,5/5,5/6,5/7,5/8,5 mm ID; ersatzweise oder zusätzlich Larynxtuben verschiedener Größe
- 1 Führungsstab, dick, kunststoffarmiert
- 1 Führungsstab, dünn, kunststoffarmiert
- 1 Tube mit Gleitmittel für Tubus
- 1 Blockerspritze 10 ml
- 1 Rolle Heftpflaster, 2,5 cm breit
- 1 Rolle Heftpflaster 1 cm breit
- je 1 Magensonde ca. 4 und 6 mm ID
- optional: Sauerstoffvorrat und Sauerstoffmaske/-sonde mit Zuleitung
- optional: Sauerstoffvorrat und Sauerstoffmasken/-sonden mit Zuleitung

Infusion und Injektion

- 1 Venenstauer
- 1 Flasche Haut-Desinfektionsmittel
- 1 Packung Tupfer
- je 2 Venenverweilkanülen ca. 0,6/0,8/1,0/1,2/1,5/2,0 mm ID
- 3 Infusionssysteme
- je 3 Einmalspritzen 2, 5, 10 und 20 ml
- je 5 Einmalkanülen ca. 0,5 und 1,0 mm ID
- 5 Luer-Stopfen
- 3 Dreiwegehähne
- Intraossärkanüle
- optional: 1 ZVK 1,1 × 1,7 mm mit Punktionsnadel 1,8 × 2,35 mm

Chirurgischer Bedarf

- 2 Paar sterile Einmal-Handschuhe
- 2 Einmal-Skalpelle, z. B. Figur 23
- 2 Verbandpäckchen
- 1 Verbandkompresse
- 1 Brandwunden-Verbandtuch
- 1 breite elastische Binde
- 1 Packung breite Mullbinden, gepresst
- 1 Packung Mullkompressen 100 × 100 mm
- 1 Packung Wundschnellverband
- 1 Rolle Heftpflaster, 5 cm breit
- optional: Steriles Einmal-Instrumentenset mit Nahtmaterial

Medikamente

Infusion

- 2 × 500 ml 10 % HES 130/0,4
- 1–2 × 500 ml VEL

Anästhetika, Analgetika und Sedativa

- 2 Amp. Midazolam 15 mg/3 ml (Dormicum)
- 2 Amp. Etomidat 20 mg/10 ml (Etomidat-Lipuro)
- 3 Amp. Esketamin 50 mg/2 ml (Ketanest S)
- 1 Amp. Fentanyl 0,5 mg/10 ml
- 2 Amp. Morphin 10 mg/1 ml
- 2 Amp. Metamizol 2,5 g/5 ml (Novalgin)
- 2 Amp. Haloperidol 5 mg/1 ml (Haldol)
- 2 Rektiolen Diazepam (Diazepam Desitin)
- optional: 1 Amp. Succinylcholin Trockensubstanz 500 mg (Lysthenon siccum)
- optional: 2 Amp. Naloxon 0,4 mg/1 ml (Narcanti)

Vorwiegend kardiovaskulär wirksame Medikamente

- 1 Stechampulle Adrenalin 25 mg/25 ml (Suprarenin)
- 6 Amp. Atropin 0,5 mg/1 ml
- 3 Amp. Amiodaron 150 mg/3 ml (Cordarex)
- 2 Amp. Metoprolol 5 mg/5 ml (Beloc)
- 1 Glyceroltrinitrat-Spray
- 5 Phiolen Nitrendipin 5 mg (Bayotensin akut) oder 5 Kapseln Nifedipin 10 mg (Adalat)
- 2 Amp. Urapidil 50 mg/10 ml (Ebrantil)
- 4 Amp. Furosemid 20 mg/2 ml (Lasix)
- 1 × 100 ml *Natriumhydrogencarbonat* 8,4 %
- 2 Amp. 10 % Calcium (10 ml)
- 2 Amp. Kaliumchlorid 7,45 % (20 ml)

Vorwiegend respiratorisch wirksame Medikamente

- 1 Fenoterol-Spray (Berotec) 100 µg/Hub
- 2 Amp. Reproterol (Bronchospasmin Injektionslösung i. v.) 90 µg/1 ml
- 2 Amp. Theophyllin 200 mg/10 ml (Bronchoparat)

Antiallergika und Sonstiges

- 1 g Prednisolon-Trockensubstanz mit Lösungsmittel (Solu-Decortin)
- 2 Amp. Clemastin 2 mg/5 ml (Tavegil)
- 1 Amp. Heparin 25.000 IE/5 ml
- 2 Amp. Butylscopolamin 20 mg/1 ml (Buscopan)
- 5 Amp. 40 % Glukose (10 ml)
- 2 × 10 ml 0,9 % NaCl
- 2 × 10 ml Aqua destillata

Zusatzausstattung im Fahrzeug

- Feuerlöscher
- Arbeitshandschuhe
- Gurtmesser
- Brecheisen o. Ä.

4.2 Abkürzungsverzeichnis

ACS	acute coronary syndrome
AED	automatischer externer Defibrillator
AF	Atemfrequenz
AGE	arterielle Gasembolie
AICD	automatischer implantierbarer Cardioverter-Defibrillator
AIDS	aquired immuno deficiency syndrome
ALS	advanced life support; erweiterte Reanimationsmaßnahmen
ALT	Alanin-Aminotransferase; auch: GPT
ALTE	apparent life threatening event
AMV	Atemminutenvolumen
AP	Angina pectoris
a.-p.	anterior-posterior
ARDS	acute respiratory distress syndrome
ASS	Azetylsalizylsäure
AST	Aspartat-Aminotransferase; auch: GOT
ASY	Asystolie
AT	Antithrombin
ATLS	advanced trauma life support
AV	arteriovenös, atrioventrikulär
AWMF	Arbeitsgemeinschaft der Wissenschaftlichen Medizinischen Fachgesellschaften
AZ	Allgemeinzustand
BAL	Bronchoalveoläre Lavage
BE	base excess
BGA	Blutgasanalyse
BHP	Behandlungsplatz
BLS	basic life support; Basismaßnahmen der Reanimation
BURP	backward upward right position
BWS	Brustwirbelsäule
BZ	Blutzucker
Ca	Calcium
Charr	Charrière (= French; F); 1 Ch. = ⅓ mm Außendurchmesser
CI	cardiac index; Herz-Zeit-Volumen-Index (bezogen auf die KOF)
CK	Kreatinkinase
CK-MB	creatinkinase muscle brain (Vorkommen vor allem im Herzmuskel)
CO	Kohlenmonoxid
CO_2	Kohlendioxid
COPD	chronic obstructive pulmonary disease; chronisch obstruktive Lungenerkrankung
CPP	cerebral perfusion pressure; zerebraler Perfusionsdruck
CPR	cardiopulmonary resuscitation; kardiopulmonale Reanimation
CRP	C-reaktives Protein
CT	Computertomografie
CVP	central venous pressure; zentralvenöser Druck (ZVD)
DAP	diastolic arterial pressure; diastolischer arterieller Druck
DCI	decompression illness
DCS	decompression sickness
DF	Defibrillation
DIN	deutsche Industrienorm
DIVI	Deutsche Interdisziplinäre Vereinigung für Intensivmedizin und Notfallmedizin
DMS	Durchblutung, Motorik und Sensibilität
DSA	Digitale Subtraktionsangiografie
E	Einheit
EEG	Elektroenzephalogramm
EK	Erythrozytenkonzentrat
EKG	Elektrokardiografie/-gramm
EMD	elektromechanische Dissoziation
EME	elektromechanische Entkoppelung
ERC	European Resuscitation Council
EU	Extrauterinschwangerschaft
EVK	Erstversorgungsklinik
EZR	Extrazellularraum
FiO_2	inspiratorische Sauerstoff-Fraktion
G	Gauge; Maß für den Außendurchmesser
GCS	Glasgow Coma Scale; Glasgow Koma Skala
GEL	Gelatine-Lösung/en
GEPS	Gesellschaft zur Erforschung des plötzlichen Kindstodes
GFP	Gefrierplasma
GOT	Glutamat-Oxalazetat-Transaminase; auch: AST
GPT	Glutamat-Pyruvat-Transaminase; auch: ALT
H	(hier für) Histamin
Hb	Hämoglobin
HBV	Hepatitis-B-Virus
HCG	humanes Choriongonadotropin

HCV	Hepatitis-C-Virus
HELLP	hemolysis, elevated liver enzymes, low platelet count
HES	Hydroxyethylstärke-Lösung/en
HF	Herzfrequenz
HHL	hyperosmolare hyperonkotische Lösung
H/HHL	hyperosmolare bzw. hyperosmolar-hyperonkotische Lösung/en
HIV	human immunodeficiency virus
Hkt	Hämatokrit
HNO	Hals-Nasen-Ohren
HR	heart rate; Herzfrequenz
HVW	Halbwertszeit der Volumenwirkung
HWS	Halswirbelsäule
HWZ	Halbwertszeit
HZV	Herzzeitvolumen
IAG	interdisziplinäre Arbeitsgruppe
ICB	intrakranielle Blutung
ICP	intracranial pressure; intrakranieller Druck
ICR	Interkostalraum
ID	Innendurchmesser
IE	Internationale Einheit/en
Ig	Immunglobulin
IL	Interleukin
i. m.	intramuskulär
INR	international normalized ratio; standardisierter Quick-Wert
IPPV	intermittent positive pressure ventilation
ITH	Intensivtransporthubschrauber
ITW	Intensivtransportwagen
i. v.	intravenös
IVR	Intravasalraum
IZR	Intrazellularraum
J	Joule; Maßeinheit für Energie
K	Kalium
KF	Kammerflimmern
KG	Körpergewicht
KHK	koronare Herzkrankheit
KI	Kontraindikation/en
KIT	Kriseninterventionsteam
KKT	Körperkerntemperatur
KOD	kolloidosmotischer Druck
KOF	Körperoberfläche
KTW	Krankentransportwagen
KUG	Klinik-Unterstützungsgruppe
LAGA	Länderarbeitsgemeinschaft Abfall
LJ	Lebensjahr
LNA	Leitender Notarzt
LT	Larynxtubus
LTS	Larynxtubus „suction“
LWS	Lendenwirbelsäule
MANV	Massenanfall von Verletzten (oder Patienten)
MAP	mean arterial pressure; arterieller Mitteldruck
MDT	Magen-Darm-Trakt
Mg	Magnesium
MG	Molekulargewicht
MH	maligne Hyperthermie
MNS	Mund-Nasen-Schutz
MODS	multiple organ dysfunction syndrom
MOV	Multiorganversagen
MRT	Magnet-Resonanz-Tomografie
MVW	maximale Volumenwirkung
Na	Natrium
NA	Notarzt
NAW	Notarztwagen
NEF	Notarzteinsatzfahrzeug
NIPPV	noninvasive positive pressure ventilation
NIV	noninvasive ventilation
NSTEMI	non-ST-elevation myocardial infarction
NW	Nebenwirkung/en
O_2	Sauerstoff
OrgL	Organisatorischer Leiter Rettungsdienst
ORSA	oxacillinresistenter Staphylococcus aureus
$pACO_2$	alveolärer Kohlendioxidpartialdruck
$paCO_2$	arterieller Kohlendioxidpartialdruck
PAK	Pulmonalarterienkatheter
PALS	paediatric advanced life support; erweiterte Maßnahmen der Kinderreanimation
paO_2	arterieller Sauerstoffpartialdruck
PBLS	paediatric basic life support; Basismaßnahmen der Kinderreanimation
PCI	percutaneous coronary intervention; perkutane Koronarintervention
PCR	polymerase chain reaction; Polymerase-Kettenreaktion
PEA	pulslose elektrische Aktivität

PEEP	positive endexpiratory pressure; positiver endexspiratorischer Druck
$petCO_2$	endtidaler Kohlendioxidpartialdruck
PLS	paediatric life support; Kinderreanimation
$psaO_2$	partielle arterielle Sauerstoffsättigung
PTT	partielle Thromboplastinzeit
PVR	pulmonary vascular resistance; pulmonaler Gefäßwiderstand
PVT	pulslose ventrikuläre Tachykardie
RA	Rettungsassistent
RDE	Richtdosis für einen Erwachsenen von etwa 75 kg KG (in jedem Einzelfall zu prüfen)
RKI	Robert-Koch-Institut
RLS	Rettungsleitstelle
Rö	Röntgen
ROSC	return of spontaneous circulation
RSI	rapid sequence induction
RTH	Rettungshubschrauber
RTW	Rettungswagen
RW	Rettungswache
SAB	Subarachnoidalblutung
San-EL	Sanitäts-Einsatzleitung
SAP	systemarterieller Mitteldruck
SAP	systolic arterial pressure; systolischer arterieller Druck
SARS	severe acute respiratory syndrome
SEG	Schnelleinsatzgruppe
SHT	Schädel-Hirn-Trauma
SIDS	sudden infant death syndrome
SIRS	systemic inflammatory response syndrome
SK	Sichtungskategorie
SM	Schrittmacher
sO_2	Sauerstoffsättigung
SSW	Schwangerschaftswoche
STEMI	ST-elevation myocardial infarction
SV	stroke volume; Schlagvolumen
SVR	systemic vascular resistance; systemischer Gefäßwiderstand
SVT	supraventrikuläre Tachykardie
TAH	technische Aufbauhilfe
TEN	toxic epidermal necrolysis
TIA	transitorisch ischämische Attacke
TIVA	totale intravenöse Anästhesie
TK	Thoraxkompression (früher Herzdruckmassage)
TV	Tidalvolumen
U	unit; Einheit
USB	Unterstützungsbereich
USK	Unterstützungsklinik
UVR	Unverträglichkeitsreaktion/en
UVV	Unfallverhütungsvorschrift
VEL	balancierte Vollelektrolytlösung/en
VKOF	verbrannte Körperoberfläche [%]
VRE	vancomycinresistente Enterokokken
VT	ventrikuläre Tachykardie
VWD	Volumenwirkdauer
WS	Wirbelsäule
WVK	Weiterversorgungsklinik
ZNS	zentrales Nervensystem
ZVK	zentraler Venenkatheter

4.3 Sachverzeichnis

A

B

C

D

E

H

4 Anhang

L

M

N

W

Z